Dr Philippe-Gaston Besson | Dr Alain Bondil
Dr André Denjean | Dr Philip Keros
(de l'Association médicale Kousmine internationale)

Les 5 piliers de la santé

Au-delà de la méthode…

jouvence
EDITIONS

Extraits du catalogue Jouvence

Kousmine gourmande, par S. Preney et B. Favre, 2006
Les petits-déjeuners des grands de la diètètique, par J.-P. Cusin, 2003
L'herbe de blé, source de santé et de vitalité, par Ann Wigmore, 2001
Préservez et fortifiez votre capital santé, par Yves Ponroy, 2000
Gérez votre équilibre acido-basique, par Christopher Vasey, 1999
L'hydrothérapie du côlon, par Josiane Mignot, 1997
Hormones végétales naturelles, par les Dr Rueff et Nahon, 1997
L'équilibre acido-basique, par Christopher Vasey, 1991
Les cures des quatre saisons, par Régine Durbec, 1990
Manuel de détoxication, par Christopher Vasey, 1990
La méthode Kousmine, Ass. Médicale Kousmine Internationale, 1989

Collection Trois Fontaines

Les compléments alimentaires naturels, Christopher Vasey
Acide-base, une dynamique vitale, Dr Philippe-G. Besson
Le cholestérol, mythe ou réalité ?, Christian Brun
La crème Budwig, Dr Philippe-G. Besson
Votre corps a soif, Christopher Vasey
L'équilibre glycémique, Jacques Fontaine
Le pouvoir psychique des aliments, Christian Brun

Catalogue gratuit sur simple demande
ÉDITIONS JOUVENCE
France : BP 90107 – 74161 St-Julien en Genevois Cedex
Suisse : CP 184 – 1233 Genève-Bernex
Site internet : **www.editions-jouvence.com**
e-mail : info@editions-jouvence.com

ISBN 978-2-88353-326-4

couverture: Dynamic 19, Thonon (France)
mise en pages: atelier.weidmann@worldcom.ch

Sommaire

Préface

Dr Alain Bondil

Président de l'Association médicale Kousmine internationale
Membre du Conseil de la Fondation Dr Catherine Kousmine

PROVERBE INDIEN

Celui qui ne sait pas et qui ne sait pas qu'il ne sait pas…
fuis-le !

Celui qui ne sait pas et qui sait qu'il ne sait pas…
instruis-le !

Celui qui sait et qui ne sait pas qu'il sait…
initie-le !

Celui qui sait et qui sait qu'il sait…
suis-le.

Le 24 août 1992, le Dr Catherine Kousmine nous a quittés à l'orée de ses 89 ans. Celle que les journaux suisses ont surnommée «la prêtresse des céréales» s'est éteinte, discrètement, comme elle a toujours vécu.

Il est difficile d'évoquer la mémoire d'une personne disparue, surtout si on l'a très bien connue, sans paraître manquer d'objectivité. Il faut pourtant reconnaître que Catherine Kousmine avait une vision d'avant-garde dans le traitement des maladies dégénératives.

Les thèses qu'elle a toujours défendues, appuyées sur une formidable mise en pratique de cinquante années en clientèle, sont chaque jour un peu plus d'actualité.

Elle nous a enseigné une façon complète et originale d'aborder les maladies graves. Ce que nous, ses élèves, avons appelé «la Méthode Kousmine».

Mais, en fait, ce qu'elle nous a appris va bien au-delà de la recette de la crème Budwig, de conseils alimentaires – aussi complets soient-ils –, de règles d'hygiène intestinale et de contrôle du pH urinaire ou encore de cocktails vitaminiques…

Elle nous a aussi, et surtout, appris à nous remettre sans cesse en cause et à rester ouverts à la Connaissance. Elle-même a notamment inclu dans sa pratique les mégadoses de vitamines de Linus Pauling…, mais aussi l'huile d'onagre, la spiruline, l'hydrothérapie du côlon que ses élèves lui ont fait connaître.

Fidèle à sa mémoire et à son enseignement, ce livre se veut le prolongement de son œuvre… au-delà de la méthode.

N'était-ce pas son souhait quand elle nous disait: «Je vous ai tracé le chemin. À vous d'en faire une route»?

□

Introduction

Dr Philippe-Gaston Besson

C'est une illusion de croire que l'on guérit d'une maladie chronique grâce à l'unique intervention d'un médicament quel qu'il soit ! Les forces de guérison sont inhérentes à l'organisme et non au remède. Tout au plus celui-ci va momentanément aider l'organisme malade à passer un « cap difficile » pendant une période où ces forces se trouvent affaiblies. Ceci est surtout vrai pour les maladies aiguës et les situations urgentes, où les médicaments interviennent avec efficacité pour aider l'organisme dans son retour à un état de santé moins critique. Mais dans les affections chroniques, les médicaments ne sont plus capables d'amener la guérison. Ils aident à supporter les douleurs, limitent l'inflammation, temporisent l'infection, mais ne résolvent pas le problème de fond. Dans les maladies chroniques, les forces de guérison de l'organisme sont à ce point affaiblies qu'elles n'ont plus la possibilité de rétablir, seules, un équilibre de santé, et ce malgré les remèdes. Envisager la maladie en tant que telle, sans tenir compte de l'organisme dans sa globalité pour l'aider à retrouver la force de lutter contre elle, s'avère inefficace dans la pratique dès que l'on aborde le traitement des pathologies graves et chroniques.

À une époque ancienne, l'art de guérir faisait partie des mystères, et la charge de médecin était cumulée avec celle de prêtre. C'est encore le cas de nos jours dans les vieilles cultures traditionnelles où le sorcier, ou le chaman, utilise conjointement potions, rituels et prières pour accomplir une guérison. Depuis que la médecine est sortie des mystères, elle a évolué dans nos pays occidentaux en deux courants bien distincts. L'un d'eux, fortement influencé par la médecine arabe, a suivi une voie analytique, allant toujours plus vers le détail et la spécialisation. L'autre a suivi une démarche synthétique, gardant une vision globale, holistique des phénomènes. On retrouve bien sûr ces deux courants aujourd'hui.

Le premier constitue la base de la médecine conventionnelle actuelle où la pensée essaie de reconstituer un tout en partant de l'aspect d'une partie. La microbiologie, l'anatomo-pathologie, la biochimie, appelées «sciences fondamentales», sont ainsi spécialisées dans l'étude de l'infiniment petit.

Le second est à l'origine des démarches thérapeutiques dites non conventionnelles qui sont soit issues des mouvements spiritualistes: médecine anthroposophique, médecine ayurvédique, médecine traditionnelle chinoise, médecine rosicrucienne, soit de la tradition hippocratique: homéopathie et naturopathie. Pour elles, un problème local est toujours intégré dans une vision globale de l'organisme et est invariablement la conséquence d'une perturbation générale de celui-ci.

Ces deux approches semblent souvent être opposées l'une à l'autre. Lors d'une infection, par exemple, le microbe est vu par la première comme la cause d'une maladie, alors qu'il survient à la suite d'un déséquilibre plus général pour la seconde. Et la tumeur cancéreuse qui apparaît, pour les uns, comme le point de départ de la maladie cancéreuse, représente, pour les autres, l'aboutissement d'un déséquilibre préexistant constituant l'état précancéreux, dans lequel la tumeur n'est que le dernier acte de l'évolution d'un terrain défavorable antérieur. Dès lors, il est compréhensible que la première vision ne commence l'acte thérapeutique qu'après l'apparition du trouble, alors que la seconde puisse commencer un traitement bien avant l'apparition du symptôme, se basant sur le cortège fonctionnel constituant les signes d'appel de souffrance prélésionnelle.

C'est un autre langage, une autre interprétation des troubles, une approche différente. Pour les uns, la lésion anatomique est essentielle, pour les autres l'expression fonctionnelle et le terrain sont primordiaux. Les moyens thérapeutiques sont également différents, car on ne peut utiliser les mêmes agents pour traiter une lésion constituée et pour corriger un terrain.

Ces deux courants diffèrent donc essentiellement par le moment de leur intervention thérapeutique. Aidée par le développement important de la haute technologie moderne, la médecine conventionnelle utilise, tant sur le plan biologique que radiologique, des moyens de plus en plus sophistiqués pour arriver à mettre en évidence le plus tôt possible un dysfonctionnement ou une lésion patente, objectivable et étiquetable. Généralement, à ce stade de l'évolution, la pathologie exprimée par le corps est difficilement réversible et tend à devenir chronique. Elle exige des moyens thérapeutiques puissants, et dans certaines affections chroniques, les résultats obtenus semblent loin d'être constants. Le nombre croissant des effets secondaires des médicaments chimiques rend leur utilisation quelquefois difficile, des médications efficaces devant souvent être interrompues à cause de leurs effets secondaires indésirables. Ces médicaments chimiques semblent plus adaptés au traitement des maladies aiguës pour lesquelles ils font merveille.

Au contraire, les approches globales peuvent agir au stade prélésionnel de l'évolution d'une maladie, lorsqu'il n'y a pas encore la possibilité d'identifier, par des moyens classiquement employés, des modifications anatomiques caractéristiques d'une maladie précise. Leur domaine d'action privilégié constitue donc le stade fonctionnel d'une pathologie. L'autre intérêt est d'utiliser comme agents thérapeutiques des substances naturelles ou biologiques généralement dénuées d'effets secondaires. C'est dire leur intérêt dans les traitements des maladies chroniques, où l'arsenal thérapeutique dont elles disposent est particulièrement adapté à la prise en charge de longue durée.

Les médecines non conventionnelles représentent donc une alternative complémentaire dans le traitement des pathologies fonctionnelles et la prise en charge des maladies chroniques et récidivantes. Un autre aspect fondamental qui semble les caractériser est la participation active qu'elles demandent aux patients pour suivre leurs traitements. Cet engagement est surtout une démarche pratique pour les méthodes issues de la tradition hippocratique, comme la naturopathie, où l'alimentation, l'hygiène corporelle, la respiration, les exercices physiques, les lavements jouent un grand rôle. Il est aussi une démarche de pensée pour les médecines issues des traditions spirituelles.

Au lieu de se combattre, comme c'est le plus souvent le cas, ces deux approches médicales devraient chercher à se rejoindre. L'enjeu est en fait l'aide qu'il est possible d'apporter aux malades, et nul n'a d'exclusivité en la matière ! Si la conception et les moyens sont différents, le but est le même. Pourtant, quelques médecins, des chefs d'école, tels que Bircher-Benner, Salmanoff ou Kousmine, les ont associées dans une certaine mesure. En prônant des traitements globaux visant à modifier profondément le terrain, ils ont compris que l'alimentation saine constituait la base de toute thérapie, et ont emprunté aux naturopathes une partie de leurs concepts alimentaires. Ce faisant, ils renouaient plus ou moins consciemment avec le courant hippocratique. En modifiant les habitudes alimentaires erronées de leurs patients atteints de maladies chroniques, de type dégénératif, ils constataient qu'ils leur donnaient un atout supplémentaire efficace pour combattre leur maladie. Leurs préceptes alimentaires ont bousculé les notions classiques. Il y a peu de temps encore, les diététiciens comptabilisaient les apports des différents constituants énergétiques et caloriques dont un organisme semble avoir besoin pour subsister. La qualité et la provenance de ces éléments étaient secondaires, la quantité prenant le pas sur la qualité. On fait actuellement intervenir la notion de qualité des produits et on ne parle plus simplement de glucides, de lipides et de protides, mais de sucres «rapides» ou de sucres «lents», d'acides gras saturés ou insaturés, de protéines animales ou végétales. Au cours de ces dernières décennies, certains aliments indispensables au maintien de notre bonne santé ont peu à peu disparu de notre table: céréales complètes, huiles pressées à froid et riches en acides gras insaturés. Il s'est ainsi créé des carences chroniques au niveau de certaines vitamines et en oligo-éléments. D'autre part, des aliments qu'il est nocif de consommer en grandes quantités ont vu leur consommation se multiplier: protéines animales, sucres raffinés, graisses animales saturées, créant des surcharges.

Ces notions sont maintenant couramment admises et prises en compte par la plupart des nutritionnistes. Leurs conseils consistent généralement à réintroduire les premiers en insistant surtout sur l'importance des huiles de première pression à froid, et à limiter, voire à supprimer, les seconds. Et surtout, l'origine des produits est reconnue importante. Un même produit ne donnera pas la même énergie en fonction du type de culture à laquelle il a été soumis. L'origine biologique des divers produits alimentaires ainsi que leur mode de cuisson ont leur importance. Mais si un simple changement d'alimentation permet d'améliorer des troubles fonctionnels peu ancrés dans l'organisme, il ne suffit plus lorsqu'on soigne des maladies graves évoluant depuis des années. Il est alors nécessaire de lui associer d'autres moyens qui le complètent et qui constituent une véritable méthode thérapeutique.

Depuis très longtemps, de nombreux thérapeutes se sont rendu compte que l'hygiène intestinale était capitale lors du traitement de maladies chroniques et de maladies graves. C'est en fait une très ancienne méthode thérapeutique, et le plus ancien document qui en fait note est un papyrus médical datant de 1500 avant J.-C. connu sous le nom de papyrus d'Ebers. Hippocrate (IVe siècle avant J.-C.), Galien (IIe siècle après J.-C.), Ambroise Paré (XVIe siècle) l'utilisaient pour traiter les fièvres. Cette méthode, encore largement employée au Moyen Âge, a ensuite peu à peu disparu de l'arsenal thérapeutique classique. Mais, au début du siècle, elle connut un regain de pratique sous l'impulsion de médecins américains tels que J. Wiltsie et J. Waddington. Dans un livre intitulé *Médecin de l'homme – Essai sur la thérapeutique fonctionnelle générale* paru en 1963 chez Maloine, H. J. Lagrolia décrivait sa méthode de lavements intestinaux immergés (entéroclyse) comme un traitement complémentaire indispensable dans le traitement des maladies chroniques. En Allemagne, le Dr E. Schneider, hygiéniste-nutritionniste, et, en Suisse, le Dr C. Kousmine l'utilisèrent systématiquement dans les traitements. Plus récemment aux États-Unis, V. E. Irons a redonné à la méthode ses lettres de noblesse en adaptant un appareil permettant de pratiquer des irrigations côloniques, technique plus efficace permettant un nettoyage de l'intestin en profondeur. Cette technique est largement pratiquée de nos jours et donne d'excellents résultats en association avec les thérapeutiques de terrain.

Depuis leur découverte, l'utilisation thérapeutique des vitamines a consisté tout d'abord à combler leurs carences lorsqu'elles étaient reconnues. La plupart du temps, ces dernières étaient la conséquence directe d'un déficit alimentaire par malnutrition. Les vitamines sont des catalyseurs, et une très petite quantité suffit à l'organisme pour assurer son bon fonctionnement. Aussi, les modifications considérables de l'hygiène de vie et de l'alimentation au cours du XIXe siècle ont suffi à faire disparaître la plupart des maladies dues à des carences en vitamines. Celles-ci sont actuellement considérées comme des produits très accessoires par la médecine conventionnelle, au point qu'elles ne sont généralement plus prises en charge par les systèmes d'assurance de santé. Or, au cours du XXe siècle, l'alimentation des pays développés s'est tellement industrialisée que les aliments de consommation quotidienne se sont appauvris en vitamines. En particulier, trois des produits de base, le pain, les huiles et le sucre, peuvent être actuellement considérés comme des produits «morts», à la suite du raffinage excessif que chacun d'eux subit avant d'arriver sur notre table. Les procédés de conservation en conserves, les modes de cuisson de plus en plus rapides et agressifs ont contribué à aggraver cette situation. Enfin, l'augmentation des besoins individuels liés au stress de la vie moderne n'est pas étrangère à la réapparition de carences vitaminiques dans les pays à haut niveau de vie. Mais au lieu d'être aiguës comme jadis et de déclencher des maladies typiques, ces carences sont maintenant chroniques et insidieuses. Nous sommes dans la situation paradoxale d'une surnutrition associée à une malnutrition. L'utilisation des vitamines en thérapeutique est donc loin d'être aussi «inutile» qu'elle semble l'être actuellement.

Depuis les travaux du double prix Nobel Linus Pauling, qui a mis en évidence les propriétés anticancéreuses de la vitamine C à hautes doses, la thérapeutique vitaminique a pris une autre dimension. Il utilisa le premier, en 1968, le terme de «médecine orthomoléculaire» pour désigner l'utilisation des vitamines et, plus généralement, des nutriments selon une conception différente de la simple supplémentation des carences. Au lieu de chercher à apporter à l'organisme le minimum de vitamines requis pour ne pas être en manque, la médecine orthomoléculaire cherche à créer l'environnement vitaminique optimum, dont chaque cellule de notre organisme a besoin pour avoir une résistance maximale à la maladie. Ainsi, les doses utilisées sont-elles bien supérieures à celles communément admises comme étant nécessaires et suffisantes. En Allemagne, le Dr Nieper, qui a développé une approche issue de ce concept thérapeutique, est en train de révolutionner les conceptions médicales classiques sur l'utilisation des vitamines et des sels biochimiques. Il s'est rendu célèbre en guérissant, selon cet esprit et avec succès, l'ex-président américain Reagan de son cancer intestinal.

L'équilibre immunitaire, l'équilibre bioélectronique, l'équilibre acido-basique et l'amélioration des microcirculations locales sont des abords plus « techniques » qui rentrent dans le cadre d'une prise en charge médicale spécifique. Mais chacun peut y collaborer en étant conscient qu'une alimentation trop acidifiante, le manque d'exercice physique et d'oxygénation régulière, le stress contribuent à perturber ces équilibres dynamiques si importants pour notre santé.

Ainsi, sur la base d'une réforme alimentaire, d'un nettoyage régulier de l'intestin, d'un support des défenses immunitaires et du système réticulo-endothélial, d'un apport régulier de vitamines et d'oligo-éléments, il est alors possible d'associer toute autre thérapeutique chimique à visée symptomatique, lorsqu'elle est nécessaire, la rendant beaucoup plus efficace et permettant d'utiliser des doses plus faibles et un traitement moins long pour des résultats souvent supérieurs. Lorsqu'elles s'avèrent indispensables, les thérapies chimiques sont ainsi mieux supportées à long terme et leurs effets secondaires sont moins fréquents.

Il y a peu de temps que la psychologie et la psychiatrie actuelle ont été reconnues officiellement. Elles font maintenant partie de la médecine moderne, mais ne sont pas réellement incluses dans les démarches thérapeutiques. Ce sont encore des méthodes thérapeutiques d'exception auxquelles il est fait appel dans les maladies psychiques ou psychosomatiques, lorsque rien de physique n'est découvert dans un bilan. Bien qu'il ne soit pas clairement exprimé, un fossé conceptuel existe encore entre le corps et l'âme. Et l'Esprit est complètement ignoré... Pourtant, dans la plupart des cas, la prise en charge des pathologies graves ou chroniques ne peut se concevoir sans une démarche du malade dans le sens d'une ouverture vers d'autres horizons que sa seule affection physique. L'investigation des troubles de l'âme et la recherche de l'Esprit devraient compléter les traitements corporels proposés. Toutefois, cette quête est personnelle et ne peut s'imposer de l'extérieur. C'est là toute sa difficulté. C'est dans ce sens que la plupart des méthodes thérapeutiques existantes sont incomplètes, et c'est dans ce sens que l'ouverture doit se faire pour arriver à un traitement plus complet, celui de l'*Homme dans sa totalité.*

Ainsi, nous pouvons décrire cinq piliers de la santé, dont chacun peut prendre conscience avant de tomber malade, et auxquels chacun peut recourir pour améliorer son état lorsqu'il est malade :

1) Alimentation consciente
2) Supports en vitamines
3) Maintien des équilibres biologiques
4) Hygiène intestinale
5) Démarche psychologique

Autant pour le malade que pour le praticien, ce livre tente d'ouvrir la démarche thérapeutique à un chemin de guérison véritable. En reconnaissant les troubles de l'âme comme étant l'un des principaux facteurs parmi les différentes causes qui peuvent être à l'origine du déséquilibre de l'organisme, il récapitule les points essentiels de prise en charge du corps physique, qui permettent en partie d'y faire face. Sortant du cadre de cet ouvrage, la prise en charge des troubles de l'âme et la démarche de l'Esprit en seront la conséquence logique.

□

La maladie chronique : une origine multifactorielle

Dr Philippe-Gaston Besson

Généralités

Depuis la révolution scientifique du milieu du XIXe siècle, les progrès réalisés par notre médecine, sous-tendue par la pensée cartésienne, ont été considérables et rapides. Mais la démarche analytique a peu à peu fait oublier l'homme malade pour privilégier la maladie et le symptôme. Cette approche réductionniste tend maintenant à s'élargir sensiblement et les milieux scientifiques commencent à considérer non plus seulement l'organe malade, mais l'homme et son environnement.

Les agressions se multiplient

L'homme n'est pas seulement l'être le plus évolué de la terre, c'est également le plus malade ! D'une part, il vit plus vieux, mais d'autre part, il est de plus en plus souvent malade. Qu'il s'agisse de simples troubles fonctionnels le gênant dans l'accomplissement de sa vie quotidienne, comme le mal de dos, les rhumes ou les maux de tête, ou qu'il s'agisse de maladies graves mettant ses jours en péril, l'homme vit mal. Et il est évident que les causes des maladies se multiplient parallèlement au développement du bien-être matériel qui lui est offert.

L'espérance de vie des hommes et des femmes vivant dans les pays industrialisés s'est accrue au cours des cinquante dernières années, parallèlement aux succès obtenus dans les traitements des maladies infectieuses et aux meilleures conditions d'hygiène. Une étude statistique portant sur l'espérance de vie et l'incidence des maladies, conduite en Allemagne de l'Ouest par le Dr Bruker, montre qu'aujourd'hui les femmes allemandes vivent jusqu'à 78 ans et les hommes jusqu'à 71,5 ans. Mais des millions d'Allemands des deux sexes sont porteurs de maladies chroniques, à des âges souvent plus jeunes qu'auparavant. La FDA allemande (Bundesgesundheitsamt) de Berlin vient de publier un rapport qui indique que 85 % de tous les décès et la majorité des pathologies dominantes en Allemagne fédérale sont dus à des causes liées aux facteurs de civilisation. La nutrition, le mode de vie et les facteurs de l'environnement sont à l'origine de nombreuses maladies, mais l'information objective du grand public fait cruellement défaut.

Caractère cumulatif des agressions

Au cours de sa vie dans le monde moderne, un certain nombre d'événements touchent l'homme. Ils vont le mettre peu à peu, en fonction de son capital héréditaire, de son milieu, de son éducation et de sa destinée, dans une situation propice au déclenchement éventuel d'une maladie chronique plus ou moins grave. Ces circonstances pathogènes sont, nous le verrons, innombrables, et elles augmentent régulièrement. Leur énumération peut effrayer d'autant plus qu'il est presque impossible de s'en protéger entièrement. Elles constituent ce qu'on appelle les « facteurs de promotion ».

Ces facteurs de promotion sont aujourd'hui mieux connus et tous portent atteinte d'une manière plus ou moins directe au système immunitaire, clef de voûte de notre bonne santé. Leur action est cumulative, et ils agissent par effet de convergence. Il est évident que, le programme génétique de chacun étant différent, la manière de réagir à ces facteurs est également différente pour chacun. Ainsi, la somme des agents perturbateurs qui déclencheront une pathologie grave ou chronique sera variable d'un sujet à l'autre. On peut donc concevoir une origine multifactorielle des pathologies chroniques qui rend actuellement leur origine «hasardeuse» indéfendable. Nous allons étudier un à un ces facteurs qui sont tous des agresseurs de notre immunité, mais qui agissent de manière inégale comme nous le verrons.

Il faut souligner qu'aucun de ces facteurs pris isolément n'a de signification en soi. Chacun agit par rapport à d'autres, et tous sont cofacteurs. C'est l'effet de convergence multifactorielle, agissant sur un organisme n'ayant plus la possibilité d'intégrer et de contrôler ces diverses agressions, qui sera décisif.

Nous allons surtout insister sur trois facteurs particuliers qui constituent sans doute les circonstances les plus perturbatrices, propres à déstabiliser la santé d'un individu sain ou à favoriser la rechute d'un individu malade, qui avait pu cependant retrouver un certain équilibre de santé. De plus, c'est le dernier facteur traumatisant, souvent d'origine psychoaffectif, qui sera l'élément déclenchant de la pathologie.

Trois causes principales de déséquilibre

1. Agressions psychiques et stress

Notre époque est dominée par la nervosité, et chacun se trouve concerné par ce problème qui fait partie de la vie quotidienne, surtout de la vie citadine. Chacun de nous en souffre donc plus ou moins. Les contrariétés, le bruit de fond permanent, les pertes de temps, les stations debout prolongées, les files d'attente interminables qui constituent le pain quotidien de notre vie contribuent à alimenter cette nervosité. Malgré beaucoup de philosophie et une bonne dose d'humour, les plus patients finissent par s'exaspérer. Soupirs et trépignements n'en constituent qu'un piètre exutoire, et l'accumulation jour après jour de ces multiples désagréments aboutit à créer ce que l'on a coutume d'appeler le **stress**.

On doit le terme «stress» au physiologiste américain Walter Cannon qui, en 1920, définissait le stress «comme étant l'état dans lequel se met un animal face à une stimulation suscitant chez lui une réponse de fuite ou de lutte». En 1950, le mot passe dans le langage populaire grâce aux travaux du physiologiste canadien Hans Selye (1907-1982). Il démontra que toutes les agressions auxquelles nous sommes soumis, qu'elles soient physiques ou psychiques, déclenchent des réactions identiques d'autodéfense non spécifiques. Il appelle «syndrome général d'adaptation» l'ensemble de ces réactions et décrit le déroulement de la réponse de l'organisme à la situation stressante en trois étapes:

1) la *réaction d'alarme* qui correspond au choc et à la mise en place des réactions de défense;
2) le *stade de résistance* qui est l'étape de l'adaptation avec mise sous tension maximale pour le combat ou la fuite;
3) le *stade d'épuisement* qui survient lorsque le sujet ne peut plus maintenir ses réactions de défense, en cas d'agression trop intense ou trop prolongée.

Hans Selye affirmait que «chaque exposition à un stress laisse une trace indélébile en ce sens qu'elle épuise les réserves d'adaptation qui ne peuvent être remplacées», et il concluait que la plupart des maladies humaines sont des «maladies d'adaptation», conséquences du syndrome de stress ![1]

La psycho-neuro-immunologie

Or, négligé pendant longtemps, ce stress est maintenant considéré comme un des fléaux de notre vie moderne. Il existe maintenant une nouvelle science qui se développe aux États-Unis et qui cherche à évaluer les conséquences du stress sur notre santé en général et sur notre

1 Brun, Christian. *Stress et immunité*, Centre européen d'études et de recherches naturopathiques.

équilibre immunitaire en particulier. Cette science s'appelle la « psycho-neuro-immunologie ». Il existe en effet un rapport entre notre système nerveux et notre système immunitaire, et les chocs psychologiques retentissent sur l'organisme en général, par l'altération qu'ils provoquent sur le système de défense. Une étude biologique menée sur des étudiants américains en période d'examen a montré une baisse significative de leur coefficient immunitaire[2] pendant cette période de stress.

Le stress est le plus souvent insidieux et cumulatif, martelant chaque jour notre vie au travers des mille soucis de chacun. Généralement, il a peu d'influence réelle sur notre santé et se marque le plus souvent par une fatigue plus ou moins exprimée. Celle-ci ne suffit fort heureusement pas pour déclencher une maladie grave ou chronique.

Le stress constitue en fait la « toile de fond » quasi permanente de notre vécu, résultant des diverses agressions auxquelles est soumis quotidiennement notre système nerveux, et par son intermédiaire, notre système immunitaire. Cependant, certaines dispositions intérieures sont plus pernicieuses et peuvent être le préambule à un mal-être persistant, constituant de véritables épines irritatives au niveau de l'âme. C'est le cas des colères rentrées, des jalousies maladives, des conflits latents non exprimés, de l'intransigeance, des troubles de la sexualité…

Un pas de plus et nous arrivons au stress violent, au traumatisme du sentiment qui perturbe l'âme et y laisse une profonde cicatrice. Voici, issue du livre du Dr J. Lablanchy[3], psychiatre et humaniste parisien, une « échelle du stress » (échelle de Holmes) qui permet de quantifier 41 événements de la vie courante selon une graduation statistiquement éprouvée. Elle permet d'évaluer l'importance d'un événement traumatisant.

Jusqu'à un total de 150 points, on n'observe pas de conséquences physiques particulières aux événements vécus. De 150 à 300 points, il existe au moins des conséquences neurovégétatives, c'est-à-dire une perturbation du système nerveux de contrôle de la vie des organes.

---

2 Le coefficient immunitaire est donné par le rapport des lymphocytes T4/T8.
3 Lablanchy, J. P. (Dr). *Immunité maximum*, M.A. Éditions.

Echelle de Holmes («échelle du stress»)

1. Décès du conjoint	100
2. Divorce	**73**
3. Séparation conjugale	63
4. Peine de prison	**63**
5. Décès d'un proche	63
6. Accident ou maladie	**58**
7. Lien (contrainte aliénante)	50
8. Licenciement	**47**
9. Réconciliation conjugale	45
10. Retraite	**45**
11. Ennui de santé familial	43
12. Grossesse	**40**
13. Problèmes sexuels	39
14. Agrandissement du cercle de famille	**39**
15. Rapports tendus au travail	39
16. Changements de situation financière	**39**
17. Disputes répétées avec le conjoint	35
18. Hypothèque	**31**
19. Recouvrement d'un prêt supérieur à 75 000 €	30
20. Changement de responsabilité professionnelle	**29**
21. Enfant quittant le domicile	29
22. Frictions avec les beaux-parents	**29**
23. Réussite personnelle exceptionnelle	27
24. Début ou fin du travail pour le conjoint	**26**
25. Début ou fin de l'école	26
26. Changement des conditions de vie	**25**
27. Changement des habitudes personnelles	25
28. Problèmes avec le patron	**23**
29. Changement dans les heures de travail	20
30. Changement de résidence	**20**
31. Changement d'école	19
32. Changement dans les loisirs	**19**
33. Changement d'activité religieuse	19
34. Nouvelles activités sociales	**18**
35. Hypothèque ou emprunt inférieur à 75 000 €	17
36. Insomnies	**16**
37. Changement dans le cercle familial	15
38. Changement des heures des repas	**15**
39. Vacances	13
40. Fête de Noël	**12**

Les chiffres de droite constituent une sorte d'échelle relative du stress, permettant de comparer les événements de la colonne de gauche les uns par rapport aux autres.

Au-delà de 300 points, il est rare que n'apparaisse pas un trouble ou une lésion de nature psychosomatique. Mais n'oublions pas que l'évaluation est statistique, donc relative, chacun vivant un événement donné avec une intensité qui lui est propre.

Ce tableau met en évidence deux choses : tout d'abord le fait que le rythme est important dans la vie (nous en reparlerons dans un prochain chapitre), et on voit que tout changement de rythme constitue un événement traumatisant, représentant un stress.

On pourrait ensuite s'étonner de voir apparaître des circonstances heureuses dans la liste des événements traumatisants. Mais « BON-heurt » ou « MAL-heurt » constituent l'un comme l'autre des « heurts », et par là même des traumatismes : une trop grande joie peut être responsable de problèmes de santé, au même titre qu'une grande peine...

Les hypothèses de travail du médecin allemand Ryke Geerd Hamer[4] sur le rapport de causalité qui lie un événement traumatisant à la genèse d'une maladie grave, comme le cancer, sont intéressantes à plus d'un titre. Ce médecin a pu observer les modifications pathologiques que la mort accidentelle de son fils Dirk a entraînées sur lui-même. Il est ainsi parvenu à la conclusion que le psychisme, le cerveau et l'organe sont reliés par une dynamique précise, qui permet d'expliquer le déclenchement de tumeurs malignes à partir d'un choc psychique important. Il a formulé une « Loi d'Airain du Cancer » qu'il exprime ainsi :

1) Toute maladie du cancer débute par un choc conflictuel extrêmement brutal, dramatique et vécu dans l'isolement et la culpabilisation. Il se produit immédiatement un foyer cérébral et un début d'évolution tumorale au niveau de l'organe correspondant.

2) La teneur du conflit détermine la localisation du foyer cérébral ainsi que la localisation de la tumeur cancéreuse dans l'organe.

3) Il y a corrélation entre l'évolution du conflit et celle de la tumeur cancéreuse dans l'organe.

---

4 Hamer, R. G. (Dr). *Fondement d'une nouvelle médecine*, édité par l'ASAC.

Ainsi, la triade, Choc affectif – Culpabilisation – Mutisme, Solitude, Isolement, serait nécessaire et suffisante pour déclencher l'apparition d'une pathologie grave et évolutive, pouvant entraîner la mort.

Cette approche rejoint la théorie psychanalytique qui propose une origine psychique prévalente et déterminante à toute maladie physique, ce que le Dr Georg Groddek exprime ainsi : « Toute maladie est en fait une expression de l'inconscient, un langage physique traduisant symboliquement ce que l'on n'ose dire ou même penser. »[5] Dans le même ordre d'idée, et sur les traces de Jung, le Dr Bernard Herzog décrypte dans ses quatre merveilleux ouvrages le difficile langage symbolique de l'inconscient et de l'imaginaire cancéreux[6].

Il existe incontestablement une réalité qui relie ce qu'on pourrait appeler l'« état d'âme » et l'apparition des maladies au niveau physique. Continuer à le nier témoignerait d'un manque de jugement évident, mais ne considérer que l'âme comme source unique des maladies serait faire preuve d'une étroitesse de vue aussi coupable que celle qui n'admettrait comme cause des maladies qu'une origine physique. Il paraît impossible d'envisager une conception de la maladie qui dissocie le Corps, l'Âme et l'Esprit, et c'est au niveau de l'Esprit que se trouve une cohésion propre à comprendre cet ensemble qu'est un être humain. Nous en reparlerons dans un prochain chapitre.

2) Agressions infectieuses

Infections virales

Le Dr Alain Cornic[7] écrit avec pertinence dans son dernier ouvrage : « Le virus, quel qu'il soit, est actuellement l'ennemi n° 1 reconnu par toutes les équipes et centres de recherche médicale comme le grand

---

5 Groddeck, Georg. *La maladie, l'art et le symbole*, Éd. Gallimard.
6 Herzog, Bernard (Dr). *La mort, l'amour et les rêves*, *L'imaginaire cancéreux*, Éd. Maisonneuve, *L'or des cendres*, *L'oiseleur et le cancer de l'amazone*, Éd. Roger Jollois.
7 Cornic, Alain (Dr). *Médecine préventive*, Éd. Albin Michel.

pourvoyeur de pathologies dégénératives et vraisemblablement d'un nombre important de cancers.» On sait que les infections virales sont immunodéprimantes, et le sida en est le modèle le plus évident. Mais si les médias ont propulsé le virus HIV au premier plan, il existe de nombreux autres virus qui perturbent également l'immunité et peuvent déboucher d'abord sur une faiblesse d'organe et, plusieurs années plus tard, sur une maladie de système (maladie auto-immune ou cancer). On estime que 10 % des cancers sont dus à des virus[8].

C'est le cas du virus EBV (Epstein-Barr Virus) dont le cycle pathogène est bien connu. Lorsqu'il infeste un organisme, il est d'abord responsable de la mononucléose infectieuse (ou «maladie du premier baiser»), maladie banale qui se manifeste par une angine et de gros ganglions au niveau du cou. Si cet organisme est défaillant, le système immunitaire laisse passer le virus qui attaque le foie. Ce peut être le début d'une hépatite chronique qui aboutit tôt ou tard à une insuffisance des fonctions hépatiques. Plus tard enfin, il pourra être responsable du déclenchement d'un cancer du rhino-pharynx[9], d'un lymphome malin[10], ou encore, par des mécanismes de sensibilité particulière liée au système HLA du sujet, d'une polyarthrite chronique évolutive[11]. Un cousin germain, le CMV (Cytomégalovirus) peut, lui, être responsable de l'apparition de l'artériosclérose[12], d'un diabète par déclenchement d'une pancréatite auto-immune, et également de la polyarthrite chronique évolutive. Le papilloma-virus est connu pour être l'agent responsable du cancer du col de l'utérus.

Il existe ainsi de nombreux virus qui, par similitude de leurs sites antigéniques avec notre propre système de défense, peuvent provoquer dans un organisme ainsi prédisposé l'apparition d'une maladie grave.

---

8 Thé, Guy de et Annie Hubert. *Modes de vie et cancers*, Éd. Robert Laffont, p. 48.
9 *Idem* (p. 103).

10 Tursz, Thomas. «Cancer et immuno-dépression», *Médecine et Science*, n° 6, août 1989, p. 42.

11 Roudier, J., Luxembourg A. et H. Roux. *Immunorhumatologie*, Éd. Solal.

12 Rubbia, L. et G. Gabbiani. «Phénotypes des cellules musculaires lisses artérielles et artériosclérose», *Médecine et Science*, n° 4, juin 1989, p. 389.

Infections bactériennes

Les maladies bactériennes sont moins perturbatrices dans leurs conséquences et, surtout, dans leurs suites lointaines, que les maladies virales. Elles exposent seulement le malade à la prise d'antibiotiques dont nous parlerons plus loin.

Infections à champignons ou mycoses

Parmi les affections liées à la défaillance du système immunitaire, les candidoses sont de plus en plus fréquentes. Ce sont des infections difficiles à traiter et assez souvent récidivantes. Elles traduisent un mauvais équilibre général et leur traitement, pour être efficace, doit toujours s'accompagner de règles d'hygiène générale. Ce champignon, banal et inoffensif dans les conditions normales, peut devenir agressif et pathogène lorsque les mécanismes de défense de l'individu qui l'héberge deviennent défaillants.

Infections parasitaires

Les maladies parasitaires du tube digestif sont plus fréquentes qu'on ne le croit habituellement. Elles peuvent être latentes et passer inaperçues. Mais elles perturbent toujours l'équilibre général de l'organisme. Les adultes n'en sont pas indemnes, et les parasitoses peuvent alors se traduire par une irritabilité, une agressivité, des troubles du sommeil. Ces troubles sont souvent rythmés par le cycle lunaire, qui régit le cycle de développement des parasites. Il faut y penser devant toute maladie grave ou chronique. C'est le cas surtout pour :

a) L'amibiase chronique

Sans troubles notoires, beaucoup d'individus sont porteurs d'amibiase chronique, même sans avoir jamais été dans un pays d'infestation endémique des amibes. On peut être porteur d'amibes sans jamais avoir quitté Paris ! Cette amibiase chronique s'accompagne toujours d'un déséquilibre de la flore intestinale dont nous verrons plus loin le rôle protecteur. Une fois contaminé, il est quasiment impossible d'éliminer définitivement les amibes du système digestif.

b) Des verminoses chroniques

Chez les enfants, elles peuvent être responsables de toux chroniques, de tics, de troubles du comportement, de troubles scolaires. Les toxines des vers intestinaux agissent en effet préférentiellement sur le système nerveux, où elles provoquent une irritation chronique dont la conséquence est un état de nervosité anormal.

Ces agressions bactériennes, virales et parasitaires sont fréquentes, mais tout individu en bonne santé peut le plus souvent en triompher. Par contre, un individu malade est plus fragile qu'un individu supposé sain. Les infections virales sont, nous l'avons vu plus haut, très déséquilibrantes. C'est la raison pour laquelle il est d'une extrême importance de protéger pendant la période hivernale les malades atteints de maladies graves ou les malades stabilisés. Vitamines orales et injectables sont indispensables pendant la période de froid pour tout malade grave. Les malades atteints de sclérose en plaques sont peut-être les plus sensibles aux infections virales banales comme la grippe, et il est fréquent qu'ils subissent une poussée évolutive de leur maladie suite à une affection de ce type. Ils doivent faire l'objet d'une protection particulière pendant les périodes de froid

3) Agressions alimentaires

Nous savons que les habitudes alimentaires erronées sont responsables de 30 à 40 % des cancers[13]. Nous aurons souvent l'occasion de développer dans ce livre les notions indispensables concernant l'alimentation. Mais il faut savoir que si l'alimentation est un des moyens permettant de rééquilibrer un organisme malade et de stabiliser une maladie grave, elle peut être également une des causes d'une rechute,

---

13 Joyeux, H. (Pr). *Changer d'alimentation*, Éd. Œil.

d'une récidive ou d'une crise de poussée évolutive. Mme Kousmine l'a mis en évidence dans son livre, bien maladroitement appelé *La sclérose en plaques est guérissable*[14]. Tous les malades qui, ayant changé leur alimentation, ont pu s'équilibrer et bien stabiliser leur maladie, ont subi une poussée évolutive lorsqu'ils sont revenus à leur alimentation erronée antérieure. Il faut insister sur ce point qui répond à la question maintes fois posée en consultation: «Combien de temps devrais-je manger ainsi?» La réponse est: «Tant que vous serez désireux de bien vous porter!»

Il y a un autre point sur lequel on a peu insisté jusqu'à présent. Il s'agit de la quantité, car on insiste toujours sur la qualité. On a coutume de dire que l'homme moderne est suralimenté, mais il se nourrit mal, et la surnutrition fatigue… Nous avons en général pris l'habitude de trop manger, même lorsque nous mangeons bien!

Ce n'est qu'au cours des dernières décennies qu'on a pris conscience des effets néfastes que peut avoir sur la santé, à long terme, le «régime d'opulence» qui prévaut dans les pays industrialisés et qui est caractérisé par un excédent d'aliments hautement énergétiques et riches en lipides et en sucres rapides, mais qui est pauvre en aliments glucidiques complexes, principalement sources de fibres alimentaires. La recherche épidémiologique a mis en évidence une relation étroite et cohérente entre l'instauration de ce type de régime et l'apparition de toute une gamme de maladies chroniques non infectieuses, en particulier les cardiopathies coronariennes, les maladies cérébrovasculaires, divers cancers, le diabète sucré, les calculs biliaires, les caries dentaires, les troubles gastro-intestinaux et diverses maladies osseuses et articulaires.

L'accumulation de preuves scientifiques confirme le rôle important du régime alimentaire dans l'apparition des causes les plus fréquentes de décès prématurés dans les pays développés, à savoir les maladies cardiovasculaires et le cancer. L'apport excessif de graisses saturées et un taux de cholestérol élevé sont associés à la maladie

---

14 Kousmine, C. (D[r]). *La sclérose en plaques est guérissable*, Éd. Delachaux et Niestlé.

coronarienne, maladie cardiovasculaire la plus répandue dans le monde développé. Le risque principal pour les accidents vasculaires cérébraux, qui constituent la première des affections cardiovasculaires dans nombre de pays en développement, est l'élévation de la pression sanguine qui est imputable en premier à l'obésité, à l'absorption d'alcool et à un apport excessif de sel. De plus, l'apparition du diabète est étroitement liée à l'obésité. On a estimé qu'un cancer sur trois était associé à des facteurs d'ordre alimentaire. Par exemple, on a pu établir une corrélation entre l'apport excessif de lipides et l'incidence accrue des cancers du sein et du côlon[15].

La relation dynamique entre l'évolution du régime alimentaire d'une population et celle de son état de santé est fort bien reflétée par le changement rapide des tableaux de morbidité et de mortalité chez les populations migrantes qui vont d'un pays à faible risque à un pays à haut risque (par exemple du Japon aux États-Unis d'Amérique). L'exemple caractéristique est celui de l'adénome prostatique, pratiquement inconnu au Japon du fait de la consommation d'huile de soja insaturée dans l'alimentation traditionnelle, mais qui touche les Japonais vivant aux États-Unis dans les mêmes proportions que la population américaine. Des exemples de ce type ont pu être également constatés dans quelques pays tels que la Chine, l'île Maurice, Singapour, le sud du Groenland… qui ont connu un développement accéléré depuis quarante à cinquante ans.

Les causes de ces maladies chroniques sont complexes et les facteurs d'ordre diététique n'en sont qu'une explication partielle. De plus, des différences se manifestent entre les individus quant à leur sensibilité aux effets nocifs de certains facteurs alimentaires[16].

---

15 Besson, Philippe-Gaston (D^r^). «Le point sur: alimentation et cancer», *Bulletin de l'AMKI*, n° 1.

16 *Alimentaire, nutrition et prévention des maladies chroniques*, Rapport de l'OMS Genève, 1990.

Les autres causes de déséquilibre de l'organisme

1) Agressions de nature physique et énergétique

Traumatismes physiques

Naissance difficile

La naissance est le premier «traumatisme» de la vie. Une naissance difficile peut être responsable de chocs et de pressions qui feront subir au petit crâne des contraintes qui en modifieront le schéma de fonctionnement. Même l'accouchement est un acte naturel qui nécessite un minimum d'intervention, c'est pourtant un acte qui peut quelquefois devenir traumatisant. La femme moderne n'a peut-être plus la même facilité pour mettre au monde son enfant. La mauvaise hygiène de vie, la sédentarité, l'alimentation défectueuse, le tabagisme font que les tissus de la filière génitale manquent de souplesse et ne permettent pas le libre passage de l'enfant. Peu à peu les accouchements ont perdu leur caractère physiologique et se sont médicalisés pour devenir des actes médicaux. Un travail long et laborieux, assisté d'injections, de perfusions, de monitoring et se terminant par des forceps et des ventouses, si ce n'est par une césarienne, est devenu courant dans les maternités. Le médecin est confronté à la moindre qualité des organismes maternels qui nécessitent un interventionnisme jadis inutile, et n'échappe pas à une tendance de l'époque: médicaliser des actes physiologiques de la vie, tels la naissance ou la mort. Or l'un et l'autre se préparent, et l'alimentation en est la base indispensable.

Dans ces conditions, les petites têtes subissent des pressions importantes qui peuvent dépasser leur capacité d'adaptation pendant la naissance. Les lésions crâniennes sont de ce fait plus fréquentes qu'on ne le croit.

> «Il n'est pas rare de voir un nouveau-né avec un crâne déformé. Cette déformation pourra s'atténuer ou disparaître pendant les jours ou les semaines qui suivront la naissance. Mais un crâne

ayant retrouvé une forme apparemment normale n'aura peut-être pas retrouvé sa fonction. Ainsi, beaucoup de déformations crâniennes sont jugées sans importance, et les lésions qui en résultent sont complètement ignorées.»[17]

Chute sur la tête

De la même manière qu'une naissance difficile, tout traumatisme touchant la tête pourra perturber le bon fonctionnement du mécanisme crânien. À partir de la première année, la tête de l'enfant est le lieu le plus fréquent des traumatismes. Il tombe de son lit, de sa chaise, en descendant des marches, trébuche souvent et son crâne est soumis à des chocs répétés. L'adulte a également de nombreuses occasions de subir des traumatismes au niveau de sa tête, soit au cours de sa vie professionnelle, soit au cours d'activités sportives.

Malgré la rigidité apparente du crâne humain, il existe une mobilité physiologique des différents os du crâne les uns par rapport aux autres, qui est permise par le fait que ces os ne sont pas véritablement soudés entre eux. Ce fut la découverte de William Garner Suterland en 1899. Ces mouvements du crâne sont, bien sûr, extrêmement réduits, mais perceptibles par des mains expertes. Ces mouvements ont été depuis étudiés et on sait que le crâne possède une sorte de respiration régulière de 10 à 14 mouvements par minute chez un individu en bonne santé. Ce rythme est indépendant des rythmes pulmonaires et cardiaques. Cette sorte de respiration est due aux pulsations internes du liquide céphalorachidien, qui baigne les structures nerveuses (cerveau, cervelet, moelle épinière). Un choc sur la tête peut perturber ou diminuer de manière durable l'amplitude des mouvements crâniens, et il apparaîtra des troubles consécutifs au ralentissement des échanges métaboliques au niveau du système nerveux central. Ces troubles très divers pourront être locaux (otites, rhinites, laryngites), survenant par perturbation mécanique du drainage lymphatique de la région ORL, ou régionaux (troubles de la vue, de l'audition) par blocage, réflexe local

---

17 Gabarel, B. et B. Barillon. *Le crâne et la santé* (Éd. Le Courrier du Livre).

des systèmes musculaires, visuels ou auditifs Ils peuvent aussi être généraux par retentissement à distance d'un malfonctionnement chronique du métabolisme nutritionnel cérébral: troubles digestifs, états dépressifs, fatigue, troubles du sommeil, asthme...

Ces troubles sont le plus souvent durables et nécessitent une correction par un travail crânien délicat. Lorsqu'ils existent, ils constituent une souffrance chronique du tissu nerveux, qui, associée à d'autres problèmes, contribue au déséquilibre de l'organisme.

Chocs, accidents

D'une manière générale, tout traumatisme et *a fortiori* les chocs violents (accidents de voiture, chute d'une échelle ou d'un toit, chute dans les escaliers, chute à cheval...) peuvent être responsables de lésions diverses qui ont toujours, en plus de la conséquence locale, une répercussion sur l'organisme général. Le choc n'est pas seulement physique, mais a également une répercussion énergétique et même psychologique.

Blocages ostéopathiques

Ils sont le plus souvent la conséquence des chocs et des traumatismes que nous avons vus précédemment. Ils peuvent également être la conséquence de l'évolution normale de l'organisme vers la sclérose qui, pour le tissu osseux, constitue l'arthrose. Ces blocages concernent essentiellement les différents segments de la colonne vertébrale, le bassin et les articulations des membres. Ces blocages sont particulièrement perturbants du fait des troubles à distance qu'ils sont capables d'entraîner.

Par exemple, une entorse apparemment banale peut mal guérir et entraîner un déséquilibre de l'appui plantaire. Si la lésion au niveau de la cheville passe inaperçue et n'est pas corrigée, un déséquilibre du bassin compensatoire peut s'installer. Ce déséquilibre va ensuite retentir sur la colonne vertébrale et pourra provoquer, par exemple, des cervicalgies, puis des maux de tête... Ainsi, en quelques années, la lésion causale (ici l'entorse de la cheville) est oubliée et ne fait plus mal, mais le sujet souffre de maux de tête, qui en sont la conséquence lointaine. Bien sûr, les diverses médications sédatives seront sans effet réel et seul un examen ostéopathique bien mené sera capable de découvrir la cause des troubles.

La présence de blocages au niveau de la colonne vertébrale pourra avoir des répercussions au niveau du segment de l'organisme concerné par l'innervation sympathique correspondante. Toute une série de troubles fonctionnels pourra en être la conséquence directe. Ainsi, certains troubles digestifs chroniques (constipation, lenteurs digestives par trouble de la mécanique vésiculaire, aérogastrie...), certains troubles de la menstruation (règles douloureuses, règles irrégulières...), certains troubles respiratoires peuvent être définitivement éliminés par un traitement judicieux.

Dans la plupart des cas, les investigations radiographiques ne mettent pas en évidence les lésions ostéopathiques. Ce sont des blocages des structures périarticulaires, et non pas des « déplacements osseux » à proprement parler. Seul l'examen physique par un palper exercé permet leur découverte.

Mais l'acte ostéopathique a ses limites, et il arrive que certains ajustements ne « tiennent pas », malgré les tentatives de traitement. Une des causes les plus probables étant la présence d'une infection chronique (du petit bassin par exemple) ou la présence de problèmes en rapport avec l'énergétique dentaire que nous allons voir maintenant.

Blocages dentaires

La cavité buccale peut être le siège de nombreux problèmes et de nombreuses causes de déséquilibre généraux. L'émergence des médecines énergétiques a donné naissance à un nouveau concept de l'art dentaire qui participe de plein droit à la recherche de l'équilibre dynamique et harmonieux de l'homme pris dans sa totalité. L'énergétique dentaire est devenue une science à part entière dont il devient souvent impossible de se passer, tant les causes de déséquilibre général sont nombreuses au niveau de la bouche.

La dent est perçue comme un véritable système informatif, et la relation dent-organe est décrite comme une réalité[18]. Il existe ainsi une cartographie des somatotropies dentaires décrivant les relations organiques et énergétiques qui existent entre les dents et les organes.

Problèmes d'occlusion

De nombreux troubles fonctionnels sont la conséquence d'un dysfonctionnement de l'articulation temporo-mandibulaire (communément appelée «ATM») ou d'un déséquilibre de l'occlusion (rapport entre les dents des deux maxillaires lors de la fermeture de la bouche). Les tests de kinésiologie[19] permettent de contrôler leur existence et de suivre le difficile travail que nécessite leur correction. Des troubles réflexes, n'ayant à première vue aucun rapport évident avec l'articulé des mâchoires, peuvent en être la conséquence, comme la stérilité[20].

Dent de sagesse incluse

La dent de sagesse peut rester dans l'os et ne pas s'extérioriser. Elle peut également être mal implantée et croître latéralement dans l'os en appuyant sur les molaires avoisinantes, créant des pressions très importantes dans l'ensemble de la denture et provoquant une stimulation permanente du nerf dentaire et une ostéolyse radiculaire réactionnelle. Les dents de sagesse incluses dans le maxillaire inférieur sont les plus perturbantes. C'est la première recherche qui doit être faite lors de l'investigation d'une migraine chronique ou de cervicalgies, tant elles sont souvent responsables de ce type de pathologie.

Amalgames

La question des amalgames dentaires est loin d'être définitivement réglée, car elle soulève encore de nombreuses polémiques. L'amalgame, ou «plombage», est utilisé depuis 1826. Il est constitué d'étain, de zinc,

---

18 Travaux du Dr Albert Roths.

19 Travaux du chiropracteur Georges Gooheart, 1960.

20 Marius, Jean-Marie (D^r^). «L'énergétique dentaire», *Revue Énergie-Santé*, n° 14, p. 64.

de cuivre, d'argent et de 50 % de mercure. Le mercure est un métal extrêmement toxique, mais il se trouve sous forme stable dans le mélange proposé pour les amalgames dentaires. Il serait donc inoffensif pour la santé.

Mais des phénomènes d'électrolyse locale, induite par la présence de microcourants galvaniques, eux-mêmes facilités par l'acidité de la salive et la présence dans la même bouche d'autres types d'amalgames (nickel-chrome) transforment le mercure des amalgames en méthylmercure qui se libère lentement dans l'organisme. Il se produit ainsi une micro-intoxication chronique responsable de troubles divers, consécutifs à l'intoxication mercurielle. Chez les gens sensibles à ce métal, les Américains Pinot et Huggins ont décrit des perturbations immunologiques, des perturbations neurologiques, des perturbations cardiovasculaires et de nombreuses autres[21]. La Suède a interdit depuis 1988 l'utilisation des plombages dentaires à base de mercure !

Champs perturbateurs buccaux

C'est à Huneke, père de la neuralthérapie, que l'on doit le concept de « champ perturbateur »[22]. Une zone quelconque de l'organisme peut devenir un champ perturbateur réactogène et être responsable de maladies à distance, souvent chroniques.

La cavité buccale offre une large possibilité d'apparition de foyers pathogènes, à savoir : caries, pulpites, foyers radiculaires (abcès, granulome, kyste apéxien), lyses radiculaires, parodontose, prothèses mal ajustées, dents incluses, bimétalisme des prothèses (par création de courants galvaniques), déséquilibre occlusal... Ces champs perturbateurs sont généralement muets et doivent être recherchés avec beaucoup de minutie. Pour le médecin, un simple panoramique dentaire permet aisément de dépister la présence des problèmes dentaires les plus fréquents. Cette radiographie devrait systématiquement

---

21 Montain, Bernard (Dr). « Amalgames dentaires : danger », *Revue Nutrition évolutive*, n° 12, p. 45.
22 Dosch, Peter (Dr). *Manual of Neuraltherapy*, Éd. Haug.

faire partie du bilan général du patient atteint de maladie grave ou chronique, surtout lorsqu'il s'agit de rhumatismes. La collaboration avec un dentiste énergéticien en est souvent la conséquence logique.

Blocages réflexes

Dans le même ordre d'idée, certains points de l'organisme constituent également des blocages pouvant être responsables de fatigue chronique et de baisse immunitaire par excitation latente de ceux-ci.

Cicatrice chéloïdienne

Les cicatrices peuvent être responsables de bien des maux sans rapport évident avec leur localisation. Le processus de cicatrisation est un processus physiologique qui se passe la plupart du temps normalement. Mais il peut arriver que le déroulement de la cicatrisation se trouve perturbé; la cicatrice est alors anormale. Elle est rouge violacée, gonflée, elle démange et devient douloureuse aux changements de temps. Ce type de cicatrice constitue un champ perturbateur qu'il faut traiter : le traitement est aisé et efficace.

Foyers infectieux latents

Enfin, d'autres champs perturbateurs sont constitués par des foyers infectieux, profonds le plus souvent, et qui constituent une épine irritative chronique du système immunitaire. Il est indispensable de les dépister et de les traiter. Ils sont la plupart du temps inaccessibles aux traitements antibiotiques généraux, l'œdème périfocal dû à l'inflammation locale empêchant leur action profonde. Leur localisation est des plus variées : amygdalite chronique, sinusite chronique, otite chronique, salpingite chronique, prostatite chronique, cholécystite chronique, colite chronique…

2) Agressions de nature immunologique

▌ Vaccinations

Comme les amalgames dentaires au mercure, le problème des vaccinations est loin de faire l'unanimité des milieux médicaux. Mais on peut néanmoins essayer, avec la prudence qui convient, de faire la part des choses sur ce sujet délicat.

a) Les faits immunologiques

Avant de vacciner les enfants, il est maintenant possible de savoir si leur système immunitaire a acquis les moyens de défense suffisants contre les agresseurs viraux. Cette maturité immunitaire survient normalement entre 2 et 11 ans. Cela veut dire qu'il faut éviter de vacciner «à l'aveugle», surtout avec des vaccins vivants atténués (tels que BCG, variole, fièvre jaune, rougeole, oreillons, rubéole et poliomyélite par voie orale). Sinon, les vaccins administrés auront un effet agressif et déséquilibrant, et non préventif! On connaît en effet l'action du vaccin antirougeole sur le tissu nerveux[23] ou du vaccin antipoliomyélite buvable sur les récepteurs hormonaux cérébraux. On connaît également le risque de déclencher une pancréatite et un diabète secondaire que présentent les gens qui ont dans leur famille des diabètes traités à l'insuline et qui reçoivent le vaccin contre la rubéole[24].

Cette sensibilité s'explique par plusieurs mécanismes. *Celui de la prédisposition génétique:* par exemple, les personnes qui présentent dans leur code génétique HLA le facteur CW3 sont prédisposées à faire des complications immunitaires à la suite de l'injection de vaccins viraux vivants. *Celui de l'antigénicité croisée*: les personnes qui présentent les groupes DR1, DR4, DW14 dans leur code génétique HLA sont susceptibles de déclencher une polyarthrite évolutive après une mononucléose infectieuse. De la même manière, les personnes qui présentent

---

23 Tardieu, Marc et Odile Boespflug. Infections virales persistantes du cerveau de l'enfant, *Médecine et Science*, n° 4, pp. 560-567.

24 *Médecine prédictive*, *op. cit.*, p. 60.

des loci HLA B8, B15, DR3 ou DR4 peuvent développer un diabète dans les suites de la vaccination avec le virus des oreillons et de la rubéole (et également les coxsackies-virus).

Ainsi, il peut paraître logique d'éviter les vaccinations par des vaccins vivants atténués sur toute personne qui n'a pas atteint *sa maturité immunitaire* ou qui, par prédisposition génétique, est susceptible de déclencher une maladie grave et évolutive à la suite d'un vaccin, ou encore, qui *porte potentiellement dans ses gènes* une maladie virodépendante. Aucun vaccin virant atténué ne devrait être effectué avant l'âge de 2 ans ; il faudrait de préférence attendre au moins l'âge de 7 ans[25].

b) Les faits éthiques

L'idée de la vaccination de masse, renforcée dans certains pays par des impératifs légaux, a d'abord eu pour but de faire régresser les épidémies de maladies infectieuses du XVIIIe et du XIXe siècles. Puis, devant certains succès vaccinaux, médecins et chercheurs ont caressé le rêve d'éradiquer toutes les maladies infectieuses par de tels procédés. C'est en fait le fondement de la campagne vaccinale associant rougeole/rubéole/oreillons.

La vaccination équivaut en fait à transmettre une maladie, sous une forme atténuée, à un individu donné. L'organisme fait donc cette maladie, mais sous une forme chronique. Le seul critère pour administrer la vaccination est l'âge de l'individu, qui est en fait une situation extérieure arbitraire. L'enfant tombe ainsi malade parce qu'il a l'âge de recevoir le vaccin.

Le plus généralement, les vaccins actuels sont des mélanges de plusieurs souches virales qui sont injectées à un organisme jeune et, nous l'avons vu, à peine mature immunitairement. Or, ces conditions ne se présentent jamais ainsi dans la réalité, et si l'enfant devait réellement faire les mêmes maladies que celles qu'on lui impose de faire par les vaccinations, il les ferait les unes après les autres. Dans les conditions

---

25 *Médecine prédictive*, *op. cit.*, p. 179.

artificielles de la vaccination, l'organisme se trouve obligé de faire 2 ou 3 maladies en même temps !

Mais il y a autre chose à considérer dans la pratique vaccinale : c'est la répercussion à long terme des vaccinations. Il ne s'agit là, bien sûr, que de suppositions, mais qui peuvent nous éclairer dans notre jugement.

> «Lorsqu'on est conscient de la polarité entre l'inflammation et la sclérose, entre les «maladies chaudes» et les «maladies froides», il n'est pas difficile de conclure que la suppression des «maladies chaudes» (les maladies fébriles) aura pour conséquence un accroissement des «maladies froides». La décroissance des maladies inflammatoires depuis 150 ans a pour corollaire la fréquence accrue du cancer et des maladies dégénératives. Lorsqu'on procède à l'anamnèse d'un cancéreux, on constate souvent la rareté des maladies infantiles et des affections fébriles. Ce sont là des faits qui doivent éveiller notre curiosité et nous amener à nous poser la question des conséquences tardives et permanentes des vaccinations...»[26]

Il semble, mais ce n'est là qu'une supposition non étayée par des faits statistiques irréfutables, que les multiples stimulations du système immunitaire du jeune enfant, où l'organisme «ne sait plus où donner de la tête», entraînent plus tard une conséquence néfaste sur l'immunité. Bien des affections de l'âge adulte semblent en être le reflet. C'est le cas en particulier des maladies auto-immunes où l'organisme ne sait plus distinguer le soi du non-soi.

Il est malgré tout difficile pour une jeune mère de famille de se faire un avis objectif sur la question, chaque nouvelle information contribuant à alimenter sa peur. Son enfant risque-t-il plus pour sa santé en étant vacciné ou en ne l'étant pas ? On peut dire que la vaccination antitétanique ne semble pas poser trop de problèmes, ni la vaccination antipoliomyélite injectable (vaccin tué). La variole et la diphtérie ont complètement

---

26 Bott, Victor (Dr). «Conséquences lointaines des polyvaccinations», *Cahiers de médecine anthroposophique*, n° 54, p. 22.

disparu, et les progrès de l'hygiène et de la nutrition sont beaucoup plus efficaces contre la tuberculose que le vaccin. Pour les autres vaccins précités, l'appréciation est, bien sûr, laissée à la liberté de chacun.

Il est cependant curieux de constater que les enfants de médecins sont les moins vaccinés… Est-ce par négligence ou par prudence ?

Maladies infantiles non terminées

En fonction de ce qui vient d'être dit ci-dessus, il existe un élément important qui différencie la maladie éruptive, attrapée par contagion, de la maladie transmise par vaccin : c'est la fièvre.

La surinformation médicale du grand public a réussi à augmenter la peur en général et celle des mères en particulier; l'image d'un enfant en bonne santé qui en est née, est celle d'un enfant qui ne tombe jamais malade, et donc ne fait jamais de fièvre. La fièvre est devenue synonyme de maladie. Pourtant, la fièvre n'est pas un mauvais signe, c'est au contraire un signe de bonne réaction à une agression, et beaucoup de virus ne résistent pas à l'élévation de température. *La fièvre est un processus thermique thérapeutique.*

La fièvre a donc une mission. Au niveau du corps physique, elle permet un véritable nettoyage en profondeur du mésenchyme. Par l'accélération de la respiration, de la circulation et par la transpiration qu'elle provoque, elle permet à l'organisme d'éliminer de nombreuses toxines. Au cours des maladies éruptives de l'enfance, ce nettoyage est très important, et il est capital d'en comprendre la finalité pour ne pas «couper» inconsidérément le processus fébrile physiologique. Une surveillance est, bien sûr, nécessaire pour dépister une éventuelle complication. Il faut éviter de surcharger le système digestif pendant la fièvre, en évitant les repas trop lourds. En général, l'enfant fébrile n'a pas faim, et bouillons de légumes, compotes et jus de fruit sucrés suffiront en attendant la défervescence. Une petite perte de poids ne doit pas inquiéter, elle sera vite compensée à la reprise de l'appétit. Moins l'enfant aura mangé de nourriture solide pendant la fièvre, plus vite il retrouvera son appétit et reprendra du poids et moins la convalescence sera longue.

Cette fièvre provoque souvent des modifications profondes chez l'enfant, qui peut subir une poussée de croissance après une « bonne rougeole ». Une attitude trop interventionniste, pour arrêter le processus fébrile et interrompre plus vite la maladie, risque souvent de faire plus de mal que de bien. La convalescence est plus longue et il se produit quelquefois des complications qui sont la conséquence du processus d'élimination interrompu, qui tente de continuer d'une manière chronique. Une maladie éruptive non terminée peut alors être le point de départ d'une maladie plus insidieuse et traînante, et constitue un blocage immunitaire important par accumulation mésenchymateuse de complexes immuns qui n'ont pu en être complètement éliminés par le processus fébrile mené à sa fin.

Chez l'adulte également, l'interruption du cours d'une maladie fébrile peut provoquer une maladie chronique plus grave ; ainsi, il n'est pas rare de voir une bronchite interrompue déboucher sur une polyarthrite ou sur un asthme. Celui qui ne fait pas de fièvre, ne se sent pas malade, alors qu'il l'est. Dans la plupart des cas, c'est le système immunitaire qui est trop faible pour pouvoir réagir contre les bactéries et les virus. D'une manière générale, une personne qui ne fait pas de fièvre court toujours le risque d'être victime de maladies froides qui représentent la majeure partie des maladies actuelles : maladies de dégénérescence comme le cancer, maladies de surcharge, maladies nerveuses. La faiblesse des défenses de l'organisme, qui se traduit entre autres par une incapacité à faire de la fièvre, entraîne à long terme des maladies chroniques, c'est-à-dire des « maladies froides ». La peur de la fièvre n'est plus de mise ; elle est injustifiée, notamment pour les enfants, ceux-ci disposant d'une faculté exceptionnelle de réaction face à la fièvre que les adultes ont perdue. Toute répression d'un accès de fièvre décale l'équilibre entre chaud et froid vers le froid et, par là même, vers ce type de maladie. La fièvre déplace de nouveau l'équilibre du froid vers le chaud, permettant ainsi de guérir les maladies chroniques précisément[27].

---

27 Wolf, Otto (Dr). « La fièvre – un processus thérapeutique », *Revue Weleda*, n° 79.

3) Agressions de nature chimique

Jusqu'au début de l'ère industrielle, l'homme n'était confronté qu'à des agressions biologiques de son milieu extérieur ou intérieur : champignons vénéneux, fruits toxiques, plantes urticantes, allergisantes, animaux venimeux, agressions microbiennes diverses… Mais depuis un siècle et demi, et surtout depuis la Seconde Guerre mondiale, le développement de la chimie de synthèse a contribué à créer une situation nouvelle. La charge chimique de notre environnement ne cesse de s'accroître, et ce à tous les degrés, depuis le fumier solide, la pollution de l'air, de l'eau, des eaux souterraines, les déchets de nitrates, de phosphates, d'insecticides ou d'herbicides dans nos aliments, les déséquilibres des hormones contenues dans les viandes, ainsi que les émissions de fumée, de poussières et de bruit, jusqu'au danger de contamination radioactive. Les êtres vivants et les écosystèmes s'imprègnent peu à peu de molécules chimiques, souvent étrangères au monde vivant, molécules toujours plus nombreuses, émises en quantités toujours plus importantes.

Pollution atmosphérique

La pollution de l'air pose un problème depuis des siècles. Il y a longtemps que la présence dans l'atmosphère de fumées, de cendres, de gaz sulfureux et d'autres produits de simple combustion est considérée comme une nuisance et reconnue coûteuse. À l'heure actuelle, la conviction est acquise que la pollution de l'air présente plus que de légers inconvénients et qu'elle peut mettre en danger la santé humaine.

Or, il s'est avéré que certains épisodes de pollution grave (le plus récent est la catastrophe de Tchernobyl) ont accru la létalité. Des recherches entreprises séparément ont donné à penser qu'il peut exister un rapport entre l'exposition plus ou moins régulière à une atmosphère polluée et l'apparition de maladies telles que la bronchite chronique ou le cancer du poumon.

Il est bien évident que les citadins sont plus exposés à ce type de nuisance que les habitants des campagnes, pour peu qu'ils ne soient pas proches d'une usine !

La pollution de l'air dans les agglomérations urbaines est d'origine fort variée. L'importance de telle ou telle source polluante dépend, dans une certaine mesure, de l'emplacement et du climat. C'est ainsi que le chauffage domestique contribue dans une proportion considérable à la pollution atmosphérique dans nos régions tempérées, alors que son apport est beaucoup moins important dans les pays chauds. À l'inverse, la transformation photochimique des gaz d'échappement des véhicules automobiles en polluants très oxydants est beaucoup plus poussée dans les régions tropicales que dans les régions tempérées. Mais, quelle que soit la région où se situe une agglomération urbaine, l'atmosphère contient un mélange de polluants provenant de sources variées, telles que les installations de chauffage (tant industrielles que domestiques), les procédés industriels, les incinérateurs de déchets, les automobiles et autres véhicules de transport.

La concentration des polluants atmosphériques dépend non seulement des quantités déversées dans l'air, mais aussi de la capacité de l'atmosphère soit à absorber, soit à disperser les quantités excédentaires. Les agglomérations urbaines ont des caractéristiques propres à cet égard. Par le jeu de la configuration des sources polluantes et des caractéristiques météorologiques et topographiques, la pollution de l'air varie selon le secteur urbain considéré.

Une ville comme Tokyo s'est rendue célèbre pour détenir le record de pollution des mégalopoles modernes. Certaines villes d'Europe ont adopté la circulation alternée (un jour seuls les véhicules dont les plaques se terminent par un chiffre pair sont autorisés à rouler dans l'agglomération, l'inverse le lendemain), ou l'arrêt des moteurs automobiles aux feux rouges prolongés. Certaines villes font à nouveau appel aux transports publics électrifiés. La modification des pots d'échappement (pots catalytiques) devrait améliorer grandement la situation.

Il est clair, d'après les considérations qui précèdent, qu'une personne vaquant à ses activités quotidiennes traverse des zones où l'air est inégalement pollué. La quantité totale de polluants inhalée au cours de la journée constitue une exposition globale. Si cette dernière est suffisamment élevée, elle peut déterminer soit des effets aigus ou immédiats, soit, en présence de concentrations plus basses ou plus durables, des effets chroniques[28].

Intoxication chimique

L'action des molécules chimiques sur la santé commence à être bien connue. Les toxiques de l'environnement (le processus est le même pour les médicaments chimiques) ou du milieu professionnel peuvent provoquer, chez certains individus sensibles, des manifestations pathologiques d'origine immunologique, et plus particulièrement auto-immune.

Certains toxiques ont chez l'homme un organe cible privilégié, d'autres sont plutôt responsables d'une pathologie générale, dite de système. On connaît actuellement un bon nombre de produits qui sont capables d'induire des hépatites immunes, des cytopénies immunes, des maladies de la peau par phénomène d'hypersensibilité retardée, ou des glomérulopathies. Certains agents toxiques sont connus pour être générateurs de maladies de système, c'est-à-dire qui provoquent un désordre de l'immunité (lupus, polyarthrite ou sclérodermies).

Les maladies qui sont la conséquence d'un effet toxique direct sont dépendantes de la dose du produit et affectent tous les individus exposés. Par contre, les manifestations faisant intervenir un mécanisme immunologique ne touchent que certains individus «sensibles», indépendamment de la dose reçue. Il apparaît là une notion de susceptibilité, de prédisposition. Cette prédisposition s'explique par l'implication de certains gènes dans les phénomènes, dont certains sont localisés dans le complexe majeur d'histocompatibilité HLA. Ainsi, comme on l'a vu pour les virus, les toxiques de l'environnement

---

28 *La pollution de l'air des villes*, Documentation de l'OMS Genève.

peuvent intervenir comme agents inducteurs de pathologies graves chez des individus possédant au niveau de leur génome une similitude antigénique avec le toxique en cause. La susceptibilité dépend généralement d'un petit nombre de gènes, dont un au moins est localisé dans le complexe HLA[29].

a) Intoxication par les métaux lourds

Les métaux lourds sont des éléments normaux, nécessaires et utiles aux réactions biochimiques de l'organisme de l'homme. Mais ils ont tendance à s'accumuler facilement lorsqu'un individu est régulièrement en contact avec l'un d'eux. Leur action est alors néfaste et provoque un certain nombre de symptômes caractéristiques du métal en cause. Les intoxications métalliques sont actuellement très fréquentes depuis le développement industriel du fait de la pollution. Mais elles sont sournoises, on ne rencontre plus d'intoxications aiguës comme auparavant (mineurs, cuissons dans des ustensiles en étain ou en cuivre…). C'est ainsi que le plomb des canalisations romaines provoqua un saturnisme endémique dans lequel certains vont jusqu'à voir la cause de la chute de l'Empire romain !

Le mode de métabolisation d'une molécule par l'écosystème est très intéressant à suivre. Ainsi, l'accumulation du cadmium à travers un modèle de chaîne alimentaire à trois niveaux est importante et subit une amplification qui n'est pas négligeable : l'algue chorelle contient 3000 fois plus de cadmium que le milieu aquatique dans lequel elle se développe, et son consommateur, la daphnie, en contient 5300 fois plus.

C'est un même modèle d'amplification de la chaîne alimentaire qui fut responsable de la mort par intoxication au mercure des Japonais, qui avaient consommé un poisson nageant dans les eaux polluées industriellement.

Nous accumulons tous au cours de notre vie un certain nombre de métaux lourds, du fait de notre mode de vie (eau, air, aliments…)

---

29 Besson, Philippe-Gaston (D^r^). « Enquête sur l'immunité », *Revue Nutrition évolutive*, n° 8, p. 41.

et en faisant certains métiers en contact avec de tels métaux. Ces métaux ont la caractéristique d'être difficilement éliminés par l'organisme et leur accumulation peut occasionner des troubles du système immunitaire et, surtout, participer à l'affaiblissement général, en freinant par exemple l'assimilation des vitamines, des oligo-éléments et des minéraux. Certains sont aussi neurotoxiques et capables d'entraîner des problèmes de mémoire, des troubles du caractère et du comportement (on suspecte l'aluminium d'être le responsable de la maladie d'Alzheimer).

b) Nitrates

Les nitrates sont abondamment répandus dans la nature. On en trouve dans toutes les plantes et certaines en contiennent des quantités importantes : carottes, épinards, céleris, salades vertes, fourrage. L'origine de ces nitrates est principalement l'utilisation excessive d'engrais azotés, l'utilisation d'un herbicide (l'acide 2-4 dichloro-phénoxy-acétique) et la carence des sols en molybdène. On trouve également des nitrates dans certaines eaux.

Ces nitrates sont réduits sous forme de nitrites dans le suc gastrique acide. Puis des amines secondaires réagissent avec les nitrites pour former des nitrosamines. Les nitrosamines constituent actuellement le plus grave danger en matière d'hygiène alimentaire. Elles sont capables de provoquer des cancers de l'estomac et du foie. Une des particularités des nitrosamines est d'une part leur action systémique et, d'autre part, leur spécificité d'organe[30].

c) Solvants, conservateurs, colorants, peintures, toluène, diverses intoxications professionnelles

Tous constituent des agressions chimiques qui, lorsqu'elles sont répétitives, peuvent perturber profondément l'immunité et devenir la cause de maladies importantes. Un effort considérable a été fait dans le sens de la protection des individus exposés. Mais on doit se méfier

30 Lederer, Jean. *Alimentation et cancer*, Éd. Maloine.

des intoxications sournoises qui peuvent toujours se produire, par manque d'information ou par négligence, et ce type d'agression doit toujours être recherché par une enquête minutieuse lors de l'investigation d'une maladie chronique.

Thérapeutiques agressives

Tout médicament chimique de synthèse peut se révéler toxique pour un individu. Comme pour les agents chimiques toxiques, des médicaments peuvent provoquer chez certains individus « susceptibles » des manifestations pathologiques d'origine immunologique, et plus particulièrement auto-immune. On peut évoquer quatre grands mécanismes pouvant expliquer les manifestations immunes induites par les médicaments :

1) La réponse immune est dirigée contre la drogue ou un de ses métabolites. Le complexe antigène-anticorps ainsi formé peut être le responsable secondaire de la réponse immune.
2) L'agent toxique peut aussi modifier un complexe antigène-anticorps, le rendant immunogénique.
3) Le toxique peut induire une pathologie auto-immune de par sa toxicité sélective pour un organe responsable de l'apparition d'auto-antigènes. C'est le cas en particulier des dérivés mercuriels et des sels d'or connus pour être responsables des maladies rénales.
4) Le toxique peut enfin agir directement sur le système immunitaire[31].

a) Prise de médicaments psychotropes à long terme : sédatifs, somnifères

La prise régulière de médicaments chimiques agissant sur notre système nerveux n'est pas anodine. On sait par exemple que les plaquettes sanguines et les monocytes portent des récepteurs spécifiques aux benzodiazépines. Cela signifie que les molécules qui agissent sur

31 Tournade, H., Pelletier L. et D. Glotz. « Toxiques et auto-immunité », *Médecine et Science*, n° 5, 1989, p. 303.

l'humeur peuvent également agir directement sur le système cellulaire du sang circulant, donc sur notre système immunitaire[32].

Près de 40 % des 460 psychotropes recensés dans la littérature internationale et des 239 spécialités prescrites en France peuvent donner lieu à des abus et devenir des drogues[33]. Beaucoup de personnes prennent ainsi des anxiolytiques ou des somnifères depuis de nombreuses années et sont devenues, sans en prendre garde, de véritables toxicomanes légaux. Sans parler de l'abrutissement progressif qui résulte de l'utilisation quotidienne de telles molécules qui transforment la personnalité, ils perturbent de plus lentement et sûrement le système immunitaire. L'arrêt des drogues sédatives et des somnifères est impératif lors du traitement des maladies graves, surtout lors d'une maladie touchant le système nerveux, comme la sclérose en plaques.

b) Antibiothérapie itérative

Comme la cortisone, l'antibiothérapie a été l'une des grandes révolutions médicales de ce siècle avec l'apparition de la pénicilline depuis la Seconde Guerre mondiale. Elle a bouleversé le pronostic de certaines maladies infectieuses graves, en permettant un arrêt rapide du mal, et surtout en évitant les complications secondaires souvent graves. C'est le cas, par exemple, du rhumatisme articulaire aigu, des infections suite à l'accouchement, de la tuberculose. Devant ces succès spectaculaires, leur prescription s'est largement répandue. Mais sont alors apparus des phénomènes de résistance microbienne, car les bactéries ont peu à peu appris à se défendre contre ces nouvelles armes thérapeutiques. La recherche est donc sans cesse à la découverte de nouvelles formules pour devancer toujours le phénomène de résistance microbienne.

Mais si la prise d'antibiotiques permet souvent l'éradication du foyer microbien visé, elle provoque toujours la destruction d'une

---

32 *Immunité maximum*, *op. cit.*, p. 73.

33 Etevenon, Pierre. « Des drogues aux médicaments psychotropes », *Revue 3e Millénaire*, n° 17, 1984, p. 10.

partie de la flore intestinale. Et à ce niveau, certains microbes sont nos amis (effet barrière) ! La prise fréquente d'antibiotiques amène sûrement une perturbation profonde de l'écosystème intestinal (sélection de familles de bactéries intestinales antibiorésistantes, élimination des familles bactériennes ayant principalement un rôle de protection contre les virus et autres microbes pathogènes). C'est donc au niveau des conséquences sur l'équilibre de la flore intestinale que la prise répétitive d'antibiotiques entraîne des conséquences néfastes sur l'immunité et surtout sur la protection des muqueuses.

L'intestin est un organe immunitaire important qui est en rapport avec le système ORL et le poumon. Tous trois sont riches en tissu lymphoïde et tous ont en commun une certaine immuno-globuline (lgA – S) d'information et de protection de leurs muqueuses. La prise répétitive d'antibiotiques pour traiter une infection de la gorge chez un enfant perturbe l'équilibre de sa flore intestinale et entraîne une faiblesse secondaire de la défense de la muqueuse des trois systèmes précités. La rechute infectieuse est de règle ! De nombreuses mères connaissent malheureusement ce cercle vicieux et voient leur enfant pâle, sans faim, abreuvé de sirops antibiotiques pendant tout l'hiver.

L'action délétère la plus fréquente due à l'utilisation massive des antibiotiques qui aboutit immanquablement à un déséquilibre de la flore intestinale est le développement de mycoses chroniques. Le *candida albicans*, par exemple, se développe de façon incontrôlée et provoque une inflammation de la muqueuse digestive. À cette action indirecte s'ajoute parfois une action directe et certains antibiotiques dits «à large spectre», tels la néomycine ou les tétracyclines, stimulent la prolifération des *candida albicans* qui, semble-t-il, peuvent s'en nourrir.

c) Anesthésies répétées

Les anesthésies ont révolutionné la chirurgie moderne. Elles permettent en toute sécurité une assistance efficace au cours de l'intervention. L'acte anesthésique isolé n'a en général aucune incidence sur la santé. La dose d'anesthésique et des divers antalgiques est bien tolérée et est éliminée les jours suivants par les poumons et les reins.

La répétition quelquefois nécessaire des anesthésies (polytraumatisés) peut, par contre, poser un problème par la dose cumulative des produits chimiques employés et par l'acte de sommeil artificiel profond antiphysiologique provoqué plusieurs fois de suite. Certaines personnes qui en ont fait l'expérience peuvent souffrir de troubles du sommeil, de fatigue, de manque de concentration et de la sensation pénible de ne pas se sentir «dans leur peau». Cette sensation tout à fait subjective et personnelle est liée à la modification des rapports des différents corps énergétiques entre eux, modification secondaire à la luxation répétitive de ces structures subtiles par l'acte anesthésique.

d) Chimiothérapie anticancéreuse

Utile dans le traitement de certains cancers (maladie de Hodgkin et lymphomes malins, leucémies, cancers du testicule, cancers des bronches à petites cellules), elle s'est montrée décevante dans beaucoup d'autres types de tumeurs, n'apportant qu'une rémission quelquefois prolongée, mais pas de véritable guérison. Les cancérologues sont conscients que cette technique thérapeutique devra évoluer, et la recherche s'oriente actuellement vers d'autres traitements basés sur l'immunité (interféron, interleukines, tumor necrosis factor...).

Les effets secondaires de la chimiothérapie peuvent être extrêmement pénibles et le traitement peut devenir une seconde maladie que le malade, déjà fatigué par son cancer, doit supporter avec peine. Cette thérapeutique agressive pour le foie et les tissus à haut potentiel de régénération est extrêmement bouleversante pour le sang et la moelle osseuse. Il est classique de voir les bilans sanguins des malades cancéreux traités par chimiothérapie perturbés pendant très longtemps dans le sens d'une immunosuppression secondaire au traitement. Les nouvelles générations d'antimitotiques provoquent des effets secondaires durables liés à leur haute toxicité pour le sang, les poumons, le cœur et le système immunitaire. Ils sont de ce fait d'une utilisation difficile et nécessitent une surveillance constante de leurs effets secondaires au cours de leur utilisation. La chimiothérapie anticancéreuse fait souvent apparaître une candidose grave et rebelle, qui contraint quelquefois à interrompre le traitement.

Une anecdote morbide montre bien la grande toxicité de ce type de thérapeutique : les cadavres des personnes qui ont été traitées avant leur mort par certaines de ces drogues hautement toxiques (en particulier le cis-platine) ne peuvent plus se décomposer normalement et sont retrouvés intacts plusieurs années après leur décès !

4) Agressions insidieuses

Un certain nombre de nuisances liées au monde moderne sont plus pernicieuses, car elles agissent insidieusement.

▮ Radicaux libres

En 1969, Fridovich et Mac Cord apportent la preuve que l'oxygène radicalaire, l'anion superoxyde, intervient dans la biologie cellulaire. Sous une impulsion énergétique (chaleur, lumière, radiation...), l'atome d'oxygène peut perdre un électron. Cette perte de charge crée l'état radicalaire qui se révèle être d'une extrême agressivité pour les molécules avoisinantes. Cette réaction, une fois déclenchée, se propage de proche en proche telle une réaction en chaîne qui s'entretient d'elle-même. Il s'agit d'un phénomène de suroxydation qui agresse particulièrement certaines molécules :

1) Les acides gras polyinsaturés, constituants de toutes les membranes cellulaires, auxquelles ils confèrent la souplesse nécessaire au bon déroulement de leurs fonctions physiologiques.

2) Le tissu conjonctif ou mésenchyme, dont les fibres d'élastine et de collagène sont attaquées.

3) L'ADN cellulaire.

4) Certaines molécules instables précancérigènes capables de se transformer en substances plus agressives.

Les conséquences en sont:

- L'appauvrissement des membranes cellulaires en acides gras polyinsaturés, entraînant des phénomènes de durcissement et une perturbation des échanges cellulaires.
- Le vieillissement accéléré des tissus de soutien dû à la perte de souplesse, de résistance du mésenchyme et à la perturbation de la microcirculation locale.
- D'éventuelles erreurs dans la synthèse des protéines.
- La possible formation de substances carcinogènes circulantes.

Cependant, les radicaux libres ont un rôle à jouer dans l'élimination des substances endogènes produites par la consommation d'alcool ou l'élimination de molécules organiques de synthèse secondaires à la prise de médicaments chimiques. Ils agissent alors comme des combustibles de ces substances difficiles à éliminer par les moyens habituels[34].

L'organisme est équipé de systèmes enzymatiques (superoxyde dismutase, catalase, glutathion-peroxydase) chargés d'arrêter la réaction en chaîne des radicaux libres. L'alimentation nous apporte également des substances dites «antioxydantes», capables de nous protéger d'un excès de production de radicaux libres (vitamine C, vitamine E, sélenium, bêta-carotène, zinc...). Le problème est qu'il existe actuellement de plus en plus d'agents capables de déclencher les réactions de production des radicaux libres. Ce sont les agents radiants.

---

34 Masquelier, Jack (Pr). «Les procyanidols, des substances pour lutter contre les radicaux libres», *Revue Nutrition évolutive*, n° 11, p. 9.

Agents radiants

a) Radiothérapie

Les antécédents d'irradiations pour hypertrophie thymique du nourrisson, et chez l'enfant pour adénite cervicale chronique, ont été retrouvés plus souvent chez les sujets développant un cancer de la thyroïde que chez des témoins. Chez les adultes irradiés pour spondylarthrite ankylosante, on a retrouvé une fréquence de leucémie plus grande que chez les témoins.

Les cancers du sein ou du poumon apparaissant dans le territoire traité par irradiation médiastinale après radiothérapie, chez les sujets traités dix à quinze ans auparavant d'une maladie de Hodgkin, ne sont pas rares.

b) Exposition répétitive aux UV

La couche d'ozone se raréfie ! Pourtant, les plages sont toujours surpeuplées de monde s'exposant des journées entières au soleil. Les radiations solaires U.V. «B» sont extrêmement néfastes pour notre santé par leur effet initiateur de radicaux libres et par leur effet direct sur la peau. Le développement des cancers cutanés touche de préférence les sujets à peau claire, fréquemment exposés au soleil, de façon intense et prolongée (marins, agriculteurs...). Ils siègent en général sur les régions découvertes.

c) Radioactivité latente

On peut définir la pollution radioactive de l'atmosphère comme une souillure de l'air par des substances radioactives naturelles ou artificielles venant se surajouter, du fait des activités humaines, à la radioactivité normale.

Les sources des produits radioactifs contaminants sont principalement :

- la production de combustibles nucléaires,
- le fonctionnement de réacteurs nucléaires,

– les traitements chimiques et métallurgiques,

– l'utilisation pacifique des radioéléments (industrie, agriculture, médecine, recherche scientifique),

– les explosions nucléaires «expérimentales».

Mais la nature et l'origine des radioéléments contaminants ne suffisent pas pour apprécier correctement les dangers résultant de la pollution atmosphérique. L'extension de cette pollution est particulièrement importante[35].

Les cancers liés à l'exposition à des radiations radioactives, au cours des explosions nucléaires ou des pollutions radioactives aiguës, sont essentiellement des leucémies et des cancers de la thyroïde. Les cas de cancers bronchiques sont fréquents chez les ouvriers manipulant du minerai radioactif.

Pollution électromagnétique

La pollution électromagnétique est la plus récente des pollutions de notre environnement, mais ce n'est pas la moindre. Les réseaux d'ondes hertziennes, les radio-télécommunications, les tubes cathodiques, les réseaux informatiques contribuent à cette pollution. L'homme, comme tout être vivant, est radiosensible, et des études très sérieuses étudient l'impact de la pollution électromagnétique sur la santé humaine et, en particulier, sur le développement de certaines maladies graves du système nerveux (sclérose en plaques, sclérose latérale amyotrophique...).

La conscience de l'impact des radiations non ionisantes de faible intensité sur l'organisme humain est apparue peu à peu depuis les travaux du Pr Lakhovsky en 1926. Celui-ci démontrait que le transfert d'informations intercellulaires se réalise par des couplages électromagnétiques. En 1973, le Pr Popp montre que des inductions magnétiques extrêmement faibles au niveau de 8 à 10 gauss sont encore

---

35 *La pollution de l'air*, Documentation de l'OMS Genève.

perçues par l'organisme humain et modifient notamment le rythme cérébral alpha. En 1982, le Pr Delgado observe que sous l'influence de champs magnétiques pulsés, des embryons de poulets présentent des anomalies dans leur développement. En 1984, les P^rs^ Johansson et Aaronsson en Suède démontrent en mesurant la sécrétion d'adrénaline de sujets exposés à des écrans cathodiques d'ordinateurs qu'elle est semblable à une réponse de stress. Le Dr M. Goldhaber a publié, dans la revue *American Journal of Industrial Medecine* (06/88), une étude statistique portant sur 1783 femmes suivies pendant trois ans et affirme que les femmes ayant passé plus de vingt heures par semaine devant un écran faisaient deux fois plus de fausses couches que celles non exposées. Elle ajoute de plus avoir noté une augmentation de 40 % de défauts génétiques chez les enfants des femmes utilisant l'écran plus de cinq heures par semaine[36]. Dans son numéro de juillet 1990, la revue américaine *Mac World* publie 19 pages sur les conséquences nocives des écrans d'ordinateurs sous le titre *«Is your computer killing you ?»* Du 23 au 27 juin 1991, le Congrès scientifique international de la Bio-Electromagnetic Society, qui s'est tenu à Salt Lake City, voit un nombre impressionnant d'interventions sur le thème de la nuisance des radiations des écrans cathodiques de télévision et d'ordinateurs sur la santé des organismes en développement, dont l'équilibre hormonal est fragilisé proportionnellement à la durée de l'exposition.

D'une manière générale, la distance d'exposition la plus dangereuse, appelée «zone de résonance», est celle qui correspond à deux diagonales de l'écran émetteur. Des embryons de poulet entrent en convulsion lorsqu'ils sont exposés pendant seulement quarante-cinq minutes à une telle distance de l'écran[37].

Il a été démontré par le Pr Rufo de Marseille que les enfants assis devant l'écran de TV plus de cinquante minutes par jour obtiennent

36 *Le Point* (du 27 juin 1988).

37 Travaux du Dr Galina Ermacova à l'Institut de médecine de Leningrad, rapportés par J. Surbeck.

des résultats scolaires divisés par trois, par rapport à leurs camarades privés de TV, et que leur agitation en classe est augmentée du même multiple[38].

Les numéros du 13 au 26 mars 1992 de la revue *Coopération* du groupe suisse Coop publie une étude alertant les consommateurs du réel danger des utilisateurs quotidiens d'écrans cathodiques, que ce soit la télévision, les jeux vidéo, le vidéotex, etc.

Très récemment, à l'occasion des fêtes de Noël, un certain nombre d'enfants qui s'étaient vu offrir des jeux vidéo ont souffert de crises d'épilepsie. Le phénomène a pris une telle ampleur que l'une des principales marques commerciales de diffusion de consoles de jeux vidéo a dû mettre un avertissement dans le mode d'emploi de ces jeux, invitant à limiter le temps d'utilisation de leurs systèmes.

En 1990, le Bureau suédois des tests et mesures a publié une directive (M.P.R. 90) limitant les normes concernant les champs d'induction électromagnétiques émis par les écrans d'ordinateurs. Dorénavant, les écrans vendus en Suède doivent répondre à des normes de strictes protection[39].

Points géopathogènes

C'est là une réalité que l'on ne peut plus ignorer. En 1947, le Dr Peyre faisait paraître un livre intitulé *Rayonnements cosmo-telluriques* dans lequel il décrivait un quadrillage de «murs» énergétiques invisibles de 7 à 8mètres de côté. Chaque mur ayant une largeur pouvant aller jusqu'à 2 mètres. Le Dr Peyre avait déjà constaté que les points de croisement de ces rayons étaient nocifs et pouvaient entraîner chez les personnes longuement exposées des problèmes de santé.

Plus récemment, le Dr Ernst Hartmann découvre ce même réseau qu'il étudie et qu'il décrit dans une série de travaux scientifiques maintenant reconnus.

---

38 *France-Soir*, 23 janvier 1990.

39 *Thérapeutiques Naturelles*, n° 96, décembre 1991.

Il existe un réseau «global» ou «universel» qui se retrouve sur toute la surface de la planète, constitué de bandes orientées nord-sud et est-ouest, se présentant comme des «murs invisibles» d'environ 21 centimètres d'épaisseur. Les mailles de ce réseau forment des rectangles de 2 mètres dans le sens nord-sud et 2,50 mètres dans le sens est-ouest. Ce réseau de nature magnétique est dit tellurique. Les bandes du réseau ont peu d'activité sur le vivant, alors que les zones de croisement sont relativement plus actives.

Un second réseau a été découvert en 1952 par le Dr Curry. Il est diagonal et constitué de bandes de 40 centimètres de large, d'espacement variable de 3 à 16 mètres. Lorsqu'une bande du réseau diagonal passe sur une zone de croisement du réseau global, cette zone est rendue particulièrement active. Il s'agit d'un croisement. Lorsqu'il y a superposition de zones de croisement des deux réseaux, cette zone est encore plus active. Enfin, lorsqu'une zone de croisement se situe sur l'aplomb d'un cours d'eau souterrain, les effets sont potentialisés.

Le Dr Hartmann a observé que le stationnement prolongé et répétitif sur ces lieux actifs (lit, chaise de travail...) pouvait être pathogène, et donc engendrer des maladies. Selon lui, l'exposition à une zone active est responsable de 60 % des maladies et de 80 % des cas de cancer, d'où l'intérêt de les rechercher et de s'en protéger[40].

Bruit

Un accident nerveux sur trois, un internement psychiatrique sur cinq sont la conséquence du bruit. On estime officiellement que le bruit est à l'origine de 60 000 accidents annuels du travail et de 11% de journées de travail perdues[41]. Le bruit est devenu une nuisance dans la plupart des villes. L'impact physiologique du bruit se fait sur le système

---

40 Fleck, Gilbert et Jean-Pierre Garel. *Les réseaux géobiologiques*, Éd. 3 Fontaines, 1992.

41 Chazaud, Jean du. «Le bruit et ses conséquences sur la santé», *Revue Nutrition évolutive*, n° 3, p. 102.

nerveux et le système glandulaire (surtout surrénale et thyroïde)[42]. C'est un état de stress constant et inconscient qui déséquilibre le bon fonctionnement de ces deux glandes endocrines.

5) Conséquences d'une alimentation erronée

Nous développerons plus en détail ces deux importants sujets dans les chapitres correspondants, mais il convient de rappeler ici que l'alimentation moderne, en plus des nuisances directes dont elle est à l'origine, perturbe le contenu de l'intestin et l'équilibre acido-basique de l'organisme. Ces deux conséquences deviennent à leur tour des causes de déséquilibre non négligeables de l'organisme.

▮ Mauvaise hygiène intestinale

Nous avons parlé du rôle protecteur de la flore intestinale normale dans le paragraphe concernant les virus. L'alimentation moderne transforme cette flore intestinale pour la rendre agressive, et bon nombre de maladies de peau, par exemple, en sont la conséquence directe. Les candidoses digestives chroniques dues au déséquilibre de la flore intestinale peuvent passer inaperçues, et certains sujets développent un mécanisme de défense immunitaire (de type retardé) vis-à-vis de ces champignons inopportuns, qu'il est possible de diagnostiquer grâce à une intra-dermo-réaction à la candidine. Une mycose intestinale chronique peut donc être responsable de problèmes de santé à distance et rester méconnue pendant de nombreuses années.

---

42 Gautier (D^{r}). «L'équilibre glandulaire», *Revue Nutrition évolutive*, n° 1.

Déséquilibre acido-basique de l'organisme

C'est un sujet d'actualité qui est développé dans un chapitre entier. L'alimentation moderne, généralement pourvoyeuse de déchets métaboliques acides, le manque d'oxygénation, la sédentarité et la répression des maladies fébriles contribuent à déplacer l'équilibre acido-basique du milieu tissulaire intérieur de l'homme moderne vers les valeurs trop acides. Il s'ensuit une perturbation des informations cellulaires, un encrassement progressif des tissus de soutien et un ralentissement métabolique général qui contribue à l'éclosion de pathologies chroniques.

Conclusion

On se trouve perplexe devant l'accumulation de ces innombrables facteurs de promotion, pouvant initier des troubles au niveau de notre santé, et auxquels il est pratiquement impossible d'échapper ! Il est pourtant nécessaire, si l'on veut bien gérer son capital santé, d'en être conscient, donc d'en être informé.

Les trois premiers étudiés (agression psychique, agression alimentaire, agressions infectieuses) sont actuellement considérés comme étant les plus importants. Tous les autres peuvent être regardés comme des facteurs secondaires non négligeables. Il est cependant évident qu'une forte agression d'un de ces facteurs secondaires peut être elle-même responsable d'un déséquilibre générateur d'une maladie grave. Mais dans les conditions habituelles de vie, ces facteurs restent minimes tout en gardant leur caractère insidieux.

Le facteur le plus facile à corriger est l'alimentation et toutes les études sérieuses sont d'accord sur ce point : c'est celui qui aura le plus grand effet protecteur vis-à-vis des autres facteurs de déséquilibre. Les règles alimentaires seront donc particulièrement développées dans cet ouvrage.

Il est également relativement facile de se protéger contre les agressions infectieuses, et les modifications de l'alimentation font partie de cette protection. L'utilisation de vitamines et d'oligo-éléments, la correction du déséquilibre acido-basique, l'hygiène intestinale complètent la réforme alimentaire sur ce point.

Nous verrons comment envisager les agressions psychiques dans un prochain chapitre. Le soutien d'une psychothérapie bien menée, dans la prise en charge d'une maladie chronique, est souvent indispensable. Pour les autres facteurs, un interrogatoire minutieux et un bilan énergétique précis, grâce à une technique holistique adéquate (auriculo-médecine, électro-acupuncture de Voll, radionique...) permettent de dépister un à un les facteurs perturbant le mésenchyme et bloquant ses réactions de défense. L'utilisation de remèdes adaptés et spécifiques de chacune des nuisances précitées et dépistées chez l'individu malade permettra de mener à bien la cure de nettoyage du mésenchyme et d'améliorer l'état général et les réactions de défenses[43].

Ce bilan devra souvent être complété par un bilan ostéopathique et énergétique dentaire. La neuralthérapie permettra enfin d'éliminer les différents barrages réflexes qui entrent dans son domaine thérapeutique.

Ainsi, si l'induction des maladies chroniques est multifactorielle, leur approche thérapeutique est pluridisciplinaire. Chaque cas est unique. A chacun correspond un traitement individualisé. S'il est encore possible d'envisager des traitements standards pour lutter contre une maladie aiguë, il est impossible de standardiser la thérapeutique pour venir à bout d'une maladie chronique quelle qu'elle soit. Mais ne nous faisons aucune illusion, la majorité de ces techniques diagnostiques et thérapeutiques ne s'adressent qu'à une partie de l'homme. Elles concernent surtout son corps physique et visent la restitution de ses mécanismes de défense. Une grande partie du travail concerne son organisation psychique et, la plus grande partie, son organisation spirituelle. Prendre en compte l'unique organisation physico-éthérique de l'organisation humaine, c'est considérer l'homme comme une machine. Il nous manque deux dimensions capitales qui font de l'homme ce qu'il est : la manière dont il vit son incarnation et sa destinée.

---

[43] Elmiger, Jean (D^r^). *La médecine retrouvée*, édition de l'auteur.

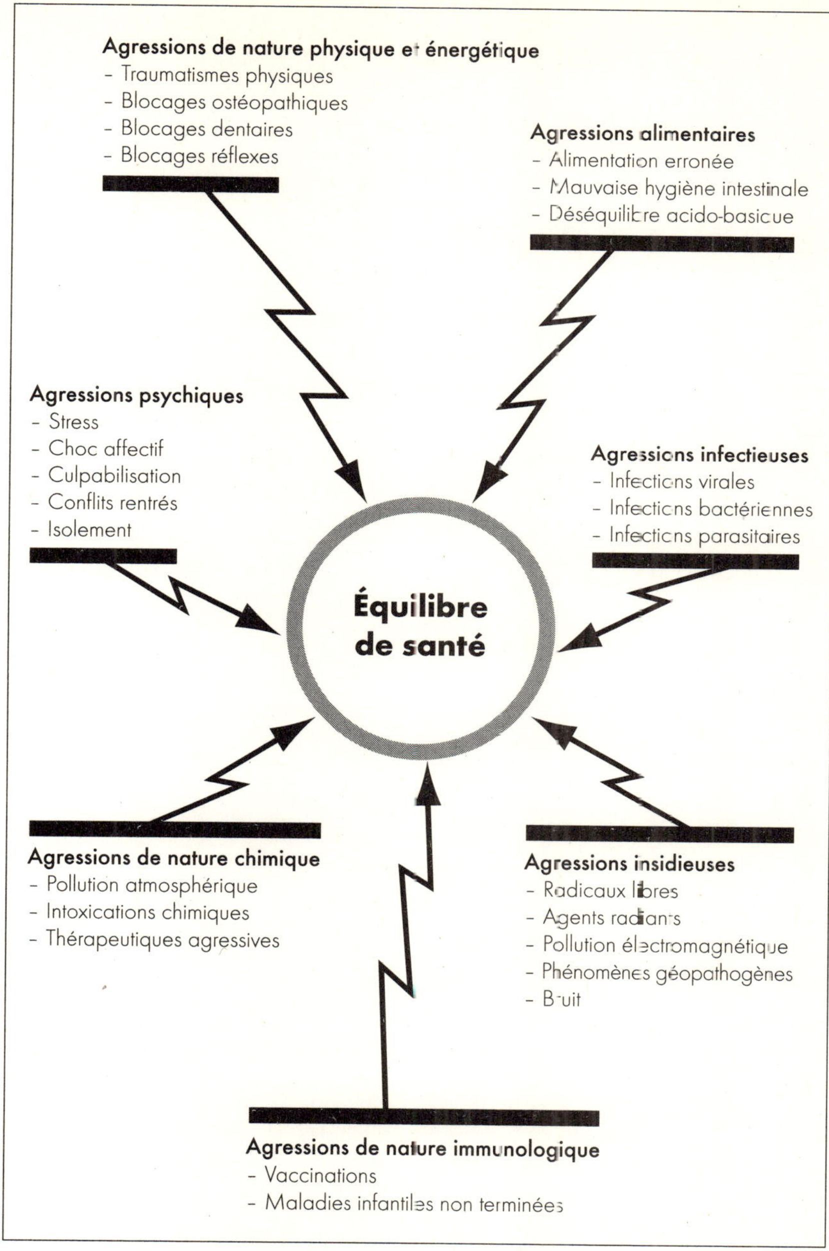
Agressions de nature physique et énergétique
- Traumatismes physiques
- Blocages ostéopathiques
- Blocages dentaires
- Blocages réflexes
Agressions alimentaires
- Alimentation erronée
- Mauvaise hygiène intestinale
- Déséquilibre acido-basique
Agressions psychiques
- Stress
- Choc affectif
- Culpabilisation
- Conflits rentrés
- Isolement
Agressions infectieuses
- Infections virales
- Infections bactériennes
- Infections parasitaires
Équilibre de santé
Agressions de nature chimique
- Pollution atmosphérique
- Intoxications chimiques
- Thérapeutiques agressives
Agressions insidieuses
- Radicaux libres
- Agents radiants
- Pollution électromagnétique
- Phénomènes géopathogènes
- Bruit
Agressions de nature immunologique
- Vaccinations
- Maladies infantiles non terminées

2 Les modifications de notre alimentation et leurs conséquences

Dr Alain Bondil

Notre façon de vivre s'est profondément modifiée depuis le début du XXe siècle. Les conditions de vie se sont bien améliorées. On pourrait donc s'attendre à ce que, en fonction de notre degré de développement technologique, l'état de santé individuel soit aussi meilleur. Mais alors, comment expliquer qu'en France, en 1981, 36 % des causes de mortalité étaient liées aux maladies cardiovasculaires et 24 % aux tumeurs et cancers, tandis qu'on ne voit pratiquement plus de décès par mort naturelle ?

Comment en est-on arrivé là ?

On s'est tourné vers une *alimentation « industrielle »* qui échappe à notre contrôle. Il est fini le temps où l'on achetait les légumes du maraîcher du coin et dont on connaissait à la fois la provenance et les méthodes de culture. Désormais, tout est produit en masse et le rendement prime sur la qualité.

Philippe Debrosse signale dans son livre *Le krach alimentaire* qu'on répandrait jusqu'à 950 kilos d'engrais, de pesticides… à l'hectare, alors que 200 kilos sont largement suffisants.

Comment s'étonner alors des difficultés toujours plus grandes du monde paysan, pris dans une spirale infernale : endettement, rendement, effondrement des cours ?

Comment trouver des aliments qui nous « nourrissent » vraiment ? Quand on sait que l'on arrive actuellement à produire n'importe quoi à n'importe quelle saison et même – grâce à la culture dite « hors sol » (appelée encore *hydroponique*) – des légumes sans terre, c'est-à-dire en mettant seulement des graines dans des bacs contenant tous les produits (bien sûr chimiques) qui permettent leur croissance !!!

On obtient ainsi des aliments qui sont totalement artificiels.

L'I.N.R.A. de Rennes a conclu récemment que les plantes sont de plus en plus riches en eau, mais de plus en plus pauvres en éléments nutritifs ! Les aliments ainsi obtenus remplissent bien notre estomac… sans toutefois nourrir véritablement notre corps.

On a oublié l'essentiel

L'aliment est de l'énergie pour le corps

Par synthèse des quatre éléments que sont l'eau, l'air, le soleil et la terre, l'aliment réalise une *transmutation*, c'est-à-dire une véritable *transformation énergétique* qui va bien au-delà de la simple addition des éléments qui le composent. Aussi y a-t-il une très grande différence entre un aliment *naturel* dans le sens *tel que la Nature nous le donne* et un produit *de synthèse*, tel que le chimiste nous le fabrique. Ce dernier peut bien contenir les mêmes substances (vitamines, oligo-éléments, etc.) que l'aliment naturel – et souvent dans les mêmes proportions – mais il lui manque pourtant l'essentiel : **la Vie !** C'est l'histoire de l'eau chimiquement pure ! Connaissez-vous cette expérience de l'ingénieur-chimiste Marcel Violet ? Elle illustre bien notre propos.

Marcel Violet, désireux de comprendre les mécanismes énergétiques de la « vie », entreprit de faire de l'eau chimiquement pure. Pour cela, rien de plus simple : de l'oxygène, de l'hydrogène, une étincelle électrique… et nous voilà avec de l'eau pure. Dans quelques litres de cette eau, il mit un têtard tout frétillant. Celui-ci mourut sur-le-champ. Cette eau n'était donc pas «vivante». Il pensa qu'elle n'était pas assez aérée. Il l'agita avec une baguette et y remit un autre têtard. À nouveau, celui-ci mourut sur-le-champ. C'est alors qu'il pensa à sceller hermétiquement son ballon d'eau pure et à le placer sur sa fenêtre. Quelle ne fut pas sa surprise, quelques semaines plus tard à l'ouverture de son bocal, de constater que le têtard mis dans cette eau exposée au soleil restait en vie ! L'eau «morte» était devenue de l'eau «vivante» au contact des rayons du soleil.

Souvenez-vous de cette anecdote. Elle démontre bien toute la subtilité des phénomènes naturels. Nous le constatons de façon pratique avec nos malades, ne serait-ce qu'avec le fer, par exemple. La recharge en fer est plus régulière lorsqu'elle se fait au moyen du jaune d'œuf (cru ou coque) que par des comprimés de fer qui entraînent constipation, ballonnement, selles noires…

Manger est un acte d'union avec la Nature...

Mais encore faut-il qu'on la respecte ! Or, que constatons-nous ? Manger est devenu pour beaucoup une perte de temps. L'éloignement du lieu de travail, la journée continue, la nécessité d'un deuxième salaire font que la vie de famille est bouleversée. Un signe ne trompe pas. Dans les appartements actuels, les cuisines sont souvent réduites à la plus simple expression: **un placard !** Dans ces conditions, comment s'étonner que l'on cherche ce qui est déjà tout prêt ou cuit en quelques instants et que l'on peut avaler en quelques minutes ! C'est le royaume du *surgelé*, du *micro-ondes*, de la restauration *«sur le pouce»* (le *fast-food*) où il n'y a même plus de couverts !

Quant à notre planète, n'en parlons pas. Il suffit d'ouvrir les yeux autour de nous pour constater l'ampleur du désastre. On se baigne avec difficulté en Méditerranée. Mais ailleurs, c'est bien pire. Allumez votre téléviseur. Ce ne sont que des drames écologiques : les puits de pétrole en feu au Koweït, les déchets nucléaires soviétiques rejetés en mer, l'assèchement provoqué de la mer d'Aral, la mer du Nord envahie par les algues et la pollution, nos décharges à ciel ouvert, les transformateurs au pyralène, la disparition de la couche d'ozone... (sans oublier les boues rouges de la Montedison, la dioxine de Seveso, Bhopal, Tchernobyl...). On pourrait faire un «livre catastrophe» de cette irresponsabilité collective.

Notre corps se développe et se répare à partir des aliments qu'il reçoit

«Nous sommes faits de ce que nous mangeons!» Et lorsque des carences s'installent, celles-ci ne sont pas immédiatement ressenties. Le corps s'adapte et essaie de les compenser. Mais il arrive un moment où il ne le peut plus. Alors les troubles de santé apparaissent. C'est là toute la difficulté de faire admettre, à des sujets qui ont toujours eu certaines habitudes de vie, qu'il faut désormais en changer... et ce pour leur bien! Car on se heurte non seulement aux habitudes, mais aussi et surtout à *l'éducation*!

Remettre en cause ses habitudes alimentaires, c'est remettre en cause l'éducation parentale! Or, tout le monde n'est pas prêt ou capable de le faire. Déjà, analyser nos comportements demande une très grande objectivité. Mais, en plus, s'attaquer au problème de l'alimentation (avec toute la résonance affective que cela comporte) demande beaucoup de motivation et de persévérance.

Motivation, parce que manger est pour beaucoup un *plaisir* et même une *compensation* face aux difficultés de tous les jours. Aussi tout conseil alimentaire est-il ressenti comme une perte de liberté dans un domaine sensible: le droit de se faire plaisir!

Persévérance, parce qu'il faut accepter que les efforts d'aujourd'hui ne donnent des résultats que plus tard. Le corps bien géré s'en trouve mieux. Jour après jour, il fonctionne mieux et les symptômes s'amenuisent pour finir souvent par disparaître. Cela demande du temps. «Paris ne s'est pas fait en un jour!», comme dit le bon sens populaire. Et comment pourrait-il en être autrement? Le corps a mis des années pour tomber malade. Il ne peut guérir en quelques jours!

Encore la logique voudrait que l'on fasse le nécessaire pour éviter de tomber malade, plutôt que d'attendre la maladie pour enfin mettre de l'ordre dans notre vie. Mais ici encore, la sacro-sainte *liberté* reste l'argument de poids que l'on met en avant quand on ne sait plus quoi dire. «S'il faut en plus se priver… alors autant mourir tout de suite !»

Quels sont les défauts de notre alimentation ?

Les erreurs les plus importantes concernent à la fois la **quantité** et la **qualité**.

La quantité

Notre alimentation s'est profondément modifiée en cent cinquante ans. Ainsi, la consommation de pommes de terre a diminué de 35 % en cent ans, celle du pain et de légumes secs de 66 %. En 1840, on mangeait en France 1 kilo de pain par jour et par habitant. On arrivait péniblement à 180 grammes en 1980 (selon H. Dupin). Encore faut-il préciser qu'en 1840, il s'agissait de pain complet alors que actuellement, on consomme du pain blanc raffiné ! Ces aliments traditionnels sont des sucres dits «lents». Ils ont été remplacés par des sucres «raffinés» dont l'assimilation est beaucoup plus rapide.

Il en résulte des sécrétions massives d'insuline[1] qui entraînent secondairement une chute du taux de sucre dans le sang (hypoglycémie), s'accompagnant de fatigue et d'une sensation de faim. Tout ceci favorise le grignotage en dehors des repas, mais aussi le déséquilibre du pancréas avec tendance à l'obésité et même au diabète. Il faut savoir

1 Hormone qui régule le taux de sucre dans le sang en permettant sa pénétration dans les cellules.

que la proportion de ces sucres «raffinés» a considérablement augmenté en cent ans (+ 1200 %), passant de 5 kilos par an et par habitant à plus de 60 kilos (en 1980) !!!

Pendant ce temps, la consommation de viande a très nettement augmenté, passant de 20 kilos par an et par habitant en 1840 à plus de 110 kilos en 1980 ! Il s'ensuit un apport non négligeable de graisses animales qui se surajoutent à la part des corps gras pris sous d'autres formes. En 1880, la proportion de l'ensemble des corps gras consommés représentait 18 % de notre alimentation. Elle atteignait déjà 45 % en 1983 ! Pour comprendre cette progression, il faut savoir que l'on trouve des graisses saturées non seulement dans la viande (40 grammes en moyenne pour 100 grammes de viande, car ceci dépend à la fois de la race et de la pièce), mais aussi dans tous les produits laitiers :

- 100 % dans le beurre. Donc 10 g de beurre apportent 10 g de graisses saturées ;
- 30 % dans le lait entier, soit 30 g par litre ;
- 15 % pour le lait demi-écrémé, soit 15 g par litre ;
- 30 % en moyenne pour les fromages, soit 30 g pour 100 g.

Le déséquilibre ainsi créé est d'autant plus préjudiciable qu'il se fait essentiellement vers un apport de graisses animales (donc saturées) et un déficit toujours plus grand en huiles de première pression à froid, riches en acides gras insaturés (voir conférence sur les acides gras et les prostaglandines, p. 112).

En conclusion, le tableau ci-contre illustre le résultat de tout ceci !

J.B. Cuvellier (dans un numéro de *La Recherche*) conclut que ces défauts sont en grande partie responsables des trois causes principales de mortalité en France. Dans l'ordre : *maladies du cœur et des vaisseaux; tumeurs et cancers, maladies et accidents liés à l'alcool.*

Les défauts de notre alimentation		
	1840	1980
Pain	1 kg/jour	180 g/jour
Sucre	5 kg/an	60 kg/an
Viande	20 kg/an	110 kg/an

Nous consommons trop de	et pas assez de
sucres raffinés	céréales
viandes	légumes verts
graisses animales et artificielles	légumes secs
alcool	légumineuses
	huiles de première pression à froid

La qualité

C'est sur ce point surtout que doit porter l'éducation du public. C'est pourquoi nous essaierons d'être aussi complets que possible.

Pour des questions *essentiellement* de facilité de stockage et de conservation, on a raffiné les aliments. Ce faisant, on a insidieusement appauvri notre nourriture en enlevant les éléments les plus riches et les plus vivants de l'aliment. Ceci est manifeste pour les *huiles* et les *céréales*. Mais la *viande* n'est pas exempte de reproches.

Les huiles

Autrefois, les huiles étaient préparées sans préchauffage des graines par une seule et unique pression en dessous de 40 degrés, puis décantage et filtrage par procédé physique (sur papier ou tissus), à l'exclusion de tout traitement chimique. On les appelait «huiles vierges de première pression à froid». De cette façon, on extrayait 30 % seulement des corps gras des graines. Le résidu, appelé *tourteau*, était utilisé pour nourrir le bétail.

Ces huiles rancissent et sont altérées par la lumière. C'est pourquoi il faut les conserver dans des bouteilles opaques à la lumière et au réfrigérateur une fois entamées. Ces huiles sont «vivantes»! Selon la graine, elles contiennent une proportion plus ou moins grande d'acides gras polyinsaturés, encore appelés *vitamines F*.

Depuis la dernière guerre mondiale, les huiles ne sont plus extraites par simple pression à froid. On a augmenté le rendement en chauffant les graines dans de l'eau à très haute température (160° à 200°). Ceci a permis d'extraire jusqu'à 70 % des corps gras au lieu des 30 % habituels. Mais, de ce fait, des substances indésirables sont présentes (cires, mucilages...). Elles donnent un goût et une couleur à ces huiles qui les rendent impropres à la consommation. Il faut donc procéder à des opérations chimiques plus ou moins brutales pour les désodoriser, les décolorer, les neutraliser... De plus, des modifications surviennent dans la structure chimique des corps gras. Dans certaines conditions, ceux-ci passent alors de la forme «cis» – qui est biologiquement active – à la forme «trans» – qui ne l'est plus[2].

À partir des années 1970, à la suite des chocs pétroliers, on a essayé de trouver d'autres techniques d'extraction encore plus rentables. On a mis au point le «pressage avec solvants» que l'on présente parfois (à tort) comme un «pressage à froid». On met les graines à tremper dans un solvant (Hexane, Perchloréthylène...), puis on presse le mélange. On obtient ainsi 100 % des corps gras de la graine. Il reste

2 Voir conférence sur les acides gras polyinsaturés.

Apprenez à lire les étiquettes !

Une huile de « première pression » ne garantit pas qu'elle soit pressée « à froid ». Si l'étiquette précise que cette huile est raffinée (même si l'on ajoute qu'elle est très pure), il est impossible qu'elle ait été pressée à froid.

Une véritable huile « vierge, de première pression à froid » doit avoir été pressée à moins de 40° C. Mais, pour être précis, il faudrait que l'étiquette mentionne aussi que les graines n'ont été ni préchauffées, ni séchées en étuve. En effet, dans ce cas, il devient inutile de chercher à presser les huiles à moins de 40° C si elles ont été préalablement chauffées à 50, voire 70° C. De plus, pour être aussi complet que possible, « les graines doivent être pressées intègres, non piquetées, non abîmées, cueillies et non ramassées ; elles doivent être de culture biologique, sans insecticide ni pesticide »*.

Attention : les huiles de première pression à froid doivent être gardées au réfrigérateur une fois entamées pour éviter le rancissement.

*Gianfranco Montedoro, « Huile : Variétes et technologies influencent la qualité », *Terra et Vita*, n° 48, 1988, cité par le Dr Francine Drieu dans « Études comparatives sur les huiles » paru dans le premier *Bulletin de l'Association Médicale Kousmine Internationale*, 1991.

ensuite à chauffer légèrement (aux environs de 25 à 30 degrés) pour éliminer – en principe totalement – le solvant, qui peut alors être réutilisé. Mais en fait, le solvant n'est jamais intégralement récupéré. En effet, deux produits très miscibles l'un à l'autre ne peuvent être totalement séparés ! Il restera donc nécessairement des traces de solvant dans ces produits. Or, ces solvants dérivés du pétrole sont reconnus comme nocifs pour la santé. Aussi, même s'il s'agit de petites doses, la prise répétée de ces produits, associée à d'autres substances elles aussi plus ou moins toxiques, n'est pas souhaitable[3].

3 À cet effet, je me rappelle les arguments des défenseurs des poulets aux hormones. Ceux-ci avaient l'audace de préciser que l'on prenait moins d'hormones en mangeant un de ces poulets qu'en avalant une pilule contraceptive ! Vous apprécierez, Messieurs, la nuance (et si les seins vous poussent, réjouissez-vous… vous devenez stériles !!! Du coup, votre femme n'aura plus besoin de prendre la pilule).

Les critères de surveillance d'une huile «vierge de première pression à froid»

Dans le premier Bulletin de l'Association médicale Kousmine internationale (premier semestre 1991), le Dr Francine Drieu précise qu'il faudrait tenir compte de:

- **l'acidité libre.** Malheureusement, il n'existe de normes d'acidité que pour l'huile d'olive ! Sa teneur en acidité ne doit pas dépasser 1 g/100 ml pour le label «huile extra» et 1,5 g/100 ml pour le label «huile fine»;
- **la recherche d'insecticides et de pesticides organochlorés et organophosphorés.** Leur absence permet d'affirmer si les graines sont de culture biologique;
- **l'étude des tocophérols** pour détecter le rajout de vitamine E de synthèse (acétate d'alpha-tocophérol);
- **le contrôle de l'état d'oxydation** des huiles vierges pour s'assurer de leur bonne conservation et du non-rancissement. Pour cela, un indice des peroxydes très bas est un signe de raffinage. Un chiffre très élevé est preuve de mauvaise conservation si la date de péremption n'est pas atteinte. La mesure de la teneur en diènes conjugués permet, elle, de savoir si une huile mérite bien le nom d'huile «vierge» et aussi s'il ne s'agit pas d'un mélange d'huile vierge et d'huile raffinée.

Cette huile, encore plus que la précédente, contient des substances indésirables qui vont justifier les opérations secondaires de décoloration et désodorisation déjà évoquées.

Hélas, les huiles obtenues selon ces méthodes sont profondément modifiées. À première vue, tout semble identique, si ce n'est même préférable: ces huiles sans saveur, sans odeur, se conservent très facilement et sans aucune précaution. On les distribue dans des bouteilles en plastique ou en verre blanc. Ce sont, malheureusement, des huiles «mortes».

Or, il faut savoir qu'aucune réglementation précise n'existe, permettant de définir exactement les critères d'une huile «vierge», de «première pression à froid», et ses conditions d'obtention. Seule l'appellation «vierge» est définie par la loi.

Selon le décret du 12 février 1973, une huile n'est «vierge» que si elle est obtenue par procédés mécaniques et clarifiée uniquement par des moyens physiques ou mécaniques, à l'exclusion de tout traitement chimique ainsi que de toute opération de raffinage[4]. Mais ces critères sont loin d'être suffisants, car on peut jouer sur les mots et avec l'ignorance des consommateurs. Or, toutes ces nouvelles méthodes d'extraction des huiles entraînent des modifications des acides gras. On ne peut en mesurer les conséquences qu'après une prise en considération de leur importance pour l'organisme.

Constitution et rôle des acides gras

Les acides gras sont de longues chaînes d'atomes de carbone (de 12 à 22 atomes) se terminant par un radical carboxyle (COOH). Ils existent sous deux formes :

– les uns sont dits **saturés**,

– les autres **insaturés**.

Les **acides gras saturés** sont des molécules stables tandis que les **acides gras insaturés**, eux, ont la possibilité de fixer une ou plusieurs molécules supplémentaires. Ceci est dû à la présence de ce que l'on appelle une (ou des) «double(s) liaison(s)», qui leur confère(nt) des propriétés physico-chimiques particulières. Selon le nombre de doubles liaisons que porte l'acide gras, on le définit comme monoinsaturé (une seule double liaison) ou polyinsaturé (deux doubles liaisons au minimum jusqu'à six). Plus un acide gras contient de double liaison, plus il est souple dans sa structure et plus il pourra entrer en relation avec d'autres molécules. Nous verrons que cet élément est très important au niveau des membranes cellulaires.

---

4 Précisions apportées par l'*Impatient*, n° 181, décembre 1992.

Les **acides gras** qui nous intéressent sont:

- **l'acide linoléique** (2 doubles liaisons),
- **l'acide alpha-linolénique** (3 doubles liaisons),
- **l'acide gamma-linolénique** (3 doubles liaisons),
- **l'acide di-homo gamma-linolénique** (3 doubles liaisons),
- **l'acide arachidonique** (4 doubles liaisons).

Ces acides gras sont dits *essentiels* car l'être humain n'a pas la possibilité de les synthétiser à partir de l'acide oléique (acide gras monoinsaturé), comme le font certains végétaux et certaines bactéries. La nourriture doit donc nécessairement nous les fournir. Ces *acides gras indispensables* étaient appelés autrefois *vitamines F*. Ils interviennent notamment dans:

- *la constitution des membranes cellulaires* et ce qui en découle directement: leur *étanchéité*. Ceci est capital pour prévenir le passage de toxines infectieuses dans le corps et notamment au niveau de l'intestin puisqu'il n'est formé que d'une seule couche de cellules;
- *la synthèse des prostaglandines*. Il s'agit d'*hormones* produites par les membranes de nos cellules. Leur fonction essentielle est la régulation de nos moyens de défense;
- *la constitution de la myéline* (qui est la gaine protectrice des neurones) et *de la lécithine*.

Ces points sont développés en détail plus loin.

Pour simplifier, on peut dire que les corps gras animaux (beurre, lard, saindoux) sont formés d'acides gras saturés. Les huiles, elles, contiennent plus ou moins d'acides gras insaturés selon la graine.

Il faut se souvenir que seule la forme «cis» est biologiquement active! La forme «trans», due à une rotation de la molécule sur elle-même, ne peut être utilisée par l'organisme.

Pour les physiologistes, les acides gras diffèrent dans leur constitution en fonction:

- du nombre d'atomes de carbone,
- du nombre de doubles liaisons,
- de la position des doubles liaisons.

C'est pourquoi on les représente par un symbole indiquant les trois propriétés mentionnées ci-dessus. L'acide linoléique, par exemple, s'écrit **C 18:2 (n-6,9)**, ce qui signifie:

C 18 la chaîne a 18 atomes de carbone,

:2 présence de 2 doubles liaisons,

n-6 la double liaison se trouve entre le 6e et 7e carbone à partir du groupe méthyle (CH3). On peut aussi dire que la double liaison est située sur le 18-6, soit 12e carbone à partir du groupement carboxyle (COOH),

n-9 une autre double liaison entre le 9e et 10e carbone à partir du groupe méthyle (CH3).

De plus, pour permettre leur utilisation, ces acides gras demandent la présence de différents éléments. L'étape la plus délicate et fondamentale – parce qu'elle est le plus souvent bloquée – concerne la transformation de l'acide linoléique en acide linolénique. Pour cela, il faut nécessairement:

- une enzyme: *la delta 6 désaturase*;
- associée à la *vitamine B8, la vitamine B6, au magnésium, au zinc*…

Mais certains facteurs interviennent comme des «freinateurs» de ces réactions. Ce sont notamment:

- les acides gras sous forme «trans»;
- le cholestérol;
- la déficience en insuline;
- l'excès d'alcool;
- la sénescence;

Représentation des acides gras

Saturés		Monoinsaturés	
Acide laurique	C 12:0	Acide oléique	C 18:1 (n-9)
Acide myristique	C 14:0	Acide erucique	C 22:1 (n-9)
Acide palmitique	C 16:0		
Acide stéarique	C 18:0		

Polyinsaturés	
Groupe N-6 (première double liaison sur le carbone 6)	
Acide linoléique	C 18:2 (n-6,9)
Acide gamma-linolénique	C 18:3 (n-6,9,12)
Acide arachidonique	C 20:4 (n-6,9,12,15)
Groupe N-3 (première double liaison sur le carbone 3)	
Acide alpha-linolénique	C 18:3 (n-3,6,9)
Acide eicosa-pentaénoïque	C 20:5 (n-3,6,9,12,15)
Acide docosa-hexaénoïque	C 22:6 (n-3,6,9,12,15,18)

- certains virus ;
- les produits chimiques carcinogènes ;
- les radiations ionisantes.

Si cette activation ne peut se faire, il y a alors carence en acide gamma-linolénique et, comme nous le verrons, en **prostaglandines de type 1**. C'est pourquoi nous conseillons toujours à nos malades la prise d'huile d'onagre[5], car il s'agit d'acide gamma-linolénique naturel, directement utilisable par l'organisme.

5 L'huile d'onagre est commercialisée en gélules (de 500 mg le plus souvent). On la trouve dans les magasins diététiques et les pharmacies. L'Association médicale Kousmine internationale a testé les huiles d'onagre les plus courantes. Les conclusions sont qu'elles ne se valent pas toutes. **Remarque :** de la vitamine E doit être prise en complément de l'huile d'onagre pour prévenir l'oxydation de l'huile dans l'organisme.

Le parcours métabolique sinueux simplifié de l'acide cis-linoléique

Stade 1 : ACIDE CIS-LINOLÉIQUE

↓

enzyme delta 6 désaturée

nécessaire pour le passage au stade 2

|

aidé par:

le zinc, le magnésium, la vitamine B6, la biotine (vitamine B8)

|

inhibé par:

les trans-acides gras
les graisses saturées
le cholestérol
une déficience en zinc
une déficience en insuline
l'excès d'alcool
la sénescence
certains virus
des carcinogènes chimiques
des radiations ionisantes

↓

Stade 2 : ACIDE GAMMA-LINOLÉNIQUE

(l'huile d'onagre démarre ici)

↓

Stade 3 : ACIDE DI-HOMO GAMMA-LINOLÉNIQUE

|

aidé par:

les vitamines C et B3

↓

Stade 4 : PROSTAGLANDINE E1

Par contre, en ce qui concerne l'acide arachidonique, précurseur des **prostaglandines de type 2**, on ne risque pas de carence. En effet, il peut être obtenu à la fois par transformation de l'acide di-homo gamma-linolénique (lorsque celui-ci est en excès) ou par une alimentation carnée.

Enfin, il faut parler de l'acide eicosa-pentaénoïque qui présente une double liaison supplémentaire (5 au total). Il dérive métaboliquement des acides gras essentiels que nous venons de citer. On le trouve en quantité importante dans les chairs de poissons des mers froides. L'étude du mode alimentaire des esquimaux a mis en évidence son effet protecteur contre certaines de nos maladies actuelles (notamment l'artériosclérose). Il est le précurseur des **prostaglandines de type 3** (voir schéma ci-dessous).

La synthèse des prostaglandines

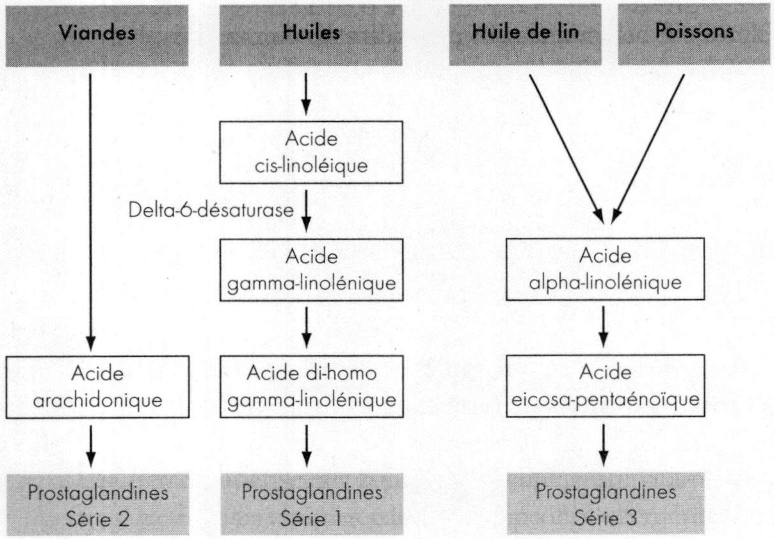

Prostaglandines de guerre ! (pro-inflammatoires)

Prostaglandines de paix ! (anti-inflammatoires)

Pourcentages d'acides gras dans les huiles

Huile	Acides gras polyinsaturés	Acides gras monoinsaturés	Acides gras saturés
Arachide*	30	50	20
Colza*	30	60	10
Maïs	59	26	15
Olive*	9	76	15
Pépin de raisin	72	16	12
Soja	55	34	11
Tournesol	65	23	12

* Les huiles d'arachide, d'olive, de colza, beaucoup consommées, sont surtout riches en acides gras monoinsaturés et peu en polyinsaturés.

Composition des huiles et graisses

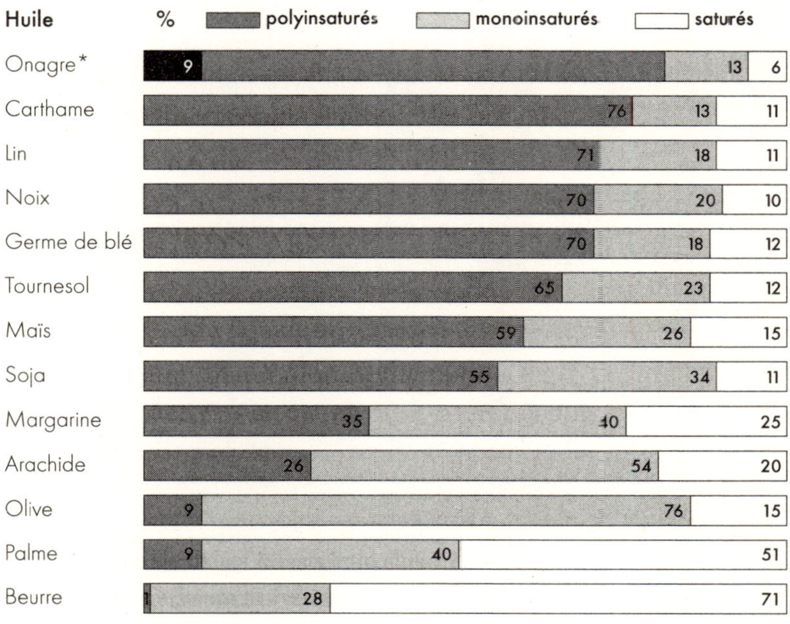

* l'huile d'onagre contient en plus 9 % d'acide gamma-linolénique.

Les vitamines F sont sensibles à l'oxydation

La présence de ces doubles liaisons dans les acides gras polyinsaturés favorise le phénomène d'oxydation, cause du rancissement de ces huiles. La vitamine E (tocophérol), naturellement présente dans les huiles de première pression à froid, assure l'action antioxydante. Or, lorsque la vitamine E est détruite, les acides gras polyinsaturés sont beaucoup plus sensibles aux réactions d'hyperoxydation déclenchées par la présence de radicaux libres. Ces derniers sont des molécules possédant un (ou plusieurs) électron(s) de valeur libre, appelés électron célibataire ; très instables, ils sont avides de trouver un lieu de fixation, un partenaire. L'organisme contrôle et neutralise les radicaux libres par la présence d'enzymes (super oxyde-dismutase, catalase, gluthation, peroxydase) et par le couple vitamine E et vitamine C. Sans la présence de ces vitamines, les doubles liaisons des acides gras polyinsaturés sont très vulnérables aux radicaux libres. « L'insuffisance de ces mécanismes est très vraisemblablement impliquée dans le vieillissement et dans de nombreuses pathologies (ischémie cérébrale, brûlures, cirrhose éthylique, artériosclérose, cancer, inflammation, allergie) » (Pr A. Castres de Paulet, *Lipides et Santé*, Éd. Lesieur). Or, le chauffage des huiles lors de leur préparation industrielle détruit la vitamine E naturelle et nécessite pour stabiliser ces corps gras des opérations chimiques :

- l'adjonction de vitamine E de synthèse ;
- une hydrogénation.

> « En présence d'un catalyseur (zinc ou nickel) et sous une pression de 8 à 12 atmosphères, donc à très haute pression, il y a addition d'hydrogène à la molécule d'acide gras, ce qui permet soit de réduire (hydrogénation partielle), soit de supprimer (hydrogénation totale) l'insaturation d'un corps gras… Dans l'industrie des corps gras, l'hydrogénation des huiles très insaturées permet de les transformer en matières grasses de point

de fusion plus élevé et de caractéristiques rhéologiques (consistance) souhaitées, tout en augmentant leur stabilité à l'oxydation.

L'élévation du point de fusion résulte non seulement de la diminution de l'insaturation moyenne, mais aussi du fait que certaines des doubles liaisons non hydrogénées sont passées de la forme cis à la forme trans.»

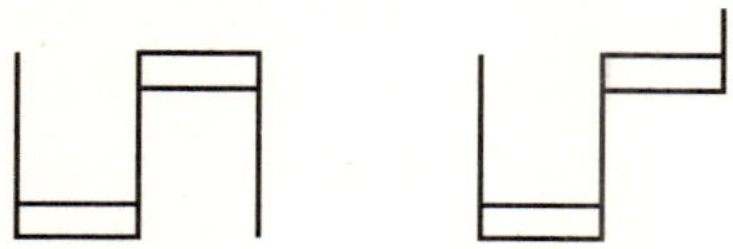

(Pr B. Entressangles, *Lipides et santé. Quelles vérités ?*, Éd. Lesieur)

L'adjonction d'hydrogène modifie fondamentalement la consistance de ces huiles et en fait des matières grasses plus ou moins solides, selon le degré de saturation des doubles liaisons. Mais ces matières grasses dites graisses végétales ne sont-elles pas des produits totalement étrangers à la nature ?

«Dans les corps gras alimentaires naturels, végétaux et animaux (sauf ruminants), toutes les doubles liaisons d'un acide gras polyinsaturé sont de forme cis. Seuls les corps gras («visibles» ou «invisibles») issus de ruminants ou partiellement hydrogénés par l'industrie renferment une très faible proportion d'acides gras polyinsaturés, dont certaines de leurs doubles liaisons sont de forme trans.»

Et aussi à propos des acides gras monoinsaturés,

«exception faite des matières grasses de ruminants et de celles ayant été soumises à une hydrogénation partielle d'origine industrielle, les isomères trans ne se trouvent pas dans les autres corps gras alimentaires; seuls sont présents les isomères cis.» (Pr B. Entressangles)

Le traitement des huiles modifie leurs propriétés

Il apparaît donc que le traitement industriel des huiles, notamment leur hydrogénation, transforme une partie des molécules cis en molécules trans. Un des éléments de la valeur des huiles tient dans ce détail d'une extrême importance. Les huiles de première pression à froid, de structure cis notamment, seraient vivantes et biologiquement actives par la présence des acides gras indispensables (acides linoléique et linolénique), les corps gras (huile et «graisses végétales») de forme trans ne le seraient plus. Cette seule rotation dans l'espace de la molécule sur son axe au niveau d'une double liaison suffirait à modifier fondamentalement ses propriétés.

Cette molécule trans n'a plus la configuration spatiale correcte qui lui permet de s'intégrer dans nos chaînes métaboliques. C'est comme si dans un puzzle, on disposait une pièce à l'envers.

Ces molécules seront donc reconnues comme inadaptées, voire étrangères. Il en résultera certainement une surcharge de l'organisme due à la présence de déchets plus ou moins assimilables et surtout une carence en acides gras indispensables (acide linoléique et linolénique).

Les margarines, pâtes à tartiner et autres « graisses végétales »

A partir de ces huiles non pressées à froid ont été fabriquées des graisses dites «végétales». C'est une appellation usurpée créée par les publicitaires. **Il n'y a pas de graisse végétale dans la nature.** On trouve seulement une huile concrète (c'est-à-dire solide à basse température) dont on se sert pour préparer les «margarines» et autres pâtes à tartiner. La Nature ne produit que des huiles végétales. Les *graisses végétales* sont, en fait, des *graisses artificielles*. Dès leur apparition sur le marché, le Dr Kousmine les a considérées comme dangereuses pour la santé et à proscrire. Ceci s'explique par leurs conditions de fabrication.

Les premières margarines étaient obtenues à partir d'huiles concrètes (palme, palmiste) auxquelles on incorporait 16 % d'eau. Ceci ne peut se faire qu'avec l'aide du chimiste puisque l'eau et les matières grasses ne se mélangent pas. Depuis, on a incorporé différentes qualités d'huiles et même des vitamines (de synthèse). Malgré le fait que l'on rajoute des huiles de tournesol ou autres – même pressées à froid – ces produits ne sont plus «naturels». En effet, pour permettre leur bonne conservation, on pratique une «hydrogénation» plus ou moins poussée qui a pour but de saturer les acides gras. Ainsi ils ne rancissent pas. Ceci se fait en portant l'huile à très haute température (entre 120° et 200°) en milieu d'hydrogène sous pression et en présence d'un catalyseur: le zinc ! Selon le degré de saturation des acides gras, on obtiendra des «matières grasses» plus ou moins consistantes et supportant la chaleur jusqu'à de hautes températures. On peut ainsi produire des pains solides pour fritures comme des pâtes à tartiner dont l'aspect rappelle le beurre. Présentés comme des produits plus équilibrés que le beurre en acides gras saturés, monoinsaturés et polyinsaturés, ces margarines dites «végétales» ne sont plus un produit naturel. Leur structure est profondément remaniée par toutes ces opérations chimiques.

Telle est la conclusion de Pascale Gruaz, journaliste à *24 Heures* de Lausanne, dans son article du 17 juin 1987 (cf. encadré page suivante).

Manque de naturel

Article de Pascale Gruaz, *24 Heures* de Lausanne, du 17 juin 1987:

Il y a trois ans, un magazine d'information publiait en France un dossier intitulé «La margarine et le cancer». Colère de la Chambre syndicale de la margarinerie, qui décidait d'en appeler à la justice. Mal lui en prit; il y a un mois, le Tribunal de grande instance de Pans donna raison à l'auteur et condamna les margariniers aux dépens.

Qu'avait donc osé écrire *L'Ère Nouvelle* ? Que la margarine est tout sauf un produit naturel.

«Si votre médecin vous conseille de consommer de préférence des margarines, demandez-lui s'il sait comment elles sont chimiquement traitées», voilà la phrase qui était imprimée sur la couverture du magazine *L'Ère Nouvelle*. Évidemment, à l'intérieur suivait une description précise des différentes étapes de la fabrication des margarines. Les voici:

D'abord, les graines oléagineuses sont battues, décortiquées, moulues et floconnées afin que les matières grasses qu'elles contiennent entrent bien en contact avec le solvant qui va permettre de les extraire. Ce solvant est, en général, l'hexane, un dérivé du pétrole bon marché qui, en outre, présente l'avantage de pouvoir être presque entièrement récupéré après l'extraction. On obtient alors de l'huile brute. Comme celle-là contient un certain nombre de substances indésirables (phospholipides, mucilages...), après l'extraction a lieu le dégommage. Cette deuxième opération consiste à chauffer l'huile brute avec de l'eau et parfois de l'acide phosphorique. Les substances à éliminer s'hydratent et il est alors facile de les éliminer par centrifugation. Troisième étape: le raffinage, qui supprime les acides gras «libres», responsables du rancissement. On ajoute à l'huile un mélange de soude et de carbonate de sodium et on brasse le tout. Une fois la réaction chimique obtenue, on procède à nouveau par centrifugation.

Cuite et archicuite

À ce stade, les huiles obtenues peuvent encore être considérées comme naturelles. Mais hélas, elles sont fortement colorées (de jaune foncé à brun) et présentent une saveur peu discrète, aussi est-il nécessaire de les décolorer et de les désodoriser, deux opérations assez brutales. Durant la première, l'huile est mise au contact d'une substance absorbante (argile, terre glaise, charbon) souvent traitée avec de l'acide sulfurique ou chlorhydrique. Durant la seconde, l'huile est chauffée à plus de 200 degrés pendant trente à soixante minutes, ce qui a pour effet de réduire presque à néant l'activité de la vitamine E présente dans l'huile d'origine celle sera rajoutée artificiellement dans le produit final).

Enfin, pour clore le processus, reste une toute dernière étape : l'hydrogénation partielle qui donne aux graisses végétales des propriétés physico-chimiques adaptées aux besoins de l'industrie alimentaire (excellente durée de conservation notamment).

La réaction chimique se fait à nouveau à haute température (de 120° à 210° C), en présence d'hydrogène sous pression contrôlée et d'un catalyseur (généralement le nickel).

Le droit d'émettre des doutes

Où le bât blesse-t-il dans tout cela ?

Selon le magazine *L'Ère Nouvelle*, qui a compulsé une abondante littérature scientifique, il se forme au cours des traitements chimiques que subissent les huiles destinées à la fabrication des margarines des acides gras dénaturés de configuration « trans » dont on ignore les effets sur les cellules de l'homme.

« Ces nouvelles substances devraient être considérées comme de véritables additifs alimentaires et être surveillées comme telles », écrit *L'Ère Nouvelle*. En gagnant son procès, *L'Ère Nouvelle* a obtenu le droit d'émettre publiquement des doutes sur les qualités d'un produit d'alimentation courante...

En effet, il y a quelques années, le journal *L'Ère Nouvelle* a eu l'audace de publier en France un dossier explosif intitulé « La margarine et le cancer », avec cette phrase en couverture : « Si votre médecin vous conseille de consommer, de préférence, des margarines, demandez-lui s'il sait comment elles sont chimiquement traitées. » Un procès fut intenté par la Chambre syndicale de la margarinerie. Or le Tribunal de grande instance de Paris a donné raison à l'auteur et condamné les margariniers aux dépens (1987). Ce sont les mêmes arguments qui justifiaient à l'époque les réserves du Dr Kousmine.

Or, que constatons-nous ? On nous propose de plus en plus de corps gras de synthèse. Après les pâtes à tartiner, voici le beurre dit allégé (mélange de beurre et de margarine), puis les *margarines aux vitamines A et E* – synthétiques bien sûr – pour contrebalancer la publicité sur le beurre qui vante son apport de vitamines. À noter que l'on peut trouver ailleurs que dans le beurre ces vitamines[6].

Enfin, le Ministère de la santé a autorisé la *margarine anticholestérol* conçue en collaboration avec l'Institut Pasteur de Lille (!). Pour nous, elle justifie les mêmes réserves que les autres !

A-t-on tout vu ? Non ! Tout ceci est déjà dépassé ! Voici maintenant les *graisses sans graisse* !!!

Fémina, le magazine du journal *Tribune de Genève* (du 13 novembre 1992), dans un article intitulé «Les ruses de l'allégé», annonce les nouvelles prouesses des chimistes dans le domaine des produits «light» ! Les chercheurs nous préparent des succédanés de graisse ! Bientôt dans vos assiettes *la mayonnaise sans huile*, *les glaces sans crème* et – oh délice ! – *le chocolat sans graisse*! Selon certains analystes, ce marché représenterait 330 millions de francs (suisses ?) ! De quoi alléger en priorité les portefeuilles !!!

Vous le devinez, tous ces produits ne peuvent être considérés comme «naturels». Nous ne pouvons que les déconseiller, surtout à ceux qui présentent des problèmes de santé (y compris ceux qui ont trop de cholestérol). Seules les huiles de première pression à froid, consommées crues, sont à utiliser.

---

6 La *vitamine A naturelle* se trouve essentiellement dans tous les aliments colorés en orange (orange, abricot, carotte, courge...). Elle intervient au niveau de la peau et de la vision. **Attention:** un excès de vitamine A de synthèse entraîne des troubles de type *hypertension intracrânienne* avec maux de tête, état vertigineux..., qui demande l'arrêt de la consommation de vitamine chimique. La *vitamine E* est la vitamine *anti-vieillissement* par excellence. Mais encore faut-il qu'elle soit naturelle pour être la plus active possible. À noter qu'il n'y a pas de surdosage avec elle.

Les céréales

Alors qu'au début du siècle, on consommait essentiellement des céréales complètes (riz, orge, blé, sarrasin, millet, épeautre, pilpil...), on a vu peu à peu ce que l'on considérait comme un signe d'aisance, le *pain blanc*, envahir toutes les tables[7]. Avec l'arrivée de ce pain raffiné, les autres céréales complètes ont été aussi abandonnées (et ce, comme nous le verrons plus loin, au profit surtout de la viande). Mais ce faisant, on a appauvri considérablement notre alimentation. En enlevant les couches externes qui enveloppent le grain (le son et le germe), on supprime 70 % de ses substances vivantes. Encore devrait-il rester 30 %.

Hélas, le grain ainsi privé de ces enveloppes perd rapidement les vitamines restantes puisque celles-ci ne sont plus protégées. Après trois semaines, il n'y a donc pratiquement plus rien. C'est dire si des produits tels que les pâtes, le riz blanc – et encore plus lorsqu'il est précuit – sont des aliments «morts».

Alors penserez-vous : pourquoi appauvrir ainsi les aliments quand, en plus, on en connaît les conséquences ? C'est que l'on est peut-être obligé d'agir de cette façon puisque ce sont les enveloppes du grain qui concentrent les pesticides, engrais, désherbants et autres produits chimiques utilisés par l'agriculture !!! Si l'on veut éviter une absorption répétée de ces substances dont on ne connaît pas la toxicité pour presque la moitié d'entre eux – on a plutôt intérêt à décortiquer les graines. Quitte ensuite à prendre des vitamines en comprimés – synthétiques et non remboursées par les assurances sociales !

---

7 Le bon sens populaire ne dit-il pas «manger son pain blanc» quand il veut évoquer l'état de bien-être et les privilèges tels que les vivaient les gens aisés à l'époque du «pain noir» (le pain complet)

Les légumes et les fruits

Le problème est identique au précédent. L'emploi massif d'engrais chimiques, de désherbants, de pesticides... aboutit à une agriculture qui donne des aliments de plus en plus riches en eau, mais de plus en plus pauvres en éléments nutritifs[8]. Or, les produits chimiques se retrouvent peu ou prou non seulement dans nos aliments, mais surtout dans les eaux de boisson ! Ainsi, les facteurs d'intoxication se conjuguent entre eux et augmentent encore lorsque les aliments sont transformés par l'industrie agroalimentaire. À ceci s'ajoute le fait que les fruits qui doivent voyager d'un pays à l'autre sont cueillis verts et mûrissent parfois artificiellement (comme les bananes dans des chambres à gaz). Selon M. Roelans du Vivier (Député européen, rapporteur de la Commission «Environnement, santé et protection du consommateur»), 38 % des pesticides autorisés sur le marché n'auraient pas de dossier toxicologique ! De son côté, l'Organisation mondiale de la santé signale que, toutes les minutes, un habitant du Tiers Monde est victime d'un empoisonnement par les pesticides ! Et vous vous demandez parfois à quoi vous pouvez être allergique ?

8 Constatation de l'Institut National de la Recherche Agronomique de Rennes.

La viande

La viande aussi n'est pas exempte de critiques. Brigitte Bardot avait soulevé les véritables problèmes lors d'une courageuse émission de télévision où elle dénonçait notamment l'élevage en «batterie». Que faut-il craindre des pratiques actuelles ?

1) Les médicaments donnés aux animaux

D'une part, les conditions d'élevage en «batterie» amènent à traiter tous les animaux lorsque l'un d'entre eux est malade. Ceci nous fait consommer des antibiotiques à notre insu.

D'autre part, pour augmenter les rendements (et diminuer les coûts de production), il a été tentant d'avoir recours aux hormones. Aussi, le 1er janvier 1988, le Conseil des Communautés européennes décrétait l'interdiction de *l'utilisation de certaines substances (sic) animales*.

En principe, l'emploi d'hormones était donc interdit. On aurait pu se réjouir si, pendant ce temps, ces mêmes produits ne restaient pas autorisés ailleurs qu'en Europe (États-Unis, Canada, Amérique du Sud...). Et comme on l'a vu pour les ris de veau, on peut toujours s'arranger pour faire transiter discrètement des produits ne correspondant pas aux normes européennes de qualité. C'est ce que révélait le *Figaro* du 21 novembre 1992 dans «Enquête sur les filières clandestines de la viande hormonée». De même, le *Nouvel Observateur*, dans son numéro du 21 janvier 1988, nous mettait en garde :

> «Depuis le 1er janvier, les hormones sont toutes interdites, ce qui risque de relancer le marché noir des molécules de synthèse (moins chères mais plus toxiques)... Peu de moyens pour vous de distinguer la viande «avec» de la viande «sans»! Faites confiance à votre boucher ou devenez végétarien !!!»

2) Risque de transmission de maladies à l'homme

Il est nécessaire que les animaux que l'on consomme soient les plus sains possibles. Or, l'animal peut paraître sain alors qu'il est atteint d'une maladie qui ne s'est pas encore déclarée. C'est ce que l'on appelle un «porteur sain». La maladie n'est pas toujours facilement décelable. Ceci est encore plus vrai quand on connaît les moyens limités des services vétérinaires. Autrefois, on récupérait les tourteaux[9] pour nourrir le bétail en complément des céréales fourragères et du soja. Tant que les huiles étaient extraites à froid, ces tourteaux contenaient encore 70 % de corps gras de la graine. Avec les nouvelles méthodes d'extraction des huiles à l'aide de solvants, les tourteaux ne présentent plus aucun intérêt nutritif pour le bétail. On a donc recours à des «compléments» alimentaires. Notamment des farines de poisson ! Hélas on découvre – à nos dépens comme toujours – que toutes ces pratiques peuvent devenir machiavéliques en favorisant l'apparition de maladies en chaîne. Tel est le cas pour la «maladie de la vache folle». Ceci est d'autant plus dramatique que l'on connaissait déjà cette maladie chez le mouton. Or c'est, semble-t-il, l'emploi de carcasses de moutons (sains en apparence, mais en fait contaminés) broyées et incorporées à la nourriture du bétail qui a transmis la maladie aux vaches ! Quelle alchimie dans notre dos !!! Car on ne sait pas actuellement diagnostiquer l'agent responsable ! En fait, ce n'est que lorsque l'animal déclare la maladie qu'on le sait atteint. Selon les dernières informations en notre possession, la maladie ne serait pas due à un virus ni à une bactérie, mais à un «prion». Toujours est-il qu'il en résulte des modifications dans les séquences d'acides aminés de certains gènes[10],

---

9 Résidus de graines et de fruits oléagineux dont on extrait les huiles.

10 Notre corps est formé de 10 000 milliards de cellules. Chacune d'elles possède un noyau où, dans les chromosomes, sont concentrées les informations nécessaires à son bon fonctionnement. Les chromosomes sont formés par une succession d'acides aminés. Selon l'ordre dans lequel ils sont placés, ils déterminent des caractères particuliers : couleur des cheveux, des yeux, forme du visage, taille… Ce sont ce que l'on appelle «les gènes» (voir à ce sujet *L'alimentation de la femme enceinte et de l'enfant selon l'enseignement du Dr Kousmine*, Éd. Robert Laffont.

avec le risque possible de transmission de la maladie à l'homme puisque c'est notamment à partir de ces acides aminés que nous construisons et réparons nos cellules.

Le bœuf en disgrâce après le veau aux hormones, il y a de quoi s'interroger, surtout lorsque l'on pense que porcs, moutons, chevaux, œufs, poulets sont eux aussi sujets à interrogation.

3) Les manipulations génétiques

Les dernières en date auraient déjà permis un gain de poids de 20 kilos par tête de bétail ! Ces pratiques peuvent entraîner des conséquences tout à fait imprévisibles. Il faut être très prudent dans ce domaine !

4) Le gaspillage d'énergie

Le gaspillage d'énergie que représente la production de viande. D'après J. Poly et C. Calet, il faut 15 kilos de protéines végétales pour obtenir 1 kg de protéines de bœuf, 7 kg pour 1 kilo de porc, 5 kg pour 1 kg de poulet et 4 kg pour l'équivalent de 1 kg d'œufs ou 1 l de lait !

Le soja, qui est la légumineuse la plus riche en protéines, représente 12 % de la nourriture du bétail et 20 à 25 % de celle des volailles et des porcs. On admet que ⅓ de la production mondiale annuelle de céréales sert à la nourriture du bétail, ce qui revient en fait à utiliser ainsi pour les animaux la moitié de la production mondiale de protéines végétales. Or, selon certaines conclusions, avec la quantité de céréales qu'il faut pour nourrir une personne à partir de viande, on pourrait nourrir 7 personnes à partir de pain et plus de 20 personnes à partir de céréales germées. En effet, l'animal utilise pour son fonctionnement propre une partie importante des céréales qu'il consomme, seul l'excédent va servir à produire la viande.

Une façon de lutter contre la sous-alimentation dans le tiers monde serait déjà d'éviter de favoriser la production de céréales riches en protéines (telles le soja) pour alimenter notre bétail, en faveur de la consommation des populations locales. Certaines économies de pays pauvres sont en effet complètement déstabilisées du fait qu'on les incite à produire des aliments qui nous sont nécessaires, dont on va nous-mêmes fixer les cours, et que nous leur revendrons beaucoup plus chers une fois transformés !

Alors faut-il ne plus consommer de viande ? Tel n'est pas notre propos. Mais il serait souhaitable de reconsidérer l'équilibre de nos repas et d'alterner la viande avec les autres sources de protéines : poisson, œufs, fromages (maigres de préférence) qui apportent moins de graisses saturées tout en préservant le capital de protéines nécessaires au renouvellement de nos acides aminés. Le tableau ci-dessous donne un aperçu des équivalences entre les protéines végétales et animales.

Pourcentages de protéines dans les aliments

Aliments	%	Aliments	%
Levure de bière	55	Riz	6,7
Camembert	44	Marrons	6 à 7
Soja	40	Amandes vertes	5,67
Blé germé	30	Champignons	3,5 à 5
Fève	25	Haricots verts	2,5
Arachide	25	Pommes de terre	2
Lentilles sèches	24	Bananes	2
Haricots secs	20,5	Escarole	1 à 2
Noisettes	15 à 20	Laitue	1 à 2
Amandes sèches	18	Fruits non oléag.	1 à 2
Noix sèches	15		
Pâtes	12	Bœuf	23
Noix fraîches	11,05	Poisson moyen	22
Seigle	10,8	Mouton	18
Avoine	10,5	Jaune d'œuf	15,7
Maïs, orge	9,4 à 9,5	Œuf complet	13
Pain complet ou blanc	8	Blanc d'œuf	12,3

Source : *Alimentation et diététique dans la vie moderne* du Dr G. Guierre.

Certains affirment que seules les protéines de la viande sont complètes (les céréales étant carencées en certains acides aminés essentiels). En fait, l'association légumineuse + céréale couvre bien tous les besoins, avec un prix de revient bien inférieur à celui de la viande.

De toute façon, on évitera surtout les associations incohérentes (par exemple charcuterie + viande + fromage au cours d'un même repas).

Enfin, il est nécessaire de rechercher des produits sains, d'élevage fermier notamment et biologique autant que possible.

Que proposer ?

Déjà l'on peut dire qu'il faut revenir à une alimentation la plus saine possible. Pour cela, il convient de rechercher des produits « naturels » dans le sens « tels que la nature nous les donne ». Il est donc souhaitable d'éviter les aliments transformés par l'industrie agroalimentaire.

D'une façon concrète, pourquoi aller acheter une salade en sachet sous vide et prête à consommer alors qu'on ne connaît ni depuis quand elle est ainsi préparée, ni les substances employées pour la conserver ? N'est-il pas préférable de choisir soi-même sa salade et de se la préparer ?

Là encore, la publicité joue un rôle pour conditionner le public. Que penser de la cuisinière que l'on présente comme une « demeurée », en train de s'évertuer à éplucher des légumes, les mains remplies de pansements, alors qu'on nous présente à côté la femme moderne qui utilise les sachets de légumes tout prêts, déjà épluchés… presque digérés à notre place ! Lorsque l'on repense à la valeur énergétique de l'aliment, à ce qu'il est sensé nous apporter, que reste-t-il dans ces aliments « préfabriqués » ?

Ceci nous fait penser à l'anecdote que rapportait Philippe Desbrosses lorsqu'il évoquait les publicités pour l'eau courante dans les années 1950. On montrait alors une femme avec l'eau à l'évier et, à côté, celle qui devait encore aller la puiser au fond de son jardin.

Or, que constatons-nous ? Aujourd'hui, tout le monde a l'eau courante, mais celle-ci est tellement trafiquée qu'elle est devenue impropre à la consommation ! Et voilà nos citadins, si fiers de leur confort, ramener l'eau potable depuis le supermarché dans des bouteilles en plastique ! Vous parlez d'un progrès ! Surtout que si l'on voulait être critique, on pourrait, là encore, parler de l'eau bourrée de nitrates, d'engrais, de pesticides… qui font que même les sources d'eaux minérales peuvent se révéler dangereuses !

De la même façon, on peut comprendre qu'un aliment frais est bien supérieur sur le plan nutritif à n'importe quel aliment surgelé ou encore plus en conserve. Si l'on conçoit que ces produits puissent servir « en dépannage », il est navrant de constater que certains foyers en font leur quotidien. Là encore, il faut comprendre que tout produit conservé perd de ses propriétés nutritives. Contrairement à ce que l'on pourrait croire, la congélation n'est pas la panacée. Tout aliment mis au froid présente une dilatation rapide de ses molécules qui provoque l'éclatement des membranes, libérant ainsi le contenu intracellulaire. Il s'ensuit que l'aliment, une fois décongelé, est « mort ». Il devient même dangereux si on le recongèle car il constitue alors un véritable bouillon de culture microbien. C'est pourquoi, pour qu'un aliment reste sain, il est impératif que la chaîne du froid soit respectée – ce qui, hélas, n'est pas toujours le cas.

Pour respecter l'aliment lors de la congélation et de la décongélation, il faudrait procéder comme les banques de spermes ! Les spermatozoïdes sont congelés en abaissant la température de 1 degré toutes les heures, et décongelés de façon inverse. Un aliment mis à – 50° ou –10° C en quelques heures et ensuite cuit à plus de 70° C en quelques minutes subit une agression thermique violente qui l'altère nécessairement (voir le paragraphe sur « les modes de cuisson »).

Enfin, lorsque l'on consomme des plats « tout prêts », là encore, il est impossible de connaître la qualité des ingrédients qui les composent ! Aussi, rien ne remplacera le repas préparé – avec amour – par la maîtresse de maison. Ceci est on ne peut plus valable pour les repas des bébés. Une petite purée maison est bien supérieure à un petit pot qui n'est rien d'autre qu'un aliment en conserve de verre ![11]

Il nous faut aussi parler des modes d'emballage dont certains sont à exclure. Tel est le cas de *l'aluminium*. Il est maintenant reconnu que ce dernier intervient dans la maladie d'Alzheimer, qui est une sénilité précoce. Attention donc aux rouleaux de papier aluminium, mais aussi aux ustensiles de cuisine (casseroles, autocuiseurs, couscoussier...) et davantage encore aux... pansements gastriques qui sont presque tous à base d'aluminium. Pour emballer les aliments, on peut très bien utiliser des films plastiques alimentaires.

Enfin, dernier point non négligeable : **les modes de cuisson**. Il est important de comprendre que toute cuisson provoque une altération de l'aliment. Pourtant, sous nos climats notamment, il n'est pas possible de se contenter d'aliments crus. Aussi, pour pouvoir apprécier un mode de cuisson, il faut tenir compte de deux paramètres :

– la température de cuisson,

– le temps de cuisson.

La *température* doit être inférieure à 100° pour préserver au maximum les vitamines. Le *temps de cuisson*, lui, doit être le plus court possible.

Compte tenu de ces éléments, on peut déjà prévoir que les *fritures*, les *grillades*, le *barbecue*, sont des cuissons « agressives » qui seront à éviter. La *cocotte-minute*, elle, est une cuisson à plus de 100° et sous pression ! Quant au *micro-onde*, appareil magique pour femme « branchée », il n'a pas notre faveur. En fait, bien peu de personnes connaissent le type de fonctionnement de cet appareil.

---

11 Voir *L'alimentation de la femme enceinte et de l'enfant selon l'enseignement du Dr Kousmine*, Éd. Robert Laffont.

Comment fonctionne le micro-ondes ?

Le micro-ondes fonctionne en fait selon le même principe que les radars. Il s'agit d'un rayonnement électromagnétique produit par un *magnétron*, véritable canon à électrons. C'est à la fin de la dernière guerre que les militaires américains remarquent que les émissions de rayonnements radars entraînent des brûlures. D'où l'idée des fabricants de construire des fours industriels pour recycler leurs stocks de magnétrons, devenus inutilisables à des fins militaires. Puis, vers les années 1960, les premiers appareils domestiques font leur apparition aux États-Unis.

Le four à micro-ondes est une enceinte dans laquelle l'aliment mis à chauffer va subir un flux d'électrons. Il s'agit d'un véritable bombardement électronique car la fréquence est très élevée. Elle atteint 2,45 gigahertz (2450 millions de hertz). Ce qui est étonnant avec ce mode de cuisson, c'est que les aliments chauffent alors que les plats qui les contiennent restent froids. L'explication tient dans le fait que l'action du micro-ondes se fait uniquement sur les molécules d'eau. Et *Libération* (du mercredi 24 juillet 1991) de préciser: sans eau, le four à micro-ondes ne peut rien, car ses radiations n'agissent que sur les molécules d'eau contenues dans les aliments. Et ils en contiennent énormément, des milliards par millimètre cube. Chacune d'elles, composée d'un atome d'oxygène et de deux atomes d'hydrogène, ressemble en fait à un minuscule aimant dont le pôle positif correspondrait à l'hydrogène et le pôle négatif à l'oxygène.

À l'état naturel, ces aimants sont orientés un peu dans tous les sens. Mais sous l'effet du champ électrique créé par les ondes dans le four, ils vont tous s'aligner, en pointant leur pôle négatif dans la même direction. Or, le champ magnétique dans le four s'inverse 2450 millions de fois par seconde[12]. Les molécules d'eau vont donc suivre ce rythme infernal et se retourner autant de fois que s'inverse le champ magnétique. C'est l'énergie mécanique dégagée au sein même des aliments

12 Ceci veut dire en clair que les molécules d'eau d'un aliment sont agitées 2 milliards 450 millions de fois par seconde.

par la mise en rotation ultrarapide des molécules d'eau qui va provoquer l'augmentation de température et permettre la cuisson.

Or, on sait que plus une fréquence est élevée, plus la longueur d'ondes est courte. Avec les micro-ondes, on est très en dessous du spectre de la lumière, et notamment des rayons infrarouges[13]. Ceci constitue déjà un danger puisque le rayonnement ainsi produit n'est pas visible. Si l'appareil est défectueux, aucune possibilité de s'en apercevoir autrement qu'avec un détecteur approprié.

On savait déjà que l'utilisation de ces appareils était déconseillée aux femmes enceintes, aux cardiaques porteurs de pace-maker. Depuis peu, un rapport de trois pages, remis à la Commission de Bruxelles, conclut même à la nocivité de ces fours. Selon Karel Van Miert, commissaire européen,

> «des recherches scientifiques et médicales sembleraient conclure que le four à micro-ondes puisse transformer la structure moléculaire des amino-acides contenus dans les protéines de certaines denrées alimentaires (produits laitiers, plats cuisinés, viande et poisson). Cette transformation aurait surtout des effets potentiellement nocifs sur la santé humaine et plus particulièrement sur les jeunes enfants et les bébés.»

Quand on sait que les amino-acides (encore appelés acides aminés) sont les éléments constitutifs des noyaux cellulaires, et plus exactement des chromosomes, il y a de quoi s'inquiéter.

Bien sûr, on avance qu'aucune preuve scientifique n'a permis d'établir un lien entre les radiations micro-ondes et les troubles souvent cités, comme la fatigue générale, la baisse de puissance sexuelle, les troubles immunologiques ou même les effets cancérigènes. Ceci est vrai d'une certaine manière car, jusqu'à maintenant, personne ne s'est vraiment interrogé sur les risques de cette méthode de cuisson. Et comme l'on ne trouve que ce que l'on cherche, l'ignorance en ce

---

13 Les rayons infrarouges sont responsables des coups de soleil et des brûlures qui les accompagnent.

domaine risque de durer longtemps sans la curiosité de quelques «écolos tatillons»!

Quand on est sensible à la notion d'énergie que véhicule l'aliment vivant[14], on ne peut qu'être *contre* l'utilisation de ce type d'appareil, même sans véritables études scientifiques. Pour cela, il suffit de lire les conclusions des travaux sur *La mémoire de l'eau* du Dr Beneveniste, directeur de l'unité 2000 à l'Institut national de la santé et de la recherche médicale (INSERM): «Tout se passe comme si l'eau gardait la mémoire d'une molécule qu'elle ne contiendrait plus!» Quant aux propos du physicien Vinh Luu, de l'Institut Curie de Paris, ils sont encore plus inquiétants: «Après Tchernobyl, j'ai voulu vérifier si l'eau conserve une trace de la radioactivité. J'ai pris une eau contaminée cinq ans auparavant par un élément radioactif ayant une vie de 24 heures. Cinq ans plus tard, la trace était toujours là. J'ai étudié ce phénomène et j'ai observé que la structure interne de l'eau était très rapidement modifiée.» Ces déclarations sont suffisamment éloquentes pour que l'on puisse déjà émettre des doutes rien qu'en prenant connaissance du mode de fonctionnement.

En effet, il semblerait que l'agitation moléculaire à laquelle est soumis l'aliment persiste encore dix minutes après l'arrêt de l'exposition au rayonnement micro-ondes. Alors comment réagit notre organisme au contact d'aliments ainsi perturbés? Que faut-il craindre pour notre santé à plus ou moins long terme? L'avenir nous le dira! Car on ne dispose d'aucun recul dans ce domaine. Aussi, pour nous, un seul conseil: s'abstenir!

L'Association médicale Kousmine internationale a réalisé une étude sur les modes de cuisson en utilisant comme moyen d'appréciation «les cristallisations sensibles». En photographiant l'aliment cru et cuit à des temps différents et selon les types de cuisson, on peut avoir un aperçu des modifications intervenues. Ainsi, plus l'image après cuisson est désorganisée, plus l'aliment est, en principe, altéré dans sa structure énergétique. Mais actuellement, nous n'avons pas – à notre

---

14 Voir *Votre alimentation selon l'enseignement du Dr Kousmine*, chapitre 2.

connaissance – de techniques permettant d'estimer la vitalité d'un aliment. Toujours est-il – et même imparfaits – les résultats de cette étude sont très intéressants. Il apparaît qu'aucun type de cuisson n'est idéal, car chaque aliment cuit selon un mode qui lui est propre. Selon cette étude, c'est le vitaliseur de Marion Kaplan qui permettrait de conserver le maximum de vitalité aux aliments, en fournissant les meilleures images de cristallisation. C'est le four à micro-ondes qui donnerait les images de cristallisation les plus perturbées !

La fragilisation de la membrane des cellules

Notre corps est formé d'un nombre impressionnant de cellules (10^{12}, soit dix mille milliards) qui sont autant d'organismes vivants autonomes. Chaque cellule est formée :

1) d'une membrane « qui, en réalité, n'en serait pas une, mais seulement une mince couche de molécules de lipides et de lipoïdes à tension superficielle moins forte que le reste du protoplasma » (Dʳ Henri Bernard) ;
2) d'un protoplasma, véritable usine chimique qui reçoit les produits amenés par le sang, la lymphe (médicaments, agents infectieux, nutriments, hormones...), les transforme et rejette ensuite ses déchets dans le milieu extérieur ;
3) d'un noyau, siège du haut commandement de la cellule, porteur du code génétique.

Chaque cellule vit de façon indépendante, mais en harmonie avec l'ensemble des autres cellules du corps. Elle reçoit et transmet des informations (par l'intermédiaire des hormones notamment). La santé dépend de l'équilibre entre la cellule et son environnement (le milieu extérieur, les autres cellules).

La maladie peut donc se comprendre :

- soit comme une agression depuis le milieu extérieur avec effraction de la membrane cellulaire ;
- soit comme un déséquilibre interne à la cellule, par impossibilité de transformer ou d'assimiler les substances ingérées. Il s'ensuit une accumulation dans le protoplasma de déchets non assimilables et, à la longue, une fragilisation du système immunitaire.

Constitution et étanchéité des membranes

Une membrane cellulaire ressemble à une palissade formée d'une double couche de phospholipides, dont les pôles hydrophobes[15] se font face. Cet agencement permet de présenter de chaque côté de la membrane la partie hydrophile[16]. Les phospholipides sont des associations d'un radical phosphoré et de deux molécules d'acides gras (saturés et/ou insaturés).

Les caractéristiques des membranes cellulaires dépendent directement du type d'acides gras qui les composent. Les acides gras saturés présentent une régularité dans leurs molécules que n'ont pas les acides gras insaturés. La présence de double liaison crée une augmentation de volume et un certain désordre dans l'enchaînement des atomes de carbone.

Il en résulte qu'une membrane cellulaire qui comporte des phospholipides contenant des acides gras insaturés est moins régulière et surtout moins rigide qu'une autre. À première réflexion, on aurait tendance à penser que ceci constitue un inconvénient. Or, tout au contraire, les membranes ainsi pourvues d'acides gras insaturés sont plus souples et déformables. Il en résulte une plus grande cohésion

---

15 Hydrophobe : que l'eau ne mouille pas.

16 Hydrophile : qui absorbe l'eau.

entre les cellules, donc une meilleure étanchéité. Pour Catherine Kousmine, c'est primordial au niveau de l'intestin !

La muqueuse intestinale est en effet formée d'une simple et unique couche de cellules. Elle représente grossièrement une surface de 42 mètres carrés[17], d'une épaisseur de 25 millièmes de millimètre.

Alors que partout notre corps se protège du milieu extérieur grâce à des couches multiples de cellules (peau, par exemple), au niveau de l'intestin, ce sont 25 millièmes de millimètre seulement qui séparent le sang du milieu extérieur (la nourriture).

Or, l'intestin abrite à l'état normal 100 000 milliards de bactéries (10^{13} bactéries, soit dix fois plus que le nombre de cellules du corps !).

Une partie de ces bactéries est utile au corps (synthèse des vitamines B et de la vitamine K). On les appelle *saprophytes*. Mais une grande proportion est *pathogène* et constitue donc un foyer infectieux permanent au contact du sang. À chaque fois que l'intestin sera mal vidé, congestionné (notamment par la constipation), le risque de passage infectieux dans le sang augmente.

Cette situation implique et explique la mobilisation de nos défenses immunitaires en priorité au contact de l'intestin, et donc au détriment des autres parties du corps – notamment le système ORL (nez, poumons, gorge, oreilles).

C'est pourquoi le nettoyage de l'intestin nous paraît nécessaire et prioritaire lors de toute maladie infectieuse. En vidant l'intestin par des lavements, on libère les défenses immunitaires bloquées à son contact, ce qui constitue une façon simple de lutter contre les infections. L'autre façon d'augmenter nos défenses immunitaires est d'assurer une meilleure étanchéité de notre intestin. Pour ce faire, la nature prévoyante renouvelle notre muqueuse intestinale tous les deux jours. Mais encore faut-il que notre corps dispose de tous les matériaux nécessaires, et notamment des acides gras polyinsaturés indispensables pour l'étanchéité de la paroi intestinale (d'où les instillations d'huiles de première pression à froid que l'on recommande après les lavements).

---

17 Mise à plat, la muqueuse intestinale représenterait environ 300 m^2 de surface.

Elimination centripète des maladies chroniques et aiguës par l'intestin

À l'état normal, il existe toujours un faible passage d'agents infectieux depuis l'intestin dans le sang et la lymphe. Tout ceci transitera ensuite par le foie pour y être épuré. Le foie se comporte donc comme un filtre, destiné à éviter une invasion de l'organisme par des substances indésirables venues depuis l'intestin. Pour ce faire, il éliminera les agents toxiques et infectieux au moyen des émonctoires, dont le but est de décharger les déchets à l'extérieur du corps (peau par la transpiration, poumon par la respiration, système urogénital par les urines et les règles, sang par la circulation, intestins par les matières fécales). Ces émonctoires sont en fait de véritables *soupapes*. Lorsque le foie sera débordé et lorsque ces émonctoires fonctionneront mal ou plus du tout (suite d'acte chirurgical par exemple), le corps devra nécessairement fabriquer d'autres *soupapes* pour pouvoir survivre. Le processus sournois de la maladie est alors déclenché. Celui-ci aboutira à la maladie chronique et dégénérative si on n'y met pas bon ordre. De ce point de vue, la remise en fonction du *couple intestin-foie* constitue nécessairement une amélioration de l'état immunitaire. Chez les malades chroniques, il s'agit là d'un facteur indispensable pour le retour à l'équilibre de santé.

Les perturbations dans la synthèse des prostaglandines

Les prostaglandines sont des substances biologiquement actives qui dérivent des acides gras polyinsaturés. Elles sont fabriquées et immédiatement libérées par la plupart des cellules du corps humain (sauf les globules rouges) dès qu'il y a une stimulation de la membrane cellulaire. Ces substances ont une durée de vie très courte (moins de cinq minutes).

Le rôle des prostaglandines n'est pas entièrement connu ni expliqué. Toutefois, on sait que les PG1 et PG3 sont antagonistes des PG2.

S. K. Bergstrom, B. Samuelson et J. Vane ont obtenu le Prix Nobel de physiologie et de médecine en 1982 pour leur travail sur les prostaglandines. Ceci montre l'intérêt que la communauté scientifique internationale accorde à ces substances. À n'en pas douter, les médicaments du XXIe siècle découleront des progrès accomplis dans ce domaine[18].

Le texte de l'encadré des pages suivantes montre l'importance des prostaglandines dans notre corps. On comprendra donc sans peine que toute altération de la qualité des corps gras (notamment la modification des isomères cis en isomères trans) aura des répercussions

Depuis les travaux de Bergstrom et de Van Dorp (1964 à 1970), on sait que la structure des prostaglandines diffère selon l'acide gras dont elles dérivent. Ainsi, on connaît actuellement 14 prostaglandines différentes.

Les prostaglandines sont formées d'un cycle cyclopentane avec deux chaînes carbonées latérales. On les nomme au moyen d'une lettre (de A à H), selon les substitutions du cycle cyclopentane et d'un chiffre de 1 à 3, selon l'acide gras dont elles dérivent.

La série 1 (PG1) dérive de **l'acide di-homo gamma-linolénique.**

La série 2 (PG2) dérive de **l'acide arachidonique.**

La série 3 (PG3) dérive de **l'acide eicosa-pentaénoïque.**

---

18 On commercialise déjà un antihypertenseur et un protecteur gastrique qui sont des médicaments dérivés des prostaglandines de type PG1.

différées dans l'organisme. Le déséquilibre ainsi créé va entraîner un effet *boule de neige* dont le Dr Kousmine a très bien mesuré les conséquences. Pour elle, qui a étudié depuis quarante-cinq ans les huiles et les maladies dégénératives, tout ceci s'inscrit dans une logique implacable. Les maladies peuvent donc se comprendre comme un déséquilibre du système immunitaire avec, en priorité, excès de PGE2 et déficit de PGE1.

Le rôle des prostaglandines

Les connaissances actuelles, bien qu'incomplètes, permettent d'affirmer un rôle des prostaglandines dans :

1) L'inflammation

Toute attaque de la membrane cellulaire entraîne la production immédiate de PGE2, puis, dans une deuxième phase, de leucotriènes. PGE2 et leucotriènes dérivent tous deux de l'acide arachidonique. Au tout début de l'inflammation (phase vasculaire), la PGE2 agira sur la microcirculation en favorisant l'œdème, la vasodilatation et l'augmentation en perméabilité des capillaires. Elle interviendra également dans la douleur (action sur les neuromédiateurs des fibres nerveuses) et dans la fièvre. À la phase cellulaire de l'inflammation (inflammation installée), les leucotriènes seront responsables des réactions allergiques et des effets de broncho- et de vasoconstrictions. PGE2 et leucotriènes sont modulés dans leurs actions par la production, à partir de l'acide gamma-linolénique, d'une autre prostaglandine, la PGE1.

Tout à fait logiquement, le Dr Catherine Kousmine a appelé cette PGE2 prostaglandine de Guerre et la PGE1 prostaglandine de Paix ! On réalise tout de suite que, s'il existe une carence en acides gras indispensables, l'action freinatrice de la PGE1 disparaît, laissant libre cours à la PGE2, qui ne peut plus être régulée. De même qu'il ne peut logiquement exister de moteur sans système de freinage, ainsi PGE2 et PGE1 sont complémentaires dans leur action et interdépendantes.

2) L'hémostase

Le thromboxane A2 (TXA2) et la prostacycline (PG12) dérivent de l'acide arachidonique. Ils ont des effets antagonistes. Les plaquettes sanguines produisent le TXA2 qui a un effet vasoconstricteur et agrégant plaquettaire (coagulation du sang).

L'endothélium des vaisseaux, lui, produit la prostacycline, ou vasodilatatrice et antiagrégante plaquettaire (anticoagulante). Lorsqu'il y a une brèche vasculaire, les plaquettes adhèrent immédiatement à la brèche et sécrètent du TXA2 qui favorisera la fermeture de cette plaie et arrêtera le saignement. Autour de la plaie, les cellules endothéliales sécréteront la PG12, dont l'effet est de limiter l'agrégation plaquettaire et la circonscrire au seul site de la plaie vasculaire.

Cette conception de la balance entre les deux antagonistes n'est qu'une explication partielle du phénomène. L'antagonisme TXA2 et PG12 n'est certainement pas la seule influence qui régit l'hémostase et la thrombose.

La PGE1 a un effet vasodilatateur et antiagrégant plaquettaire.

3) L'appareil gastro-intestinal

Disons simplement que les PGE et PGA sont de puissants inhibiteurs de la muqueuse digestive au niveau de l'estomac et des protecteurs de la sécrétion acide (sucs biliaires, cortisone, anti-inflammatoires).

4) Le système cardiovasculaire

La PGE1 est connue pour avoir une action vasodilatatrice qui complète l'action antiagrégante plaquettaire de la prostacycline.

5) Le système respiratoire

La PGE1 a une action bronchodilatatrice par opposition à l'effet bronchoconstricteur des leucotriènes dérivés de l'acide arachidonique.

6) La fonction rénale

Les prostaglandines sont vasodilatatrices et antagonistes du système vasoconstricteur angiotensine II, noradrénaline et ont une action régulatrice sur la vasopressine (hormone antidiurétique).

7) L'appareil génital et la fertilité

Les perturbations du système immunitaire

Tout ceci peut se traduire ainsi:

- **Immunité déficiente**: c'est le cas notamment des enfants ou adultes constamment malades qui terminent une maladie et en contractent une autre. L'entourage désespère de les voir perpétuellement fragiles et malades. Il devient urgent de leur permettre de reconstituer leurs défenses immunitaires, sans lesquelles le processus de la maladie ne fera qu'empirer.
- Lorsque la réaction de défense immunitaire s'emballe, nous assistons à une **immunité exubérante**. Face à un agent agresseur, la réponse immunitaire devient disproportionnée par rapport à l'attaque. C'est la mouche que l'on écrase avec le gant de boxe ! Ceci se rencontre dans les allergies, les rhumatismes. Cette situation découle d'un excès de PGE2, avec déficit de PGE1. Le corps met en mouvement des moyens de défense immunitaire qu'il ne peut plus contrôler.
- **Immunité dévoyée ou perverse** que l'on rencontre dans les tumeurs, bénignes d'abord, malignes ensuite (cancer).

Déjà en 1980, Catherine Kousmine soutenait la thèse que le cancer aide le corps à vivre *(Soyez bien dans votre assiette)* et qu'il était logique de supprimer le besoin du cancer avant de supprimer le cancer lui-même !

- **Immunité aberrante**: lorsqu'un tissu fixe des agents agresseurs, il arrive parfois que l'organisme ne reconnaisse plus ce tissu comme partie intégrante de lui-même, mais comme l'agent agresseur. Il est alors considéré comme étranger au corps et à détruire. C'est ce que nous constatons dans les maladies auto-immunes: myopathie, sclérodermie, lupus érythémateux, sclérose en plaques…
- **Immunité perdue: le sida**. Pour le Dr Kousmine, la maladie du sida s'inscrit dans la suite logique des perturbations immunitaires dues à nos fautes alimentaires. On aboutit ici à l'absence de défenses ou anergie (voir le chapitre sur le sida, par Catherine Kousmine).

Comment comprendre la maladie « cancer » selon le D' Kousmine

Face à une agression, l'organisme tente de se débarrasser des agents agresseurs, notamment au moyen du foie et des *soupapes* tournées vers l'extérieur, constituées par :
- la peau
- les poumons
- le système urogénital
- le sang
- les intestins.

Cet état *centrifuge* est appelé *psore* par les homéopathes, qui considèrent la maladie comme une élimination de *toxines* depuis l'intérieur vers l'extérieur. L'agression, surtout depuis l'intestin, est aussi favorisée par :
- une alimentation riche en beurre et dérivés du beurre, pauvre en vitamines F et en céréales complètes, s'accompagnant souvent de désordres digestifs (diarrhée, constipation) ;
- une intoxication chimique dont les causes sont multiples (alimentation frelatée, conditions de vie, médicaments) ;
- une intoxication psychique par le stress (notre société sait en produire quotidiennement).

Elle peut ainsi devenir trop importante par rapport aux facultés d'élimination de l'organisme et chronique.

Le corps doit s'équilibrer à tout prix !

Ne pouvant pas éliminer correctement vers l'extérieur, le corps doit alors trouver en lui les moyens de neutraliser les agents toxiques. Il va donc fabriquer une tumeur dont le rôle serait de capter les agents agresseurs, avant de pouvoir les détruire.

La tumeur, bénigne d'abord et maligne ensuite, se comporterait donc comme une *poubelle* dans laquelle l'organisme entasse ses déchets. Cet état *centripète* (opposé au précédent) correspond à la sycose des homéopathes, qui regroupe les maladies du système réticuloendothélial.

Ceci permet de comprendre pourquoi on assiste à la reconstruction de tissus cancéreux (métastases) après ablation de la tumeur primitive, si l'on ne modifie en rien les conditions dans lesquelles s'est formé le cancer. Une alimentation correcte est l'une des conditions essentielles pour que cela ne se produise pas.

Le sida selon le Dr Kousmine

Le sida étant une maladie virale à évolution lente, cela implique un mécanisme de développement de la maladie totalement différent des autres maladies virales, qui ont une incubation de quelques jours.

Il semblerait, selon ses hypothèses, qu'une fois le virus reconnu, les lymphocytes induisent la production d'anticorps, et que ce soit lors d'un autre contact avec le virus, alors que les défenses immunitaires sont affaiblies, que la maladie se déclare.

La présence du virus lors d'une deuxième contamination serait suivie d'une production massive de PGE2. C'est elle qui déclencherait la mort du lymphocyte et non pas la multiplication du virus dans la cellule !

Cette théorie met en avant l'importance de l'action modératrice de la PGE1 et la nécessité de la vitamine F, mais permet aussi de comprendre l'existence des porteurs sains.

Conclusion

Il ne suffit pas de remplir notre estomac pour être correctement nourri. L'aliment est plus qu'un plaisir du palais à agrémenter selon notre humeur. L'aliment est *l'énergie* de notre corps. C'est en fait la synthèse des 4 éléments : **EAU – TERRE – AIR – FEU** (rayons du soleil). Aussi, pour entretenir la Vie qui est en nous, l'aliment doit être *sain* et *vivant*. Voilà le message résumé du Dr Catherine Kousmine au premier degré.

Au deuxième degré, cette prise de conscience amène nos malades à se prendre en charge. Ils ont presque toujours une image dévalorisante d'eux-mêmes, image qu'ils doivent reconstruire et remplacer par celle d'un être qui s'aime, qui lutte et qui gagne. La maladie perd alors son aspect mystérieux, injuste même. Elle est très souvent liée à une «autodestruction» programmée. La guérison ne dépend plus seulement du médecin. C'est avant tout l'affaire de chacun d'entre nous, dans notre vie de tous les jours. Mais ceci demande une véritable remise en cause de notre façon de vivre, de nos valeurs… Or, certains ne le peuvent pas ou ne l'acceptent pas.

Au troisième degré, on découvre une autre dimension à ce commandement: «Aime les autres comme toi-même!» Car il ne suffit pas de s'aimer soi. Il faut encore s'ouvrir à ce (et ceux) qui nous entoure(nt). La maladie est ici perçue comme «abandon des lois de la Nature». On comprend dès lors la nécessité du respect non seulement d'autrui, mais aussi des grands équilibres biologiques sans lesquels notre devenir sur la planète est bien menacé!

Mais l'enseignement du Dr Kousmine ne se limite pas à une réforme alimentaire. Il s'agit d'une approche véritablement originale de la compréhension et du traitement des maladies graves. Ce que nous, ses élèves, avons appelé **La Méthode Kousmine**. Celle-ci comprend, outre l'alimentation, l'hygiène intestinale, le contrôle du pH urinaire, les compléments vitaminiques et les traitements appropriés à l'état du malade. Tout ceci constitue une thérapeutique «globale» de l'individu. Certains diraient «holistique». Cette conception rejoint Alexis Carrel lorsqu'il disait: «La santé artificielle ne suffit plus à l'homme moderne. La santé est beaucoup plus que l'absence de maladie.» Une vision d'une autre dimension proche de celle d'Albert Schweitzer: «Que chacun s'efforce dans le milieu où il se trouve de donner à d'autres une véritable humanité. C'est surtout de cela que dépend l'avenir du monde.»

□

Texte intégral de la conférence du Dr Alain Bondil à Euro-Médecine, Montpellier (novembre 1989), organisée en collaboration avec le Laboratoire Biophytarom

Place des acides gras polyinsaturés dans le traitement de la sclérose en plaques

Dans son numéro 51 de décembre 1988, le *Courrier de la Ligue française contre la sclérose en plaques* publiait les résultats d'un sondage effectué par l'*Association des paralysés de France* auprès de 1185 personnes atteintes de sclérose en plaques (SEP). Cette étude très détaillée fait ressortir que 33% des malades interrogés, soit 391 personnes, suivent une diététique particulière ; 157 appliquent la méthode Kousmine et 124 prennent de l'huile d'onagre – avec des effets positifs pour respectivement 63% et 64 % d'entre eux. Ceci est déjà significatif en soi, mais le devient encore plus lorsqu'on lit que 94 % des 1185 malades reconnaissent avoir pris des traitements corticoïdes, mais avec des résultats pour seulement 54 % d'entre eux ! Pour nous, il n'est pas étonnant d'obtenir des résultats identiques avec l'huile d'onagre et la méthode Kousmine, car on associe toujours les deux traitements. Ils sont complémentaires du fait qu'il s'agit d'apporter au corps des acides gras polyinsaturés (AGPI).

Mais quel peut être l'intérêt des acides gras polyinsaturés dans le traitement de la SEP ?

Les acides gras polyinsaturés (AGPI)

Les AGPI sont de longues chaînes carbonées (18-20 atomes de carbone) se terminant par un radical carboxyle (COOH) et comportant plusieurs doubles liaisons. Elles sont de configuration «cis», ce qui donne à ces molécules une forme en U. Ce détail est d'une très grande importance. En effet, seule la forme «cis» est biologiquement active (Mendy 1980, Sinclair).

Les acides gras qui nous intéressent comportent de 2 à 4 doubles liaisons. Les physiologistes mettent l'accent sur la première double liaison près du groupement méthyle terminal. C'est cette dernière qui détermine l'appartenance à une famille. C'est ainsi que l'on parle de famille Omega 6 et Omega 3 notamment.

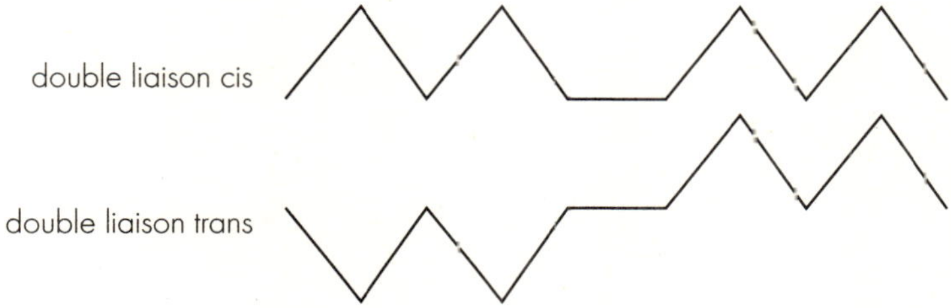

L'acide linoléique a deux doubles liaisons et **l'acide alpha-linolénique** en a trois. Il existe encore trois autres acides gras importants dérivant de l'acide linoléique. Ce sont:

- **l'acide gamma-linolénique**,
- **l'acide di-homo gamma-linolénique** qui a 20 atomes de carbone, et
- **l'acide arachidonique** qui en dérive par perte de 2 atomes d'hydrogène et gain d'une double liaison.

Ces acides gras sont dits *essentiels* car l'homme n'a pas la possibilité de les synthétiser à partir de l'acide oléique (acide gras monoinsaturé), comme le font certains végétaux et certaines bactéries. Ils doivent nécessairement être apportés par l'alimentation. Ces *acides gras indispensables* étaient appelés autrefois **vitamines F**.

Toutefois, l'acide arachidonique est aussi fourni à partir d'une alimentation carnée, ce qui explique qu'on ne constate jamais sa carence.

Enfin, il faut citer **l'acide eicosa-pentaénoïque** qui présente une double liaison supplémentaire. Il dérive métaboliquement des acides gras essentiels que nous venons de citer. On le trouve en quantité importante dans la chair de poissons des mers froides.

L'étude du mode alimentaire des esquimaux a mis en évidence son effet protecteur contre certaines de nos maladies actuelles (l'artériosclérose notamment).

Le rôle des AGPI

Ces acides gras essentiels interviennent dans :

- *la constitution des membranes cellulaires* et ce qui en découle directement : *l'étanchéité* de celles-ci ;
- *la synthèse des prostaglandines*;
- *la constitution de la myéline* et *de la lécithine.*

Nous développerons plus en détail les deux premiers points.

La constitution et l'étanchéité des membranes

Une membrane cellulaire ressemble à une palissade formée d'une succession de molécules de phospholipides organisées en double couche. Ces phospholipides contiennent des acides gras saturés et/ou insaturés. Les spécificités d'une membrane dépendent directement du type d'acides gras qui la composent. Les acides gras insaturés ayant une longue chaîne carbonée recourbée sur elle-même présentent un encombrement stérique très important. Cela entraîne un certain désordre, mais surtout une certaine fluidité dans les arrangements moléculaires auxquels ils participent.

Par conséquent, plus une membrane contiendra d'acides gras insaturés, plus elle sera souple et facilement déformable. Plus elle pourra aussi s'adapter facilement aux cellules qui l'entourent, favorisant ainsi une meilleure cohésion et une plus grande étanchéité de l'ensemble, donc des tissus. Depuis plusieurs années, les anomalies anatomo-physiologiques des membranes cellulaires sont au centre des études sur la SEP (Laszlo, Jenkin, Harbige et Crawford). Les recherches en biologie viennent actuellement confirmer ces données.

Ainsi, Alain Brown a remarqué une baisse significative des lymphocytes CD8 chez les sclérosés en plaques qui ne suivent aucune discipline alimentaire, par rapport aux malades de l'ARMS (Association for Research into Multiple Sclerosis) qui ont une alimentation riche en acides gras insaturés. Plus récemment, Geffard et son équipe de l'Inserm ont mis en évidence chez les sclérosés en plaques des auto-anticorps contre les constituants lipidiques et leurs dérivés présents dans la myéline qui sont essentiellement des acides gras insaturés.

Pour eux, suite à une agression (infection par un virus neurotrope, une bactérie ou perturbation par une toxine environnementale), il y aurait production et/ou activation, localement, d'enzymes capables de couper la double liaison des acides gras insaturés et de donner ainsi des résidus azélaïques. Il en résulterait une acidification et une désorganisation de la myéline (hypothèse confirmée par les travaux de Young et collaborateurs en 1988).

La membrane cellulaire organisée en double couche de phospholipides

Ceci aboutirait à la formation de néo-antigènes et production d'anticorps contre les acides gras insaturés. Ils en déduisent même que les processus de démyélinisation seraient identiques dans la forme à poussée successive comme dans la forme progressive. Selon eux, l'évolution vers l'une ou l'autre forme dépendrait uniquement de la régulation immunitaire du malade. Or, l'un des mécanismes essentiels du système immunitaire se trouve être justement les prostaglandines.

Les prostaglandines

Les prostaglandines sont des substances biologiquement actives et dérivent des acides gras essentiels. Elles ont une durée de vie très courte (moins de cinq minutes).

Dès qu'il y a altération d'une membrane cellulaire (sauf des globules rouges), il y a synthèse de prostaglandines à partir des acides gras insaturés contenus dans les phospholipides membranaires.

Depuis les travaux de Bergstrom et de Van Dorp (1964 à 1970), on sait que la structure des prostaglandines diffère selon l'acide gras dont elles dérivent. Ainsi, on connaît actuellement 14 prostaglandines différentes.

Les prostaglandines sont formées d'un cycle cyclopentane avec deux chaînes carbonées latérales. On les nomme au moyen d'une lettre (de A à H), selon les substitutions du cycle cyclopentane, et d'un chiffre de 1 à 3, selon l'acide gras dont elles dérivent.

- La série 1 (PG1) dérive de l'acide di-homo gamma-linolénique;
- La série 2 (PG2) dérive de l'acide arachidonique;
- La série 3 (PG3) dérive de l'acide eicosa-pentaénoïque.

Le rôle de ces prostaglandines est de mieux en mieux connu. En 1982, Bergstrom (à nouveau), Samuelson et Vane ont obtenu le Prix Nobel de Physiologie et de Médecine pour leurs travaux à ce sujet. C'est ainsi que l'on sait que les PG1 et PG3 sont antagonistes des PG2.

Bien qu'incomplètes, les connaissances actuelles permettent d'affirmer un rôle des prostaglandines au niveau de

1) l'inflammation
2) l'hémostase
3) l'appareil gastro-intestinal
4) le système cardiovasculaire
5) l'appareil respiratoire
6) la fonction rénale

Les prostaglandines PGE1 – PGE2 – PGE3

Position des doubles liaisons selon la classe des prostaglandines

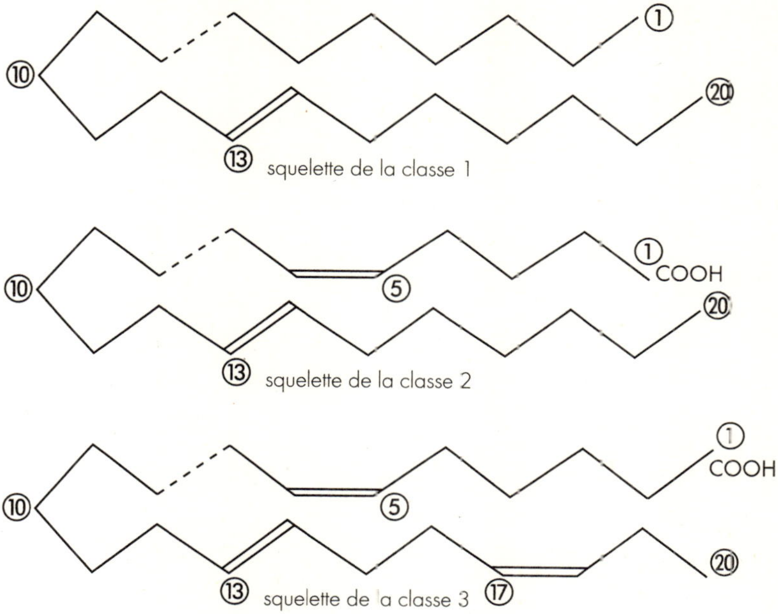

C'est le domaine de l'inflammation qui nous importe le plus ici. En effet, toute attaque de la membrane cellulaire entraîne la production immédiate de PGE2, puis, dans une deuxième phase, de leucotriènes. PGE2 et leucotriènes dérivent tous deux de l'acide arachidonique. Au tout début d'une inflammation (phase vasculaire), la PGE2 agira sur la microcirculation en favorisant l'œdème, la vasodilatation et l'augmentation de la perméabilité des capillaires. Elle interviendra également dans la douleur (action sur les neuromédiateurs des fibres nerveuses) et dans la fièvre. À la phase cellulaire de l'inflammation (inflammation installée), les leucotriènes seront responsables des réactions allergiques et des effets de broncho- et de vasoconstrictions.

PGE2 et leucotriènes sont modulés dans leurs actions par la production, à partir de l'acide gamma-linolénique, d'une autre prostaglandine, la PGE1. La PGE2 étant produite suffisamment et même en excès lorsqu'il y a une alimentation carnée, on réalise tout de suite que s'il existe une carence en acides gras indispensables, l'action freinatrice de la PGE1 disparaît, laissant libre cours à la PGE2 qui ne peut plus être régulée. De même qu'il ne peut logiquement exister de moteur sans système de freinage, ainsi PGE2 et PGE1 sont complémentaires dans leur action.

La PGE2 est donc pro-inflammatoire alors que la PGE1 est anti-inflammatoire.

Or justement la synthèse des acides gras essentiels depuis l'acide linoléique dépend de différents facteurs adjuvants sans lesquels les transformations ne peuvent aboutir.

C'est ainsi qu'interviennent les enzymes de désaturation (notamment la delta 6 désaturase), mais aussi la vitamine B6, la Biotine (vitamine H), le zinc et le magnésium, sans oublier l'acide nicotinique (ou vitamine PP) et la vitamine C.

Une carence de l'une ou l'autre de ces substances peut bloquer le processus de transformations des acides gras. C'est ainsi qu'une alimentation mal appropriée, et notamment celle qui privilégie les produits animaux – mais aussi la sénescence, le jeûne, le stress (avec montée d'adrénaline et cortisone), l'hypoinsulinémie – sont des facteurs qui favorisent une perturbation de la synthèse des prostaglandines. Ils conduisent donc à un déséquilibre des moyens de défense et toujours au détriment pour l'homme des prostaglandines de la série 1.

Si l'on se souvient que seule la forme «cis» des acides gras essentiels est biologiquement active (Mendy, Sinclair), il y a un autre élément à prendre en considération : la fabrication des huiles, source première des acides gras pour l'homme. Or, il se trouve que depuis la dernière guerre mondiale, des modifications ont été apportées à la manière de préparer les huiles. Alors qu'avant la guerre, on extrayait les huiles par pressage à froid puis décantage et filtrage sur papier ou tissu, par crainte de pénurie, on a dès les années 40 chauffé les graines (entre 160 et

200 degrés). Le rendement a été doublé (passant ainsi de 30 à 70 % d'extraction des corps gras), mais ces huiles d'odeur forte et très colorées étaient alors impropres à la consommation sans un traitement chimique de décoloration et désodorisation.

Depuis les différents chocs pétroliers, on aurait de plus en plus tendance à utiliser des solvants pour augmenter les rendements (pratiquement 100 % d'extraction). Les produits utilisés pour cela sont des dérivés du pétrole qu'il est très difficile d'éliminer totalement par la suite. D'autre part, ces huiles encore plus colorées et d'odeur plus forte que les précédentes contiennent des substances à éliminer (mucilages, cires), c'est pourquoi on effectue plusieurs raffinages.

L'inconvénient de ces pratiques réside dans le fait que le chauffage des huiles au moment de l'extraction, comme d'ailleurs lors de la cuisson, favorise le passage d'une forme «cis», biologiquement active, à une forme «trans» qui ne l'est plus.

Il faut préciser que les graisses dites végétales étant obtenues à partir de ces huiles présentent les mêmes inconvénients.

Il en résulte à plus ou moins long terme une carence en acide linoléique dont la première manifestation évidente et facile à repérer est la desquamation de la peau au niveau des pieds.

Or, sans cet apport extérieur d'acide linoléique, la synthèse des prostaglandines PGE1 anti-inflammatoires est impossible.

La PGE2 pro-inflammatoire ne peut plus être régulée, entraînant l'emballement du système.

Où trouver les AGPI ?

Dans les huiles de première pression à froid produites sans l'aide de solvant afin d'éviter toute modification «cis» en forme «trans», et toute altération enzymatique. Le Dr Catherine Kousmine conseille de ne choisir que des huiles obtenues à moins de 40 degrés à la sortie de la presse.

Les huiles conseillées sont celles de tournesol, de germes de blé, de lin (non commercialisée en France), car elles contiennent des taux particulièrement élevés d'acides gras polyinsaturés (environ 70 %).

On conseille d'en consommer quotidiennement 2 cuillères à soupe, et impérativement de ne pas les cuire. Une fois la bouteille entamée, ces huiles sont à conserver au réfrigérateur.

Il existe aussi de l'acide gamma-linolénique préformé que la nature met à notre disposition. Deux plantes en produisent dans leurs graines :

- l'onagre – *« oenothera biennis »*
- la bourrache

La première, très répandue en Amérique du Nord, était déjà connue par les Indiens comme une plante médicinale. Judy Graham l'a faite connaître sous le nom de *primevère du soir*.

L'huile extraite des graines d'onagre contient 8 à 11% d'acide gamma-linolénique, celle extraite des graines de bourrache jusqu'à 23%, mais celle-ci est hélas ensuite diluée. Les graines sont minuscules et d'un rendement faible, ce qui explique les prix élevés de ces huiles.

D'autre part, ces huiles sont très instables et rancissent vite à l'air libre (en moins de trente minutes). C'est pourquoi elles sont vendues dans le commerce sous forme de gélules (en général de 500 milligrammes contenant de 8 à 11% d'acide gamma-linolénique).

La dose conseillée est de 2 gélules trois fois par jour. Il n'y a aucun risque de surdosage en dehors d'une accélération du transit intestinal, qui disparaît spontanément lorsqu'on baisse la dose.

Quels résultats peut-on espérer ?

Si l'on croit les conclusions de l'étude de Roy Swank, professeur de neurologie à Portland (Orégon), étude commencée en 1949, échelonnée sur trente-quatre ans auprès de 150 malades, il ressort que :

- parmi les malades qui ont consommé moins de 20 grammes par jour de *graisses*, 69 % étaient encore vivants à la fin de l'étude, avec un degré moyen d'aggravation très faible ;
- plus les malades ont consommé de graisses, plus le taux de mortalité s'est élevé, ainsi que le degré d'aggravation.

Enfin, l'arrêt de la consommation d'acides gras saturés et le remplacement par des huiles riches en acides gras insaturés sont d'autant plus favorables qu'ils sont commencés plus tôt.

Millar (Belfast) et Zilkha (National Hospital de Londres) arrivent aux mêmes conclusions. L'étude de Newcastle publiée en 1978, comme celles de Belfast, de Londres et de l'Ontario, confirment l'intérêt des AGPI.

Enfin, depuis 1957, Catherine Kousmine préconise cette réforme alimentaire au profit d'huiles de première pression à froid. Son expérience est décrite dans *La sclérose en plaques est guérissable*, ouvrage pour lequel elle a obtenu la Médaille Vermeil de la Société d'encouragement au progrès (Paris 1986).

Son approche de la maladie prend en compte l'altération de la paroi intestinale lors de la carence en AGPI.

L'intestin étant formé d'une seule couche de cellules – 25 microns ou millièmes de millimètre d'épaisseur sur une surface qui s'évalue à 42 mètres carrés – est un lieu de passage toxi-infectieux quotidien, pour peu que l'étanchéité de ses cellules soit déficiente. On admet en effet que l'intestin contient habituellement 100 000 milliards de germes ! Une carence en acides gras polyinsaturés ne fera qu'aggraver les choses. Ces notions pourraient permettre de comprendre pourquoi des infections urinaires, le plus souvent asymptomatiques, accompagnent, voire même déclenchent, des poussées de SEP:

- pourquoi jusqu'à maintenant aucun agent infectieux spécifique de la SEP n'a pu être mis en évidence,
- et pourquoi l'hygiène intestinale est indispensable dans la surveillance de cette maladie.

Tout ceci demande à être confirmé par des études complémentaires.

Conclusion

Les AGPI contribuent à la synthèse de la myéline et surtout des prostaglandines, notamment de la série 1 anti-inflammatoires. Ils ont aussi un rôle dans l'étanchéité des membranes, dont la plus importante, par sa physiologie, est la membrane intestinale. Les corticoïdes restent une thérapeutique indispensable, indiscutable lors des crises, mais ne peuvent constituer un traitement de fond compte tenu de leurs effets secondaires à long terme et de leur répercussion sur les PGE1. L'apport quotidien d'AGPI et la réforme alimentaire visant à la suppression des graisses artificielles devraient permettre d'espacer les crises et aussi de limiter l'évolution vers l'infirmité – un «plus» à ne pas négliger.

□

3 Les bases d'une alimentation saine

Dr André Denjean

> Dans la bonne cuisine, les aliments
> ont le goût de ce qu'ils sont.
>
> COURTINE
>
> Soyez heureux de manger dans la pensée du Divin,
> quoi que vous ayez reçu, et dans le respect
> de gains honnêtes et pieux.
>
> SRI RAMCHANDRA

La nutrition est le pilier central de la méthode Kousmine. Sans une bonne nutrition, il y a peu d'espoir de modifier, dans le bon sens, notre système immunitaire, nos défenses ou notre terrain. Pour se maintenir en bonne santé ou pour guérir, notre corps a besoin d'une certaine quantité de protéines, glucides, lipides, vitamines, sels minéraux, enzymes, hormones, issus des trois règnes : minéral, végétal et animal. Les conseils du Dr Kousmine sont simples, facilement réalisables pour tous. Depuis quarante ans, ils ont fait leur preuve thérapeutique sur grand nombre de patients stabilisés, améliorés ou guéris de leurs troubles fonctionnels, organiques, dégénératifs.

Les rapports calories/catalyseurs, cru/cuit, diète/nutrition sont particulièrement importants, ainsi que l'équilibre chrono-biologique, c'est-à-dire les horaires de repas qu'il est préférable de prendre à heures fixes, déterminés par chacun.

L'importance que l'on devrait accorder à chaque repas

Pour ce qui est du volume des repas, nous aimons cette formule d'Adelle Davis : petit-déjeuner de roi, déjeuner de prince, dîner de pauvre.

Le petit-déjeuner royal : la crème Budwig

La crème Budwig (recette de base)

mélanger...

- 4 cuillères à café de fromage blanc maigre (0-20 %)
- 2 cuillères à café d'huile première pression à froid garanties vierges et biologiques (tournesol, germe de blé, lin)

  Battre en crème le fromage blanc et l'huile. L'émulsion doit être complète, pour cela l'huile et le fromage seront battus avec assez de vigueur dans un bol avec une fourchette ou alors au mixer.

ajouter...

- le jus d'un demi-citron
- une banane bien mûre écrasée ou 2 cuillères à café de miel ou 2 cuillères à café de sucre intégral (sucanat) ou des fruits séchés ;
- 2 cuillères à café de graines oléagineuses crues et fraîchement moulues (au choix lin, tournesol, sésame, noix, noisettes, amandes, graines de courge, noix de cajou, etc.) ;
- 2 cuillères à café de céréales complètes crues en graines fraîchement moulues (sarrasin, millet, avoine, orge, etc.) ;

  REMARQUE : pour moudre les graines oléagineuses et les céréales, un petit moulin à café électrique est nécessaire, possédant un couteau rotatif suffisamment solide pour supporter l'impact des céréales.

compléter...

- fruits variés de saison

Privilégiez les produits biologiques !

La crème Budwig (variantes)

mélanger...

(AVEC LAITAGE)

- 4 cuillères à café de fromage blanc maigre et 2 cuillères à café d'huile de lin* ou de tournesol*, ou
- 1/2 yaourt nature et 2 cuillères à café d'huile de lin* ou de tournesol*, ou
- 1 petit Suisse 20 % et 2 cuillères à café d'huile de lin* ou de tournesol* (bien émulsionner cf. recette de base)

(SANS LAITAGE)

- 3 cuillères à café de crème d'amandes ou de noisettes crue, non sucrée, ou
- 4 cuillères à café d'oléagineux fraîchement moulus, ou
- 1/2 yaourt au lait de soja et 2 cuillères à café d'huile de lin* ou de tournesol*

ajouter au jus d'un demi-citron...

- 2 cuillères à café graines oléagineuses fraîchement moulues et crues. Au choix: tournesol, sésame, lin, pignon, courge, noix, noisette, amande
- 2 cuillères à café sucre intégral et biologique de canne ou à choix:
  - 1 cuillère à café miel + 1 cuillère à café pollen
  - 3 cuillères café raisins secs
  - 1/2 banane mûre ou séchée
  - 2 figues sèches
  - 3 pruneaux
- 2 cuillères à café céréales fraîchement moulues, au choix:
  - sans gluten: riz ou millet ou maïs
  - avec gluten: sarrasin ou orge mondé ou gruau d'avoine
- On peut y rajouter:
  - du germe de blé: 1 à 2 cuillères à café
  - de la lécithine: 1 à 2 cuillères à café

compléter...

Avec des fruits de saison (100 à 200 grammes) et accompagnée d'une tasse de thé léger ou d'infusion de plantes.

* **huiles de première pression à froid garanties vierges et biologiques.**

Le déjeuner princier

Nous recommandons de commencer par des légumes frais en salade, panachés, additionnés de sauce crue à base de 2 cuillères à café d'huile vierge de première pression à froid (riche en acide gras polyinsaturé sous forme cis-cis). Puis des légumes frais cuits à la vapeur douce, le moins longtemps possible, pour accompagner viandes ou abats, ou poisson, ou fruits de mer, ou œuf, ou fromage, ou légumineuses, en variant chaque jour. Les végétariens veilleront à la présence d'un aliment riche en protéine. Par exemple deux œufs coque (provenant d'un bon élevage), ou légumineuses, ou fromage, ou tofu, ou laitage, ou soja. Consommer chaque jour, et cela est primordial, une bonne ration de céréales complètes et biologiques sous forme de crêpes ou galettes, bifteck de céréales, bouillies, graines ou pain.

Assiette de midi

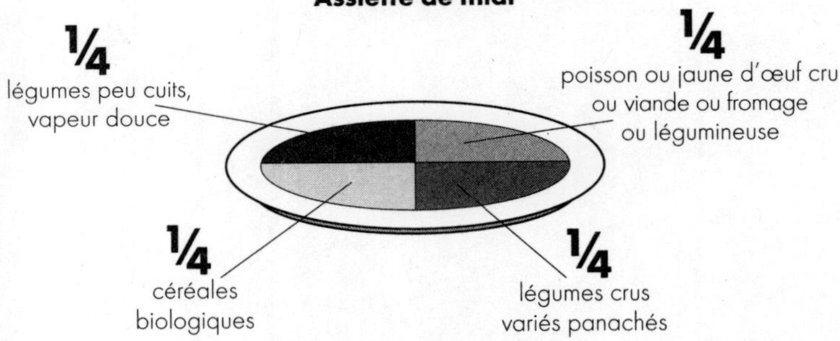

+ huile crue + citron + aromates + algues

+ Sauces crues variées:
2 cuillères à café d'huile première pression, avec par exemple :

- germe de blé
- blé germé broyé
- citron ou vinaigre de cidre
- tamari
- jus de légume fraîchement pressé
- fromage blanc maigre
- aromates fraîches
- oléagineux moulus
- céréales crues
- eau
- graines de moutarde fraîchement moulues
- yaourt au soja

Privilégiez les produits biologiques !

Votre médecin tiendra compte de certaines intolérances ou associations alimentaires mal supportées, et ajustera ce repas en fonction de chaque cas (régime dissocié, régime végétarien, régime diabétique, régime sans gluten, régime hypoglycémique, régime antimycose, régime hyperprotidique).

Le dîner de pauvre

Il sera pris le plus tôt possible. Il doit être léger, sans viande, conçu selon les mêmes principes que celui de midi. Si l'appétit manque le matin, c'est que le repas du soir a été trop abondant ou pris trop tard. Les personnes sédentaires ont besoin de deux repas par jour, matin et midi, le complément du soir doit être modeste : fruits et yaourt, ou

Assiette du soir

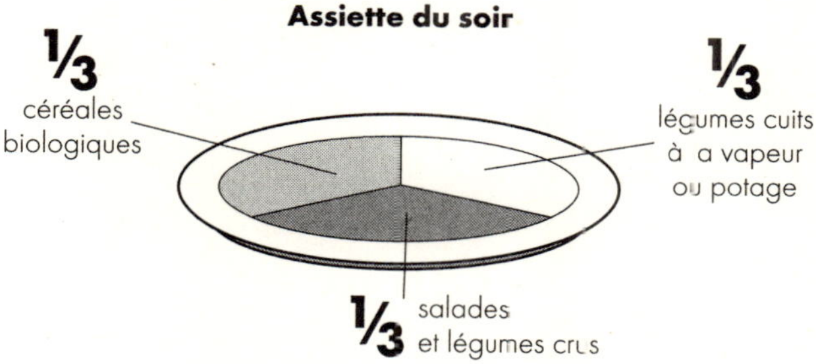

+ huile crue + 2 cuillères à café d'aromates

Ce repas devrait être :
- pris tôt : 3 heures avant le coucher
- léger
- sans viande
- sans autre protéine animale pour le sédentaire

Nota bene : si l'appétit manque le matin, alléger le repas du soir :
- 1 fruit
- 1 yaourt ou 1 potage aux céréales fraîchement moulues ou salade de crudités.

Privilégiez les produits biologiques !

fruits et oléagineux, ou potage de légumes aux céréales accommodé d'une cuillère à soupe d'huile crue vierge, biologique, première pression à froid, riche en acides gras polyinsaturés.

Un repas trop copieux le soir peut provoquer des malaises, des ballonnements, des gaz, des difficultés à trouver le sommeil ou un sommeil perturbé de cauchemars. Au réveil: une haleine forte, un enduit beige épais sur la langue, pas d'appétit et le mauvais réflexe est un café qui arrange tout en apparence.

Ces troubles sont très fréquents, chroniquement entretenus, et témoins d'un très mauvais fonctionnement digestif par surcharge alimentaire. Ils sont responsables d'un pullulement microbien intestinal. Ils persistent aussi longtemps que les règles ne sont pas respectées. Ils sont un point de départ et une cause des maladies dégénératives.

Le goûter

Il n'est pas indispensable. Pour ceux qui ne peuvent pas s'en passer, ce sera le dessert supprimé de midi: par exemple un fruit ou un yaourt, ou un fruit et des oléagineux, ou une crème caramel (faite à partir de lait frais ou de lait de soja et de sucre intégral), ou une tarte aux fruits.

L'importance que l'on devrait accorder au moment du repas

Le repas est un moment où l'on se retrouve (avec soi), où l'on se réunit (avec ses proches). En changeant le «a» par le «o», le repas devient repos. Pourquoi pas! Pourquoi ne pas prendre le temps nécessaire? Mieux vaut ne pas manger que de manger sans calme intérieur (il faut se souvenir que ce livre est adressé à la partie de la population mondiale qui meurt de surnutrition). Il est bien connu qu'il vaudrait mieux sauter un repas plutôt que de le prendre dans un mauvais état d'esprit. Souvent l'on profite de se remplir l'estomac pour se calmer: pourquoi ne pas faire l'inverse: se calmer d'abord (quelque minutes peuvent suffire avec l'entraînement) et apprécier ensuite; apprécier la nourriture, l'entourage, la chaleur du foyer, le repas, le repos, les enfants, les parents, le silence… (ah, excusez-moi, la télé existe !…).

En fait, mastiquer, ce n'est pas mâcher comme un animal ; mastiquer, c'est prendre son temps. Et oui, le temps, c'est ce qu'il y a de plus important, alors prenons le bon temps, et si nous le pouvons, sauvons notre temps… En commençant par le temps consacré à notre assiette.

Les aliments à éviter

Peu de produits conservés. Préférer les aliments frais et biologiques. La conservation des légumes par fermentation lactique est recommandée.

Peu de sel. Le besoin journalier est de 2000 milligrammes par personne. Il est comblé par le schéma alimentaire qui vous est proposé sans en rajouter. Toutefois, préférer le sel complet ou la poudre d'algues qui contiennent de grandes quantités d'autres sels et oligo-éléments que le sodium.

Pas de sucre blanc. Le remplacer par le sucre intégral. Le Dr Béguin a étudié et complété les travaux des dentistes Weston Price et Roos. Ces travaux ont été vérifiés par l'Association française d'odonto-stomatologie préventive. Le Dr Béguin va à contre-courant de la pensée actuelle en matière de prévention de la carie. Le sucre n'est pas cariogène s'il est consommé sous sa forme intégrale, bien au contraire, il est l'un des éléments essentiels dans la prévention de cette maladie dégénérative. L'action du sucre intégral, associé à une alimentation intégrale, est nettement supérieure à l'absorption de fluor, en ce qui concerne la prévention de la carie.

Peu de bonbons, chocolats, confiseries. Vous pouvez les remplacer par des fruits séchés (figue, raisin, banane, abricot, pomme, pêche, brugnon, poire, datte, de toutes origines, etc.).

Pas de jus de fruit du commerce, de sodas, cocas, boissons sucrées. Ces boissons contiennent en moyenne 100 grammes de sucre blanc par litre. Si une

Analyse comparée des trois sucres (pour 100 grammes), selon les travaux du Dr Béguin

	Sucre complet	Sucre brut	Sucre blanc
Saccharose	74-92 g	96-97 g	99,6 g
Glucose	2-11 g	0-1 g	0
Fructose	3-12 g	0-1 g	0
Protéine	0,4-1,1 g	0	0
Sels minéraux	1500-2900 mg	260-500 mg	30-50 mg
Potassium	600-1100 mg	15-150 mg	3-5 mg
Magnésium	100-180 mg	13-20 mg	0
Calcium	50-170 mg	75-95 mg	10-15 mg
Phosphore	14-80 mg	3-4 mg	0,3 mg
Fer	3-5 mg	0,5-1,3 mg	0,1 mg
Vitamines			
Provitamine A	3,9 mg	0	0
B1	0,14 mg	0,01 mg	0
B2	0,14 mg	0,006 mg	0
B6	0,4 mg	0	0
Nicotinamide	0,2 mg	0,03 mg	0
Panthoténate	1,2 mg	0,02 mg	0
C	38 mg	0	0

personne en consomme 500 verres par an, imaginez à ce rythme se profiler lentement et sûrement diabète, hypoglycémie, caries dentaires et autres maladies carentielles. Consommez des jus de fruit frais.

Pas d'alcool ni tabac. Les médecins en connaissent tous les méfaits et vous aussi. Il ne faut pas compter sur nos gouvernements, l'intérêt financier est trop important pour que l'on se lance dans une véritable campagne antialcool, antitabac. C'est vous-même qui devez prendre cette décision.

Peu de substances excitantes et acidifiante. Le café, le thé, etc. épuisent à la longue surrénales et pancréas.

Pas d'huile du commerce courant. Ceci est un point capital dans la méthode qui veut garantir un apport suffisant en vitamine F. Nous conseillons des huiles de tournesol, carthame, noix, germe de blé, lin, de première pression à froid, de graines biologiques non préalablement chauffées. La température lors de la pression ne doit pas excéder 45 degrés. Aucun solvant ne devra être utilisé.

Peu de beurre. 10 à 30 grammes de beurre cru par jour et par personne sont tolérés. Pas de margarine de synthèse. Pas de margarine garantie à base d'acides gras non hydrogénés : dans leur composition y sont adjointes des graisses de palme riches en acides gras très saturés. Pour tartiner, vous pouvez fabriquer du beurre de noisette, de noix, etc. Il suffit de moudre ces graines et d'y ajouter très peu d'eau, de manière à obtenir une pâte à tartiner.

Peu de pain blanc et de pain complet non biologique. Le pain blanc est pauvre en vitamines B et E et en fibres, très utiles au transit. Le pain complet non biologique contient les insecticides et pesticides qui sont présents dans le son. Utiliser à la place toute la gamme de céréales complètes et biologiques (riz, blé, seigle, avoine, orge, millet, sarrasin, maïs, épeautre).

Peu de biscuits, pâtisseries du commerce. Apprendre à les faire à partir de farines fraîchement moulues, sucre intégral, miel, oléagineux, fruits séchés.

En ce qui concerne le *lait, les fromages, les graisses animales*, ne pas dépasser 40 g de graisse par jour, en sachant que :

1 litre de lait en contient	40 g
100 g de fromage	45 g
100 g de crème fraîche	35 g
100 g de bœuf	20 g

Cela limite donc l'emploi de ces aliments.

Les protéines animales. Viande, poisson, œuf, lait doivent être d'excellente qualité nutritive et légèrement cuites, en préférant des cuissons à basses températures.

La qualité de la viande est un point délicat car elle dépend de la nutrition de l'animal lui-même. Il est intéressant de noter que la couleur de la viande de veau élevé naturellement est rouge et non pas blanche (qui est un signe d'anémie). Exiger des viandes provenant d'élevage naturel et biologique.

La cuisson des protéines animales rend l'aliment acidifiant pour nos humeurs, il est donc conseillé de très peu cuire et d'utiliser la cuisson à la vapeur douce, type couscoussier. Les grillades sont à éviter. Consommer la viande saignante, le poisson rosé à l'arête… (seuls les poissons de Méditerranée peuvent être mangés crus ou peu cuits.

Alimentation intégrale

remplacer	par
Jus de fruits du commerce : sodas, cocas, boissons sucrées	Jus de fruits frais
Sucre blanc	Sucre intégral biologique
Bonbons, chocolat	Fruits séchés naturellement, miel/pollen, oléagineux fraîchement décortiqués
Farines blanches et vieilles, semoules, flocons	Galettes à la farine fraîche et complète au miel cru, fruits oléagineux entiers ou fraîchement moulus
Pain blanc	Pain complet de farine fraîche et biologique
Sel blanc	Sel complet ou poudre d'algues
Conserves (sel)	Légumes frais biologiques non traités, non ionisés
Huiles du commerce, margarine, graisse végétale	Huiles crues pressées à froid, vierges et biologiques
Lait, fromage, excès de graisse, crème	Ne pas dépasser 30 g de beurre cru par jour
Viande, œuf, poisson, légumineuse	1 fois par jour, à midi, très peu cuire (à la vapeur). Faire germer les légumineuses avant de les cuire à la vapeur
Cuisson : friture, bouilli, micro-ondes	Peu cuire ses aliments et à la vapeur douce : cela conserve goût et propriétés vitales

Les autres doivent être bien cuits à cause d'un parasite, l'anisakiase), les œufs cuits à la coque ou crus, mélangés à vos céréales. Choisissez les fromages blancs maigres à 20 % et crus, peu salés.

Les légumineuses. Riches en protéines, elles sont très bien digérées après avoir subi la germination. Elles seront cuites à la vapeur douce, ou préparées sous forme de galette, ou en potage, ou en salade, ou en crème.

En conclusion

– Privilégiez la qualité de l'aliment plutôt que la quantité. Achetez vos produits frais dans des coopératives d'aliments biologiques. Il en existe partout en France. Vous n'ignorez pas la nocivité de tous les produits de synthèse utilisés dans l'agriculture, dans la conservation des aliments frais. Exigez des produits sains, sans engrais de synthèse, sans traitement après récolte, et si possible cultivés sur un sol d'après les modes de culture dite agrobiologique.

– Privilégiez l'alimentation intégrale plutôt que l'alimentation raffinée. Ainsi que l'alimentation biologique.

– Privilégiez les heures et les rythmes des repas que vous fixerez vous-même plutôt que l'anarchie.

Comment utiliser les céréales

Galettes ou crêpes de sarrasin, riz, seigle, orge, blé, maïs

Moudre la céréale à l'aide d'un moulin à céréales ou d'un moulin à café. À la farine, ajouter un peu d'eau et de sel, d'herbes aromatiques ou amandes, ou raisins secs, pour obtenir la consistance d'une pâte pour galettes ou plus liquide pour les crêpes. Cuire dans un gaufrier ou une poêle qui n'attache pas.

Céréales telles quelles en graines

Faire tremper les graines entières dans deux fois et demie leur volume d'eau, les graines se ramollissent en absorbant l'eau. 4 heures pour le sarrasin, 6 à 8 heures pour le millet, 12 heures pour le blé, le seigle et l'orge, 24 heures pour le riz. Faire cuire 10 à 20 minutes à la vapeur, sans oublier de les rincer auparavant. Servir avec des légumes, y ajouter les goûts désirés (safran, cumin, jus de légumes).

Bifteck de céréales

Passer les mêmes graines ramollies à la moulinette et ajouter à votre goût aromates, herbes, fromages... Leur donner forme et passer à la poêle, si possible sans graisse ou avec très peu d'huile.

Graines germées

Crues, à mélanger à vos salades. Il est bon de faire des cures périodiques de 4 semaines. Compter 2 cuillères à café par personne et par jour.

Technique de germination

Mettre quelques cuillères à soupe de graines cultivées biologiquement dans un bocal transparent en verre et les recouvrir d'eau pure (eau de source, eau minérale ou eau filtrée). Pas plus de graines sèches que le

quart du bocal. Laisser tremper les graines pendant un temps variable selon leur qualité et la température de l'eau.
Exemples:

1) graines à trempage long / 12 à 24 heures:
   azuki, haricot, mungo, pois chiche
2) graines à trempage moyen / 10 à 12 heures:
   blé, fenugrec, lentilles
3) graines à trempage court / 4 heures:
   tournesol décortiqué, alfalfa, sésame.

Après trempage, les graines sont imbibées d'eau. Recouvrir le bocal d'une toile moustiquaire retenue par un élastique. Vider l'eau du trempage et rincer abondamment sous le robinet avec de l'eau fraîche, mais pas trop froide (si l'eau de trempage doit être pure, l'eau du robinet convient pour le rinçage).

Mettre les graines à germer, le bocal incliné à 45 degrés sur un égouttoir, avec l'ouverture vers le bas. Il faut que les graines soient reparties le long du bocal et pas toutes entassées contre la toile. Cette position permet le drainage de l'eau et l'aération. Recouvrir les bocaux d'un linge, les graines préfèrent être à l'abri de la lumière (comme si elles étaient sous la terre).

Rincer deux fois par jour en moyenne. Le but du rinçage est d'éliminer les déchets métaboliques des graines et de les maintenir dans un milieu humide. Avec la technique des bocaux, il est plus facile d'assurer un bon rinçage qu'avec un germoir (voir Dr Soleil).

Pain de ménage

Prendre 500 g de farine fraîchement moulue, 50 g de levure de bière, une cuillère à café de sel marin. Délayer la levure dans une demi-tasse d'eau tiède, ajouter un peu de farine, jusqu'à obtention d'une pâte épaisse. Laisser dans un endroit chaud (environ 20° C, éventuellement au soleil), jusqu'à ce que cette masse double de volume. Ce levain est mélangé avec les 500 grammes de farine, le sel et l'eau, et pétri pendant 20 à 30 minutes. Abandonner la pâte couverte d'un linge dans un endroit chaud jusqu'à ce qu'elle double de volume, repétrir pendant 10 minutes, mettre dans un moule à cake, recouvrir d'un linge et laisser la pâte lever encore pendant 30 minutes. Chauffer le four à l'avance à 250 degrés, régler la température sur 175 degrés au moment d'y introduire la pâte. Cuire 45 minutes. En sortant le pain du four, en badigeonner rapidement la surface avec un pinceau trempé dans l'eau froide, afin que la croûte ne devienne pas trop dure.

Potage de céréales bouillies

Ajouter les céréales fraîchement moulues au potage et cuire quelques minutes.

Cure de détoxination et de revitalisation

Première semaine

Il faudra se nourrir de fruits frais et crus en petite quantité, de jus de fruits fraîchement pressés, en plusieurs repas. Chaque bouchée sera longuement mastiquée. Chaque soir, un lavement intestinal sera pratiqué et suivi d'une instillation d'huile riche en vitamine F (voir le chapitre sur l'hygiène intestinale).

Deuxième semaine

Trois repas seront répartis dans la journée. Ils seront composés d'aliments crus uniquement. Fruits frais ; jus de fruits, fruits séchés, graines oléagineuses ; céréales moulues et crues, miel, pollen, jaune d'œuf cru, fromage blanc maison, yaourt maison au lait cru demi-écrémé, lait cru, huiles vierges, légumes crus.

Voici une base de menu quotidien :

- *Petit-déjeuner.* Crème Budwig et 150 grammes de fruits
- *Déjeuner.* Légumes crus additionnés d'huile et d'une cuillère à café de céréales moulues et crues, fromage blanc maison ou 2 jaunes d'œuf crus
- *Dîner.* 2 cuillères à café de pollen, 2 cuillères à café de miel, quelques noix ; ou un fruit + un yaourt et une cuillère à café d'huile ; ou un fruit et quelques oléagineux.

Un lavement intestinal sera pratiqué au moins deux fois par semaine.

Troisième semaine

On ajoutera une fois par jour des céréales cuites et des légumes cuits. De plus, un lavement intestinal sera pratiqué au moins 2 fois par semaine.

Les 2 mois suivants, on conseillera un régime sans viande auquel feront suite les règles de base précises.

Dès lors, il sera bon d'entretenir l'effort de détoxination de l'organisme par une diète hebdomadaire de 24 ou de 36 heures, jusqu'au retour à un état de santé plus favorable. Cette diète sera plus efficace et facile si on y associe un lavement intestinal.

En cas de maladie chronique dégénérative

En cas de maladie, les conseils seront les mêmes, mais les «peu de» seront remplacés par «pas de». Il sera bon, selon la gravité de votre maladie et avec l'avis de votre médecin, de commencer par une cure de 21 jours en 3 étapes. Cette cure sera reprise au début de chaque poussée sévère de la maladie traitée.

Conclusion

Les maladies chroniques et dégénératives font suite aux pathologies fonctionnelles longtemps négligées, telles que les troubles digestifs, les troubles urinaires, les infections à répétition, etc. En ce qui concerne la nutrition, ces troubles fonctionnels sont liés, d'une part à un mauvais équilibre alimentaire dû à l'excès de calories et à l'insuffisance en oligo-éléments, d'autre part à la dénaturation de ces aliments.

L'homme moderne doit comprendre ces règles alimentaires simples et choisir de préserver sa santé au lieu d'user son capital héréditaire. Il est plus facile de modifier ses mœurs alimentaires pour améliorer son terrain plutôt que d'améliorer son psychisme ou modifier ses rythmes, ce qui demanderait encore plus de volonté, et/ou de trouver un bon guide. Je suggère donc qu'on modifie sa nutrition dans le bon sens, en attendant et en espérant un changement encore meilleur.

□

4 Les vitamines

Dr Philip Keros

Le XXe siècle a été marqué par de grandes révolutions dans nos habitudes de vie. Les famines ont disparu des pays industrialisés grâce aux technologies de l'industrie agroalimentaire, qui se substituent de plus en plus, dans la terminologie comme dans la pratique, à l'agriculture traditionnelle.

Ces transformations profondes ont entraîné une surabondance d'aliments, toujours plus beaux à voir… mais chaque jour plus insipides ! En outre, les taux de micronutriments, vitamines et oligo-éléments censés être présents dans nos aliments diminuent car l'utilisation intensive d'engrais augmente la teneur en eau de nos fruits et légumes et les hormones agissent de même sur les viandes et volailles.

Tout cela conduit ostensiblement à une alimentation de plus en plus carencée, malgré une disponibilité accrue et des coûts abaissés.

Pour pallier les insuffisances qualitatives et gustatives de notre alimentation et les excès, partout décriés, en sucre et en graisses raffinées, les industriels du secteur agroalimentaire croient innover :

- en inventant de faux sucres à partir de protéines (aspartam),
- en inventant de fausses graisses à partir de sucres,
- en inventant de faux goûts (agents de sapidité) ou en stimulant artificiellement nos papilles (glutamates),
- en proposant des plats « allégés » en cholestérol, en sucre, etc.,
- en rajoutant des agents vitaminiques tels que la vitamine E dans la margarine.

Ainsi, lors d'une récente réunion, certains professionnels de la viande demandaient l'ajout de vitamine E à la nourriture des bovins avant l'abattage… afin qu'à l'étalage, la viande paraisse plus rouge, et le reste plus longtemps !

En parallèle, les publications médicales sont toujours plus nombreuses à mettre en évidence l'effet de ces carences multiples :

- « la carence en vitamine C double le risque de cancers » (symposium de l'Institut national de la santé, Washington, septembre 1990),
- « l'apport de vitamine A peut guérir le cancer » (Pr Degos – utilisation de l'acide tout-trans rétinoïque sur une leucémie),
- « diminution de la mortalité par rubéole et maladies infantiles par l'apport de vitamines A » (Afrique et Inde),
- « l'apport de vitamine E réduit les risques athérogènes », etc.

En 1986, une étude a montré que l'apport en acide folique (vitamine B9) est, chez 95 % des Français, inférieur à la valeur recommandée. Ce taux est de 55 % en ce qui concerne la vitamine B1, de 30 % pour la vitamine B2, de 15 % pour la vitamine C et de 35 % pour la vitamine E.

Une autre étude à très vaste échelle est actuellement en cours : elle vise à apporter des vitamines antitoxiques (A, E, C) et certains oligo-éléments aux fumeurs, afin de comparer leur survie dans les cinq, dix et vingt ans, à celle de fumeurs non supplémentés. Compte tenu des effets nocifs, déjà décrits pour le tabac, on peut légitimement s'interroger sur l'intérêt de cette étude. Aboutira-t-elle bientôt à la production de cigarettes « light-supplémentées-en-vitamines-garanties-hypocancérigène » ?

Il devrait être évident pour tous que seule une vie saine, basée sur des considérations alimentaires et psychologiques de valeur, consacrées par l'expérience, permettra une meilleure qualité de vie.

C'est ce qu'a bien démontré le Dr Kousmine depuis plus de cinquante ans, véritable précurseur en ce domaine. Elle a été une des premières à utiliser les vitamines à haute dose, en s'appuyant sur les données de ce qui allait devenir la médecine orthomoléculaire, terme qui désigne une thérapeutique utilisant les mêmes molécules que l'organisme (vitamines, oligo-éléments, acides aminés).

Les descriptifs ci-après indiqueront pour chaque vitamine ses principaux rôles dans l'organisme, l'effet de sa carence, ses sources naturelles, etc. Si, lors d'un interrogatoire alimentaire ou lors de l'examen clinique minutieux, le praticien met en évidence une carence nette, il lui sera toujours aisé de proposer la vitamine ou l'oligo-élément qui comblera ce déficit.

Ce cas est malheureusement exceptionnel et on parle plutôt de subcarences, généralement induites par le mode de vie, d'alimentation, de cuisson, et par des substances chimiques (médicaments notamment), qui diminuent fortement les taux de vitamines actives disponibles (*«Vitamin Robbers»* ou voleurs de vitamines).

La connaissance parfaite des vitamines et des divers nutriments n'est donc pas suffisante en soi ; encore faut-il connaître les différentes actions, synergiques ou antagonistes, des vitamines et oligo-éléments entre eux, ou par rapport à des traitements (cortisone, par exemple).

Ainsi, la prescription de zinc et de cuivre doit se faire en tenant compte de leur antagonisme d'absorption. Le médecin pourra donc les prescrire selon les besoins :

- **soit séquentiellement**: c'est le cas dans une maladie virale aiguë où on utilisera d'abord le cuivre qui est pro-inflammatoire pour aider à lutter contre l'envahissement du virus, et ensuite le zinc pour recharger les stocks diminués par la réaction inflammatoire, et dont le déficit entraîne une fatigabilité accrue postinfectieuse, généralement acceptée comme faisant partie de la convalescence normale !
- **soit simultanément**: lors de déficit intense. La proportion optimum dans ce cas semble se situer à 10 parties de zinc pour 1 de cuivre.

Dans le même ordre d'idée, on sait que dans la prévention contre l'artérite, on emploiera non seulement les vitamines connues pour leur effet antioxydant telles que A, E, C, B1, B3, etc., mais également des oligo-éléments tels que le sélénium et le zinc, des EPA trouvées dans les huiles de poissons des mers froides, des acides aminés, etc.

Un tel mélange, souvent à des doses dépassant les valeurs physiologiques normales, s'appelle un mélange **orthomoléculaire**; son effet synergique est de loin supérieur au simple effet cumulatif de chacun des éléments qui rentre dans la composition du mélange.

Le Dr Kousmine a utilisé avec succès de tels mélanges, commercialisés sous le nom de Dynaplex® et Ascodyne® en Suisse, dans les cancers et scléroses en plaques.

Depuis lors, ces traitements d'appoint ont bénéficié des très nombreuses recherches mondiales sur les mélanges orthomoléculaires.

Ainsi, en fonction des pathologies rencontrées, le médecin sera amené à prescrire des compléments vitaminiques, soit tout prêts dans le commerce, soit d'une composition qu'il adaptera aux besoins de son patient.

Il ne faudra pas s'étonner si les doses habituellement prescrites dépassent fréquemment les doses couramment admises par l'*Organisation mondiale de la santé.*

En effet, ces normes établies sont une moyenne et ne représentent que des valeurs indicatives, ne pouvant tout au plus servir que d'appréciations approximatives. Ceci est dû au fait que la quantité nécessaire d'une vitamine pour un individu donné dépend non seulement de son alimentation et de ses conditions de vie, mais également de son fonctionnement particulier, ce qui est délicat à apprécier; sans compter que la pathologie rencontrée est, elle aussi, un facteur de surconsommation vitaminique (exemple de la vitamine C et du cancer).

En outre, la carence d'une vitamine ou d'un oligo-élément peut être palliée momentanément par la présence d'une autre vitamine ou oligo-élément.

Tout ceci explique les nombreuses publications que l'on voit fleurir dans les journaux scientifiques et de vulgarisation, et qui semblent parfois contradictoires.

Ceci est en rapport avec l'extrême complexité des très nombreuses interactions rencontrées. Toutefois, un consensus se dégage pour dénoncer les abus de l'alimentation moderne, carencée, manipulée, transformée à outrance, et somme toute (potentiellement) dangereuse. Nous en serons bientôt réduits à choisir nos toxiques !

Après un descriptif des vitamines et oligo-éléments majeurs, on trouvera quelques exemples de traitements orthomoléculaires dans des pathologies courantes. Cependant, sans avis médical, l'automédication n'est pas de règle, compte tenu des interactions complexes déjà esquissées. N'oublions pas que c'est grâce à l'énorme expérience clinique accumulée par des précurseurs tels que le Dr Kousmine que nous pouvons maintenant améliorer l'état de santé des patients atteints de pathologies dégénératives réputées incurables.

Cette expérience clinique se trouve aujourd'hui de plus en plus confrontée par des publications scientifiques toujours plus nombreuses.

Les vitamines

C'est à l'occasion des premières études sur le béribéri (1891) que l'on a parlé pour la première fois de vitamine, littéralement «amine de vie», car la principale substance chimique retrouvée dans la cuticule de riz, capable de traiter cette pathologie, était une amine. En réalité, on regroupe sous ce terme de vitamine un ensemble de substances, indispensables aux réactions biochimiques de l'organisme, qui ont la particularité de devoir être apportées par l'alimentation. En effet, contrairement aux hormones, l'organisme ne sait pas les synthétiser.

Elles sont dénuées de valeur calorique et agissent à faible dose. Leur carence peut être à l'origine de troubles graves ; certaines sont d'ailleurs connues depuis la plus haute antiquité, tel le scorbut lors d'avitaminose C.

On peut regrouper les vitamines en deux classes :

1) **Les vitamines liposolubles** – solubles dans les graisses et les solvants des graisses – représentées par les vitamines A, D, E, F, K.

   Elles requièrent l'intégralité des fonctions d'absorption de l'intestin en ce qui concerne les corps gras. C'est pourquoi un laxatif à base d'huile de paraffine, fixant ces vitamines dans le tube digestif et favorisant leur excrétion fécale, est source de carence.

2) **Les vitamines hydrosolubles** – solubles dans l'eau – sont représentées par la vitamine C et toutes les vitamines du groupe B. Elles sont facilement absorbées par l'intestin.

De quoi proviennent donc les carences et les subcarences ?

L'alimentation doit normalement apporter les vitamines nécessaires, dont les besoins s'expriment le plus souvent en milligrammes.

Or, les techniques de l'industrie agroalimentaire (engrais, mûrissement artificiel, conservateurs, huiles pressées et raffinées à chaud, aliments en conserve, etc.) tendent à réduire les quantités de vitamines disponibles dans notre alimentation; de même les modes de cuisson rapide, la multiplication des plats préparés, des fast-food, aggravent le problème.

Par ailleurs, la vie moderne est génératrice de stress qui augmente les besoins en vitamines et oligo-éléments.

Existe-t-il des risques de surdosage ?

Ils sont décrits pour la vitamine A et D, mais ne semblent pas exister pour les autres. Toutefois, il convient de prendre en considération que certaines vitamines peuvent être synthétisées par la flore du gros intestin.

Par ailleurs, il faut savoir qu'un effet de carence d'une vitamine peut parfois être compensé par la présence d'une autre vitamine.

Enfin, il ne faut pas négliger le rôle d'un oligo-élément dans la fonction d'une vitamine, et le fait que les vitamines ont souvent une action synergique et de protection réciproque.

Les vitamines liposolubles

Vitamine A

Projetée sous les feux de l'actualité grâce à de nombreuses expérimentations et des résultats uniques en cancérologie – en particulier l'obtention d'une re-différenciation de cellules tumorales, c'est-à-dire la transformation de cellules cancéreuses en cellules normales – la vitamine A fait l'objet de toute l'attention du monde de la recherche médicale.

La vitamine A, ou rétinol, est la vitamine biologiquement active et on ne la rencontre que dans le règne animal (foie d'animaux, de flétan, de thon, de morue, jaune d'œuf, abats, etc.)

Les provitamines A sont représentées par une cinquantaine de caroténoïdes, dont le **bêta-carotène** est le plus actif. Les carotènes ne se rencontrent que dans le règne végétal et constituent 50 à 60 % de nos apports. Les principales sources de carotène sont les légumes et fruits colorés (jaune, orange ou vert). Voici quelques indications pour 100 grammes d'aliments :

- carotte : 6,6 mg
- épinards : 4,9 mg
- brocolis : 1,5 mg
- mangue : 2,9 mg
- melon : 2 mg
- abricot : 1,6 mg
- pêche : 0,5 mg

Toutefois, ces teneurs en bêta-carotène dépendent non seulement de l'espèce végétale, mais aussi de la saison et de la maturité. En outre, la disponibilité varie en fonction des aliments et des types de préparations culinaires : le bêta-carotène est partiellement entraîné par les eaux de cuisson, et sa destruction est de l'ordre de 20 %.

Le rétinol et les carotènes sont absorbés par l'intestin grêle en présence de sels biliaires, de graisses et de protéines. Le bêta-carotène, formé en réalité de 2 molécules de vitamine A, va être scindé en deux et ne produira qu'une molécule de rétinol. Le pourcentage de carotène qui sera scindé dépend d'un processus de régulation tenant compte du statut vitaminique A de l'organisme. L'absorption intestinale de carotènes d'origine végétale est ainsi régulée en fonction de nos besoins pour éviter toute toxicité !

Le stockage de la vitamine A se fait à 90 % au niveau du foie, et représente une quantité suffisante pour un an. Toutefois, ces réserves peuvent s'épuiser rapidement dans les états infectieux, les fièvres, certaines intoxications et les cancers.

Biologiquement, la vitamine A est indispensable à la stabilité des membranes lipoprotéiques cellulaires et intracellulaires. Elle a par conséquent un rôle fondamental dans la maturation et la différenciation des cellules, et donc des tissus à taux élevé de reproduction cellulaire (épithéliums, cartilages de croissance, cicatrices, cellules blanches et rouges de la moelle osseuse, etc.).

Sur le plan pathologique, les carences peuvent être liées à un apport insuffisant de protéines et de graisses et survenir lors de certaines maladies, ou lors d'utilisation de cortisone. La lenteur d'adaptation de la vision lors du passage d'une lumière vive à la pénombre, l'éblouissement par les phares d'automobiles la nuit sont des symptômes précoces faciles à mettre en évidence. Ces carences se manifestent également au niveau de la peau qui devient épaisse, sèche et rugueuse, au niveau des cheveux qui deviennent ternes et cassants, ainsi que par une sécheresse des muqueuses et une fragilité de l'émail dentaire.

De nombreuses études ont montré que l'apport de vitamine A permet de prévenir l'artériosclérose, d'améliorer les allergies et la fertilité, de stimuler les défenses immunitaires. C'est ainsi que la supplémentation en vitamine A de plus de 15 000 enfants a permis de réduire la mortalité infantile de façon importante en Inde. Le même effet a été décrit en Afrique chez des enfants atteints de rougeole, souvent mortelle dans ces pays.

Toutefois, c'est **l'action anticancéreuse** de la vitamine A qui présente le plus d'intérêt. Pour la première fois en effet, le Pr Degos a réussi à obtenir d'une cellule cancéreuse qu'elle redevienne normale grâce à l'utilisation de l'acide tout-trans rétinoïque, apparenté à la vitamine A. À côté de ce résultat unique, des études prospectives et rétrospectives ont montré que la carence en vitamine A et en carotènes est responsable d'un taux huit fois plus important de cancers du poumon, ainsi que d'une augmentation du nombre des cancers de la bouche et de l'œsophage. Actuellement, on essaie également de mettre en évidence une action préventive de la vitamine A et des carotènes sur les cancers du col utérin, du côlon, de la peau ainsi que sur les cancers induits par le tabac.

L'apport recommandé en vitamine A pour un adulte est de 7500 à 10 000 UI par jour, dont la moitié sous forme de provitamines. En France, l'alimentation couvre de façon satisfaisante ces besoins. Cependant, chez les patients présentant un facteur de risque particulier et lors de certaines pathologies, on recourt à des apports pouvant atteindre 50 000 UI par jour ! Dans ces cas, une surveillance médicale est obligatoire après contrôle du taux sanguin du rétinol et des fonctions hépatiques.

Par contre, l'apport même important de bêta-carotène ne risque pas de provoquer d'hypervitaminose ; ainsi, l'ingestion de 50 à 200 milligrammes par jour, pendant plusieurs années, chez des sujets atteints de pathologies telles que la protoporphyrie, n'a provoqué aucun effet indésirable, si ce n'est éventuellement une pigmentation jaunâtre de la peau, qui disparaît dès que la consommation est réduite.

En France, on recommande un apport de 4 à 9 milligrammes par jour, ce qui correspond par exemple à environ 100 à 200 grammes de carottes et d'épinards ou 200 à 400 grammes de mangue, melon et abricots, selon la saison et la maturité.

En fait, 15 % de la population française serait carencée !

Vitamine D ou calciférol

Le nom de vitamine D a été donné à une famille de composés ayant une activité antirachitique. Elle joue un rôle fondamental dans le métabolisme phosphocalcique, où sa finalité est d'augmenter la quantité des minéraux disponibles pour la construction de l'os.

Dans l'alimentation, on retrouve essentiellement la vitamine D2 (ou ergocalciférol) et la vitamine D3 (ou cholécalciférol) dans :

- les huiles de foie de poisson (morue, flétan, saumon),
- les poissons gras (anguille, thon, sardine),
- le jaune d'œuf,
- les foies de veau et de bœuf,
- le beurre.

Les végétaux, quant à eux, contiennent peu de vitamine D (excepté le cacao). Une source importante de vitamine D3 provient également de sa synthèse au niveau de la peau, à partir d'un dérivé du cholestérol soumis à l'influence du rayonnement solaire, riche en ultraviolets.

C'est dire l'importance de l'exposition solaire, souvent insuffisante en hiver, aggravée par l'habillement, chez les personnes ayant une peau pigmentée et qui ne parviennent plus à couvrir leurs besoins.

Soluble dans les graisses, la vitamine D est stockée dans le tissu adipeux, le foie et les muscles. Cette liposolubilité peut entraîner un surdosage thérapeutique, responsable d'hypercalcémie avec nausées et vomissements, de douleurs osseuses et musculaires, voire de calcification.

Elle intervient au niveau de l'absorption intestinale du calcium, du métabolisme du phosphore et du fluor, et elle agit directement sur les cellules osseuses.

Sa carence est responsable du rachitisme chez l'enfant, avec un retard de croissance et des douleurs et déformations osseuses, des caries avec un retard de croissance dentaire, une fatigue, une anémie et une hypocalcémie…

Chez l'adulte, on observera essentiellement une ostéomalacie, qui est une déminéralisation de l'os avec fatigue musculaire, trouble de la marche et tétanie hypocalcémique.

À ces effets bien connus de la vitamine D, surtout utilisée pour la prévention du rachitisme, il faut désormais rajouter des actions en dermatologie, en immunologie et en cancérologie.

Un congrès international lui a été consacré à Paris. La vitamine D3 s'est révélée être un agent majeur de la différenciation de l'épiderme, capable de favoriser la production d'une barrière cutanée cohérente et de bonne qualité. Appliquée localement, son action se révèle comparable à celle de corticoïdes, effets secondaires en moins, notamment en ce qui concerne l'atrophie de la peau. Son activité sur les fonctions immunitaires de la peau pourrait également être très utile pour d'autres dermatoses inflammatoires chroniques, comme les eczémas de contact.

En cancérologie, la vitamine D diminue la prolifération de cellules cancéreuses, de tumeur du sein, et leur permet de retrouver leurs propriétés différenciées, les cellules reprenant leur morphologie normale, et ce à des doses quasi physiologiques. En outre, il est question de tester la vitamine D dans les cancers du côlon, qui possèdent également des récepteurs à la vitamine D. À suivre donc…

Les apports quotidiens recommandés sont de 400 UI chez les nourrissons jusqu'à 6 mois, les besoins sont augmentés à 600 UI de 6 mois à 4 ans, ainsi que chez la femme enceinte et allaitante. Ces doses représentent environ 50 à 200 grammes de poissons gras, 100 à 500 grammes de jaune d'œuf, 400 à 600 grammes de foie, et seulement 4 grammes d'huile de foie de morue !

La vitamine D craint la lumière, la chaleur et l'oxydation. On estime que les pertes sont de l'ordre de 20 % à la cuisson.

Vitamine E

Déjà bien connue pour son rôle antioxydant majeur, lui conférant le statut de vitamine *antivieillissement*, l'alpha tocophérol, ou vitamine E, a récemment donné lieu à de nombreuses publications confirmant son intérêt dans la prévention et la limitation de la plaque d'athérome.

Liposoluble, la vitamine E est absorbée dans l'intestin en présence de sels biliaires, puis incorporée au niveau des chylomicrons. Dans le plasma, elle se lie aux lipoprotéines et sera stockée ensuite au niveau du foie et du tissu adipeux.

L'organisme n'absorbe en moyenne que 20 à 40 % de la vitamine E consommée.

Les sources les plus importantes de vitamine E se trouvent dans les huiles de première pression à froid, en particulier dans celles de germe de blé, de tournesol, de noix, de lin et de pépin de raisin. Elle est également présente dans les oléagineux (noix, noisettes, pistaches, amandes) et les céréales complètes. Enfin, on la retrouve – en quantité négligeable – dans les poissons gras, les légumes verts et les œufs.

Sa stabilité dépend du milieu dans lequel elle se situe. Ainsi, elle est beaucoup plus sensible à l'oxygène, à la lumière et à la chaleur en milieu aqueux qu'en milieu graisseux. Cette notion permet de mieux cerner l'influence des modes de cuisson sur la préservation de cette vitamine.

Sur le plan physiologique, la vitamine E a la propriété de pouvoir s'incorporer au niveau des structures lipophiles (riches en lipides) des membranes cellulaires, en particulier celles des systèmes nerveux, musculaire et cardiovasculaire. Les radicaux libres sont des substances très réactives, formées naturellement lors du fonctionnement cellulaire normal et liées à l'utilisation de l'oxygène par les différents métabolismes. La vitamine E, incorporée dans les membranes, protège les cellules contre l'action agressive de ces radicaux libres en se transformant en un radical stable, ce qui interrompt ainsi une réaction en chaîne très destructrice. C'est cette action qui lui confère généralement sa réputation de vitamine *antivieillissement*.

En ce qui concerne la plaque d'athérome, la vitamine E apparaît comme un antioxydant capable de protéger les lipoprotéines de LDL cholestérol du processus de peroxydation ou *rancissement*. En effet, ces LDL, une fois oxydées, sont captées par les macrophages qui se transforment en cellules spumeuses, à l'origine de la plaque d'athérome. On a pu démontrer qu'une molécule de LDL contenant 6 à 8 molécules de vitamine E peut résister soixante à quatre-vingt minutes à l'oxydation.

Cette donnée semble bien en accord avec les observations cliniques : on constate en effet une mortalité plus importante par ischémie coronarienne (ou infarctus du myocarde) chez les individus qui sont carencés en vitamine E.

En outre, l'effet protecteur de la vitamine E est renforcé par les vitamines A et C, elles aussi connues pour leur effet antioxydant.

À côté de ces effets récemment décrits, les carences en vitamine E sont responsables d'anémies hémolytiques, d'atteintes dégénératives du système nerveux avec, en particulier, une atteinte de la rétine. Elle joue également un rôle important au niveau des glandes sexuelles et participe à la fertilité.

Les besoins sont variables selon le sexe, l'âge et le pays. En France, on considère qu'un tiers de la population a un apport insuffisant en vitamine E. On conseille l'apport de 3 à 4 UI (ou milligrammes) chez le nourrisson, et de 10 à 15 UI chez l'adulte, ce qui correspond, par exemple, à 10 grammes d'huile de germe de blé, 30 grammes d'amandes ou de noisettes, ou encore 600 grammes de poisson gras.

Aucun effet toxique de la vitamine E n'a été décrit. Bien au contraire, les résultats cités sur la prévention des pathologies cardiovasculaires ont été obtenus par des apports importants, variant de 500 à 1000 milligrammes par jour !

C'est pourquoi, dans ces pathologies, on est amené à faire ces apports par des prescriptions de capsules huileuses que l'on trouve en pharmacie ou dans certaines boutiques, sous une forme synthétique ou naturelle.

Vitamine F

Sous ce terme, on désigne en réalité une série d'acides gras polyinsaturés essentiels (c'est-à-dire non synthétisés par l'homme), représentés par les acides linoléique, linolénique et arachidonique, apportés exclusivement par l'alimentation, et assimilés, de ce fait, à une vitamine.

Leur rôle fondamental a été décrit, dès les années 1950, par le Dr Kousmine. Il s'exerce au niveau :

- de la structure et de l'étanchéité des membranes cellulaires,
- de la synthèse de la lécithine et de la myéline, indispensables au bon fonctionnement du cerveau et du système nerveux,
- de la synthèse des prostaglandines, véritables hormones cellulaires, impliquées dans les phénomènes inflammatoires et immunitaires.

La forme spatiale de ces acides gras est importante : ainsi, seule la forme dite *cis-cis* est biologiquement active. La rotation de la molécule autour de son axe, lors de la préparation de certaines huiles industrielles, la rend inactive (forme dite *cis-trans*).

C'est un peu comme pour nos deux mains : elles ont la même *formule* (cinq doigts, nombre identique de phalanges, ongles, etc.), mais elles diffèrent par leur disposition dans l'espace. Un outil asymétrique, spécifiquement conçu pour un droitier – une paire de ciseaux, par exemple – ne pourra donc servir à un gaucher. Il en va de même pour l'organisme !

L'acide cis-linoléique se retrouve essentiellement dans les huiles de première pression à froid – tournesol, soja, onagre, lin – et dans le lait humain. Il est transformable en **acide gamma-linolénique** grâce à l'action d'une enzyme, la delta-6-désaturase. Celle-ci est activée par le zinc, la vitamine B6, le magnésium, et elle est freinée, entre autres, par l'alcool, le vieillissement, la pollution, les rayonnements. Toutefois, **l'acide gamma-linolénique** est également présent dans les huiles d'onagre (7 à 9 %) et de bourrache. Quant à

l'acide alpha-linolénique, on le trouve dans l'huile de lin, de noix, de soja et de colza. Il préside à la formation de PGE3.

La synthèse de l'acide di-homo gamma-linolénique se fait à partir de l'acide gamma-linolénique. C'est un des précurseurs des prostaglandines de type I (PGE1), véritable *hormone de paix* cellulaire qui met fin à la réaction inflammatoire.

L'acide arachidonique, précurseur de la prostaglandine de type II (PGE2), plutôt pro-inflammatoire, peut être synthétisé à partir de l'acide di-homo gamma-linolénique précédemment cité, mais il est également présent dans les matières grasses animales (viande rouge, œuf, beurre, foie...). Il n'y a donc jamais de carence.

On comprend qu'il doit y avoir un parfait équilibre entre les deux types de prostaglandines, PGE1 et PGE2. En effet, les PGE2 ont un rôle positif, agressif et efficace lorsqu'il s'agit d'éliminer une bactérie par exemple; mais elles doivent être rapidement neutralisées par les PGE1, sinon la réaction inflammatoire perdure, ce qui conduit à une inflammation chronique et à la sclérose.

Malheureusement, l'alimentation moderne est riche en acides gras saturés et en acides gras de forme *trans*, ce qui entraîne un déséquilibre au détriment des PGE1, qui ne peuvent plus assurer leur mission de paix.

D'une façon générale, la vitamine F est sensible à la chaleur et à l'oxydation, d'où l'importance des huiles vierges de première pression à froid, parfaitement conditionnées, à l'abri de la chaleur et de la lumière. Elles doivent être conservées au réfrigérateur après ouverture. La quantité souhaitable est de l'ordre de 2 cuillères à soupe par jour, dans la crème Budwig ou en assaisonnement. Cependant, le Dr Kousmine recommande un apport plus conséquent d'environ 60 millilitres, à faire après lavement, dans les pathologies où la carence est plus importante.

Cliniquement, la carence en vitamine F se reconnaît à l'aspect de la peau qui devient sèche et rêche: aux extrémités inférieures d'abord, puis au niveau du dos, pour atteindre ultérieurement l'ensemble du corps. Dans ce cas, l'apport régulier de vitamine F rend la peau souple et soyeuse. C'est dire qu'il ne sert à rien de s'enduire copieusement de produits cosmétiques alors que le désordre est interne !

Cette carence est également responsable d'une baisse de l'immunité et de la fertilité. Par ailleurs, elle favorise surtout un état inflammatoire chronique, non compensé par l'action des PGE1.

Du fait de tout ce qui précède, on comprendra facilement que la vitamine F ait une action bénéfique dans toutes les pathologies inflammatoires et dégénératives.

Elle est notamment utilisée dans :

- les syndromes prémenstruels où il semble que la PGE1 régularise l'action des hormones ; dans cette indication, elle est associée à la vitamine B6 et au zinc,
- les affections bénignes et malignes des seins, en synergie avec la vitamine A,
- les pathologies cardiovasculaires, grâce à son action anticholestérolémiante, antihypertensive et antiagrégante plaquettaire, soit antithrombosante. Dans ce cas, il est intéressant de l'associer à la vitamine E et au sélénium,
- l'eczéma, l'asthme, les allergies,
- l'arthrite et la polyarthrite rhumatoïde,
- la sclérose en plaques, d'étiologie inconnue, où l'apport de vitamine F agit probablement au niveau de l'étanchéité des membranes, sur la structure de la myéline, en favorisant la synthèse de la PGE1 anti-inflammatoire. La thérapeutique par vitamine F doit aussi être associée à une réduction significative des graisses saturées (moins de 20 grammes par jour). Les effets obtenus dans cette pathologie ont été décrits par Judy Graham, elle-même atteinte et guérie d'une sclérose en plaques, dans son livre sur l'huile d'onagre.

Plus récemment, des publications mettant en évidence l'action nettement bénéfique de la réduction des acides gras saturés et l'intérêt d'apporter des acides gras polyinsaturés dans les pathologies démyélinisantes (dont fait partie la sclérose en plaques) viennent conforter les travaux et les écrits du Dr Kousmine. En effet, elle a mis l'accent sur les graisses plutôt que sur les protéines, considérées jusqu'ici comme étant la cible privilégiée d'un système immunitaire aberrant.

Pour l'anecdote, ce n'est que tout récemment qu'un décret est passé pour obliger les fabricants de lait maternisé à ajouter des acides gras polyinsaturés dans leurs produits. Que de temps perdu et de dégâts prévisibles commis en attendant !

Vitamine K

Vitamine nécessaire à la synthèse dans le foie de certains facteurs de la coagulation, elle possède une action antihémorragique.

Elle a une double origine :

- **alimentaire** (foie, choux, épinards, salade, céréales germées, blé, carottes, etc.),
- **endogène**, grâce à sa synthèse par les bactéries de l'intestin.

Comme elle est très répandue dans la nature, sa carence est rare et généralement due à un trouble de l'absorption intestinale ou à une pathologie biliaire (hépatite, cholécystite, etc.), voire à une alimentation déséquilibrée, associée à un traitement antibiotique de longue durée. Elle se traduit par des hémorragies faciles et des purpuras. La vitamine K injectable corrige ces effets.

Elle est très sensible à la lumière, aux oxydants et aux milieux basiques. Sa stabilité dans les modes de cuisson est mal connue.

Les besoins vont de 12 milligrammes chez les nourrissons à 50-140 milligrammes chez l'adulte et la femme enceinte, soit 30 à 100 grammes de foie, 25 à 70 grammes de choux ou épinards, ou 80 à 500 grammes de viande, par exemple.

Elle est indiquée pour la prévention de la carence chez le prématuré et le nouveau-né, ainsi que pour la prévention des accidents hémorragiques opératoires chez des sujets prédisposés.

Les vitamines hydrosolubles

Les vitamines B

Vitamine B1 ou aneurine ou thiamine

Son rôle a été mis en évidence historiquement dans la pathologie du *béribéri*, liée à une consommation exclusive de riz poli. La vitamine (contenue dans la cuticule) faisant défaut, il apparaît des signes variables allant d'une simple altération de l'état général avec irritabilité, manque d'appétit et amaigrissement, jusqu'à une atteinte profonde du tissu nerveux (polynévrite) et du cœur, avec apparition d'œdème pouvant conduire à la mort.

Actuellement, les carences sont surtout en rapport avec des régimes déséquilibrés (alcoolisme), la pilule, la grossesse et le tabagisme, le diabète, certaines pathologies intestinales et hépatiques, et les fièvres prolongées.

Les effets de la carence en thiamine s'expliquent par son rôle fondamental dans le métabolisme des glucides où elle permet une meilleure fabrication énergétique, évitant l'accumulation des acides intracellulaires.

La thiamine intervient également dans :

- le métabolisme des lipides et des protéines,
- la synthèse de l'urée,
- l'inactivation hépatique des œstrogènes,
- la synthèse de l'acétylcholine et de l'adrénaline, qui sont des transmetteurs au niveau des cellules du système nerveux.

La vitamine B1 est présente dans presque tous les tissus animaux et végétaux, en particulier dans la levure, le germe de blé, le foie, les rognons, les céréales complètes et les algues. Les besoins quotidiens vont de 0,3 milligramme chez le nourrisson à environ 1,5 milligramme chez l'adulte et l'adolescent, pour atteindre 1,8 milligramme chez la femme enceinte qu'il faudra donc penser à supplémenter (soit par exemple 100 grammes de blé germé, 400 grammes de foie, de poisson...). Les réserves étant minimes, un apport quotidien est nécessaire.

La cuisson à l'eau ou au four à micro-ondes est responsable d'une déperdition importante de la vitamine (37%).

La congélation préserve la vitamine B1.

Vitamine B2 ou lactoflavine ou riboflavine

Largement répandue dans la nature, la vitamine B2 est impliquée dans de nombreuses actions enzymatiques nécessaires à la respiration cellulaire et dans l'utilisation des acides gras et des acides aminés (protéines).

C'est pourquoi elle est indispensable à la croissance des tissus, principalement ceux qui ont un fort taux de renouvellement cellulaire, tels que les muqueuses, les tissus épithéliaux et les cellules sanguines (où elle intervient en fixant le fer dans l'hémoglobine). Elle agit également au niveau de la rétine et participe à l'inactivation des œstrogènes par le foie.

La carence est à peu près inconnue, du fait d'une synthèse suffisante par les bactéries de l'intestin. Toutefois, dans certaines pathologies (alcoolisme, nourrisson nourri au lait non maternisé, atrésie biliaire), elle peut être responsable de fissures labiales, d'hypervascularisation de la cornée, d'une atrophie des papilles de la langue (langue lisse).

Les sources alimentaires sont essentiellement la levure de bière, le germe de blé, le foie, les œufs, les viandes et les poissons, le yaourt et le fromage blanc.

Les besoins varient de 1 à 1,8 milligramme par jour (soit 100 grammes de foie, 1 litre de lait, 300 à 500 grammes d'œuf et de fromage).

Très sensible à la lumière (85 % de perte dans le lait exposé 2 heures au soleil !), elle est relativement résistante à la chaleur.

Vitamine B3 ou vitamine PP ou niacine

Elle correspond à deux composés hydrosolubles, l'acide nicotinique et la nicotinamide, d'activité vitaminique assez identique. C'est le précurseur de substances impliquées dans toutes les réactions d'oxydoréduction de l'organisme, autrement dit dans la respiration cellulaire.

Sa carence est responsable de la *pellagre* qui associe une asthénie, des troubles dermatologiques et intestinaux avec diarrhée et sang dans les selles, pouvant aller jusqu'au délire avec hallucinations et confusion mentale !

Biologiquement, elle est responsable d'anémie hypochrome.

Les carences se voient lors d'alimentation déséquilibrée (excès de sucre et de café) ou non assimilable par l'organisme (maïs), lors de certains traitements par INH et DOPA, chez les éthyliques et les fumeurs, et lors de cancers du côlon.

Contenue dans la plupart des aliments, on la trouve surtout dans la levure, les céréales complètes, les viandes et les poissons. Toutefois, la vitamine PP présente dans certaines céréales telles que le maïs n'est pas assimilée par l'organisme.

Les besoins journaliers vont de 6 milligrammes chez le nourrisson (jusqu'à 12 mois) à 15-18 milligrammes chez l'adulte, pour atteindre 20 milligrammes chez la femme enceinte ou allaitante (soit, par exemple, 100 grammes de foie, de viande, de poisson ou 20 grammes de levure).

Les pertes lors de la cuisson sont en principe faibles (20 %), mais peuvent atteindre 50 % dans un pot-au-feu par exemple. C'est la plus résistante des vitamines B à la cuisson.

Vitamine B5 ou acide pantothénique

Présent dans toutes les cellules, l'acide pantothénique fait partie du coenzyme A, nécessaire à de nombreuses synthèses, en particulier au niveau du métabolisme énergétique (cycle de Krebs). Il intervient également dans la synthèse des graisses à partir des hydrates de carbones, celle du cholestérol, des hormones stéroïdes (cortisol), et nécessite la présence de vitamine H et d'acide folique.

La carence est exceptionnelle et entraînerait une fatigabilité avec insomnie, mauvaise résistance aux infections et perte de mémoire. À un stade plus important, on décrit des douleurs abdominales, des crampes, des syndromes de pieds brûlants, de perte de cheveux, etc.

Les sources alimentaires sont nombreuses et proviennent essentiellement des viandes, des poissons et des œufs. Les plus grandes quantités se retrouvent dans les œufs de poisson (caviar), la gelée royale, le foie, la levure, les rognons et les champignons.

Les besoins sont de 2 milligrammes chez le nourrisson, 3 milligrammes chez l'enfant jusqu'à 3 ans, 7 à 10 milligrammes à partir de 10 ans, et varient beaucoup selon l'état nutritionnel et hormonal. Chez l'adulte, ces valeurs représentent environ 100 grammes de foie, 500 grammes de viande, d'œufs ou de céréales.

Les pertes par la cuisson sont de l'ordre de 20 à 40 %, la vitamine B5 étant sensible à la chaleur.

Vitamine B6

Vitamine du métabolisme des protéines, et plus précisément de la synthèse des acides aminés et nucléiques (ADN et ARN), la vitamine B6 se présente sous trois formes :

- **la pyridoxine** dans le règne végétal : céréales complètes et germées (germe de blé), haricots, lentilles, bananes, légumes verts, choux, poireaux, etc.,
- **le pyridoxal** dans le règne animal : foie, rognons, jaune d'œuf, viandes et poissons, lait maternel…,
- **la pyridoxamine** dans les levures.

Elle intervient dans :

- la synthèse des chromosomes (ADN et ARN),
- la structuration des membranes cellulaires et du système nerveux,
- le métabolisme des acides gras insaturés,

– la synthèse de l'hème des globules rouges,
– la synthèse de l'adrénaline, hormone du stress.

Sa carence est souvent en rapport avec l'alcoolisme et peut entraîner, à des degrés divers :

– des troubles de la croissance,
– des troubles nerveux allant du simple oubli des rêves à l'apathie, la dépression, vertiges, aux convulsions ou à des atteintes des nerfs périphériques ; ces effets seraient dus à un défaut de synthèse des neurotransmetteurs,
– des lésions séborrhéiques (cheveux gras), une glossite (langue dépapillée, rouge et lisse),
– une anémie microcytaire hypochrome et une baisse des défenses immunitaires.

Son apport peut, outre la correction des symptômes décrits ci-dessus, s'avérer bénéfique dans les hypoglycémies (où elle intervient sur la tolérance au glucose), la surdité de l'oreille interne, les vertiges de Ménière, les traitements aux rayons X, ou par certains antituberculeux (INH).

En outre, associée au zinc et à l'huile d'onagre, elle s'avère très efficace dans la correction des syndromes prémenstruels (tension des seins, mal au ventre, etc.).

Les besoins de l'adulte sont de l'ordre de 2 à 4 milligrammes par jour, soit environ 50 grammes de germe de blé ou 250 grammes de viande, poisson, foie…, et augmentent avec la consommation des protéines, l'utilisation de contraceptifs oraux, la grossesse et la lactation, le tabac, l'alcool et le sucre raffiné.

La cuisson peut entraîner une perte par dilution dans les eaux de cuisson. Sinon, la vitamine B6 est assez stable à la chaleur. Ceci illustre l'intérêt d'une cuisson à la vapeur douce.

Vitamine B8 ou vitamine H

La vitamine B8 ou **biotine** intervient essentiellement dans le métabolisme des glucides et des acides gras. Elle a deux sources :

- **alimentaire**: levure, foie, rognons, jaune d'œuf, champignons, haricots, lentilles, viandes et poissons, fromage, laitages…,
- **bactérienne**, synthétisée par la flore intestinale.

De ce fait, la biotine étant très répandue dans l'alimentation, sa carence est très rare chez l'homme. Elle entraînerait alors des symptômes communs aux autres carences de vitamine B.

En dehors de son emploi hospitalier lors d'alimentation parentérale (par voie intraveineuse) stricte, on propose la biotine dans le traitement des troubles des cheveux : alopécie, calvitie, hyperséborrhée (cheveux gras).

Vitamine B9

Plus connue sous le nom **d'acide folique**, cette vitamine est indispensable à la multiplication des cellules. Elle intervient en effet dans la synthèse des acides nucléiques (chromosomes) grâce à son action au niveau de la synthèse des purines et des pyrimidines. Ces substances sont ensuite fixées par l'intermédiaire de la vitamine B12 à un sucre, le *ribose*, pour former un acide nucléique, élément de base du chromosome. Elle intervient également dans la formation des globules rouges et dans la synthèse d'acides aminés.

Les sources principales sont les levures, le foie, les salades (épinards, mâche, cresson), les autres légumes verts, les haricots verts et les lentilles, les fromages, les œufs, les asperges…

Sa carence est la plus fréquente des carences en vitamines dans les pays développés. En France, 95 % de la population générale aurait un apport inférieur à 80 % de la dose recommandée, et de 5 à 25 % des femmes présentent une anémie mégaloblastique par carence en folate !

Elle se traduit par des troubles digestifs et neurologiques avec, biologiquement, une anémie macrocytaire non régénérative, une leuconeutropénie et hypoplaquettose (insuffisance de globules blancs et de plaquettes).

Son apport protégerait contre les parasites intestinaux, aiderait à lutter contre le blanchissement des cheveux et le psoriasis (en association avec la vitamine C).

Les besoins chez l'adulte sont d'environ 400 microgrammes (0,4 milligrammes par jour), soit à titre d'exemple, 100 grammes de foie, 8 grammes de levure ou 150 grammes d'épinards, pour atteindre 800 milligrammes chez la femme enceinte, qu'il faudra donc penser à supplémenter.

Les folates sont sensibles à la chaleur, à la lumière, aux acides, aux bases, aux oxydants et aux réducteurs. Les pertes peuvent atteindre 95 % lors des préparations culinaires.

Vitamine B12

De découverte récente, la formule de la *cyanocobalamine* rappelle celle de l'hémoglobine, à un détail près : au lieu d'être centrée par un atome de fer (ou de magnésium dans la chlorophylle), elle est centrée par un atome de cobalt.

Cette vitamine joue un rôle important dans l'hématopoïèse (fabrication des globules rouges dans la moelle osseuse), au niveau du système nerveux, dans le métabolisme des graisses et des sucres et – avec la participation de l'acide folique – dans la synthèse des acides nucléiques.

Les sources de vitamine B12 sont **exclusivement animales**: foie, rognons, poissons (en particulier la sardine), viandes, œufs, fromages et laitages.

Sa carence est exceptionnelle, le stockage hépatique étant suffisant pour trois à huit ans ! Elle peut toutefois exister lors de malnutrition, de régime végétarien strict et de certaines pathologies digestives touchant le facteur intrinsèque secrété par l'estomac, et auquel la vitamine B12 doit se lier pour pouvoir franchir la barrière intestinale.

On observe alors une anémie pernicieuse par défaut de production et de maturation des globules rouges qui sont plus fragiles et moins aptes à assumer leur rôle de transporteur d'oxygène. Elle s'accompagne d'asthénie, d'irritabilité, de dépression et d'une glossite.

Biologiquement, on retrouve les mêmes anomalies que lors de la carence en folates (anémie macrocytaire et leuconeutropénie).

La vitamine B12 est sensible aux acides et aux bases, à la lumière et à l'humidité. La perte atteint en moyenne 30 à 25 % par les méthodes de cuisson traditionnelles.

Elle est proposée, outre les corrections des signes de carences, dans les névrites, les polynévrites et les douleurs rhumatismales.

Il n'existe pas d'hypervitaminose B12. Toutefois, on évite de la prescrire à dose élevée (1000 milligrammes/jour) dans les pathologies cancéreuses, car elle peut alors favoriser la prolifération de certaines cellules cancéreuses.

La vitamine C

L'acide L-ascorbique est certainement la plus décrite des vitamines, dont les effets étaient déjà connus des Romains, qui savaient que le scorbut des navigateurs apparaissait lorsque les fruits et légumes frais faisaient défaut pendant un temps prolongé. Plus proches de nous, les remarquables travaux de Linus Pauling, double Prix Nobel de chimie et de la paix, ont mis en évidence l'intérêt de doses importantes de cette vitamine. Ses travaux ont cependant été critiqués par certains de ses confrères, avançant qu'il n'avait pas démontré l'effet de la vitamine C sur les cancers ou l'immunité ! Cet aveuglement, plus ou moins délibéré, a facilement été battu en brèche par Linus Pauling.

Aujourd'hui, il apparaît clairement que l'administration de vitamine C aux patients cancéreux augmente leur survie de façon significative.

En septembre 1990, le Dr Gladys Bloch a passé en revue, lors d'un symposium à Washington, les différentes études humaines concernant la vitamine C et sa relation au cancer : « Pour de nombreux cancers, il existe de plus en plus de preuves de l'effet protecteur anticancéreux de la vitamine C. Statistiquement, cet effet est significatif pour trois quarts des études. Ainsi, on s'aperçoit qu'une consommation insuffisante de vitamine C double le risque de cancer, et que 25 % de la population (américaine) est à risque !» En France, ce taux est de 40 %...

Ce symposium a également souligné les rôles antioxydant, épurateur de radicaux libres, anticholestérolémiant et protecteur cardiovasculaire de la vitamine C. Par ailleurs, les participants se sont «interrogés» sur le rôle de la vitamine C en tant que traitement adjuvant des traitements radiothérapiques et chimiques anticancéreux, dont elle diminue la toxicité.

Sans attendre ces résultats, le Dr Kousmine a perçu l'intérêt des travaux de Pauling dès leur publication ! Elle décide de préconiser des doses importantes de vitamine C à ses patients et constate qu'ils les supportent très bien jusqu'à 10 grammes et plus, mais surtout... qu'ils se sentent mieux !

Quotidiennement, nous remarquons l'effet bénéfique de cette vitamine sur l'état de santé général, avec des doses allant de 0,5 à 2 grammes par jour, apportant une bien meilleure résistance aux infections.

La vitamine C est une vitamine hydrosoluble, ubiquitaire, très répandue dans la nature. Il s'agit d'un acide dont la structure rappelle celle d'un sucre simple, le glucose. De fait, l'acide ascorbique n'est pas une vitamine pour de nombreuses espèces animales, qui savent le synthétiser à partir du glucose dans le foie. Cette faculté de synthèse aurait disparu chez l'homme au cours de son évolution sans qu'il puisse, pour autant, se passer de la vitamine C.

L'acide L-ascorbique agit en tant que catalyseur biologique, transporteur d'hydrogène (favorisant les réactions biochimiques), intimement lié aux mécanismes de la respiration cellulaire et nécessaire en permanence à un grand nombre de dégradations et de synthèses.

Les sources alimentaires sont nombreuses. Voici, à titre d'exemples, quelques valeurs pour 100 grammes :

- *à très haute teneur*
  baies d'églantier = 3000 mg
  cassis, brocolis, persil, poivrons = 130 à 200 mg

- *à haute et moyenne teneur*
  choux, choux-fleurs = 50 à 70 mg
  kiwis = 30 à 200 mg
  agrumes, fraises = 30 à 70 mg
  foie = 7 à 45 mg
- *à faible teneur*
  pommes, poires, pêches, raisins, etc.,
  légumes en général,
  viandes, poissons, laitages, etc. = 2 à 15 mg

En ce qui concerne les carences en vitamines C, si on ne voit plus guère aujourd'hui de scorbut, on estime que 40 % de la population française a un apport quotidien insuffisant ! Ceci se traduit par une fatigabilité accrue, avec sensibilité au stress, des infections plus nombreuses, et une diminution de la tolérance au glucose. Pour mémoire, rappelons que le scorbut, forme historique de carence, se traduit :

- au niveau de la bouche par un gonflement des gencives qui deviennent saignantes, puis les dents se déchaussent et tombent,
- au niveau des os et des muscles par des hématomes progressant des pieds vers les hanches, avec enflure et ulcérations des jambes,
- par une diarrhée, un état léthargique, etc.

Les propriétés de la vitamine C sont nombreuses :

L'action antistress

La vitamine C intervient dans la synthèse des hormones surrénaliennes, impliquées dans le stress. Le besoin en vitamine augmente donc en réponse au stress.

La guérison des plaies

La vitamine C permet la synthèse du collagène qui est l'une des principales composantes des tissus de soutien qui procurent résistance et flexibilité des os ainsi que souplesse, douceur et fermeté de la peau. Les berges des plaies présentent une consommation élevée en vitamine C, preuve de cette stimulation. Quant à l'association de calcium et de vitamine C, elle accélère la guérison des fractures de 30 % et permet l'amélioration des douleurs lombaires.

L'action antianémique

La vitamine C favorise l'absorption du fer et son utilisation dans l'hémoglobine des globules rouges, ainsi que sa mise en réserve. Par ailleurs, elle permet d'activer l'acide folique (en association avec la vitamine B12) qui, lui aussi, est impliqué dans la fabrication des globules rouges.

La régulation métabolique et hormonale

Elle agit sur le métabolisme des graisses, des sucres et des protéines. Elle possède une action sur l'insuline et améliore la tolérance aux sucres. En outre, elle prévient les maladies cardiovasculaires en diminuant le « mauvais » cholestérol par accroissement de sa transformation en hormones stéroïdes et en acide biliaire.

Le rôle anti-infectieux

Un gramme de vitamine C réduit la durée d'une grippe de 30 %, grâce à son action qualitative et quantitative sur les lymphocytes impliqués dans la destruction des bactéries et des virus. La vitamine C favorise la synthèse des anticorps et protège les cellules contre les effets destructeurs des radicaux libres.

L'action antitoxique

Elle combat efficacement les effets toxiques des métaux lourds (plomb, mercure, arsenic, aluminium), ainsi que les toxines bactériennes animales, les pesticides (DDT, lindane), etc. Il faut noter que ces substances sont connues pour leur action cancérigène !

C'est dire l'intérêt de son apport chez les fumeurs : on considère en effet qu'un paquet de cigarettes détruit un gramme de vitamine C !

Le rôle anticancéreux

Cet effet, bien illustré par les travaux remarquables et les écrits du Dr Pauling, découle de tout ce qui précède.

Les traitements anticancéreux actuels visent tous à l'éradication de la tumeur, que ce soit par la chirurgie, les rayons X ou les traitements chimiques. Or, ces traitements, survenant le plus souvent sur un sujet carencé de longue date, ont pour effet commun d'augmenter le stress et les toxines libérées. De plus, la chirurgie est souvent précédée d'un jeûne, elle nécessite parfois des transfusions sanguines (sans vitamine C !), elle provoque des cicatrices et peut amener des complications mécaniques et infectieuses.

Quant aux rayonnements, ils peuvent être comparés à une brûlure profonde, avec production de radicaux libres très agressifs pour les cellules et de déchets toxiques, éliminés par le foie.

La chimiothérapie est responsable de la formation de toxiques cellulaires. La vitamine C agit en tant que détoxicant hépatique et rénal, en renforçant le système immunitaire et l'action de certaines chimiothérapies.

Si on ajoute à tout cela une alimentation hospitalière qui, dans sa grande majorité, est à l'opposé de l'ensemble des connaissances actuelles, ainsi qu'un état de faiblesse avec nausées ou vomissements, rendant l'alimentation délicate, on comprendra sans difficulté l'absolue nécessité d'être supplémenté afin de mieux supporter toutes ces agressions. Cette évidence a pourtant encore bien besoin d'être énoncée…

Les besoins sont les suivants :

- 35 à 60 milligrammes par jour chez le nourrisson et le jeune enfant,
- 60 à 100 milligrammes par jour chez l'adolescent et l'adulte.

Ces normes sont très variables en fonction des susceptibilités individuelles (le scorbut est exceptionnel chez la femme) et des quantités plus importantes sont souvent nécessaires.

Au vu de ces chiffres, pourtant modestes, il est consternant de noter que 40 % de la population française ne les atteint même pas !

Les réserves sont minimes et un apport régulier de la vitamine est donc recommandé. Toutefois, la notion selon laquelle toute la vitamine C est éliminée dans les deux heures qui suivent son ingestion est erronée. On n'en retrouve que 30 % chez les personnes porteuses de cancers, et il faut utiliser des doses parfois considérables avant de retrouver la vitamine dans les urines.

La vitamine C est la plus fragile des vitamines. Elle est sensible à l'oxydation de l'air, à la chaleur et à la lumière. Sa dégradation peut atteindre 90 à 100 % lors de cuisson prolongée, du maintien au chaud ou du réchauffage. D'où l'intérêt de manger des crudités, rapidement préparées après leur cueillette. Il faut éviter de consommer des légumes qui auraient séjourné pendant plusieurs jours, voire une semaine, à l'étalage ou dans le réfrigérateur ! De même, les conserves en boîte ou les surgelés ont des teneurs moindres en vitamine C.

L'acide ascorbique que l'on trouve habituellement pour supplémenter est d'origine synthétique – souvent un mélange d'acides D- et L-ascorbique. Les vitamines naturelles sont les plus intéressantes à utiliser car leur activité est majorée par la présence d'autres vitamines et oligo-éléments (flavonoïdes). En prescription, lorsqu'on désire obtenir une prise de 5 à 15 grammes par jour, on a le choix entre :

- l'acide ascorbique qui a l'inconvénient d'apporter un excès d'acide que l'on peut tamponner avec un peu de bicarbonate,
- l'ascorbate de sodium qui n'apporte pas d'acide, mais dont la teneur en sodium est un inconvénient lors de traitement par la cortisone,
- l'ascorbate de calcium qui ne présente aucun des inconvénients précédemment cités, mais dont le prix est élevé.

Leur prise, à haute dose, doit être répartie en diluant les 1 à 3 cuillérées nécessaires dans un demi-litre d'eau que l'on boira par fractions, avant 15 heures, afin d'éviter tout effet néfaste sur le sommeil. Ceci étant, on observe le plus souvent une action positive sur le sommeil, et les effets indésirables sont rares.

Les autres vitamines et apparentés

L'acide para-amino-benzoïque (PABA) ou vitamine B10

C'est une vitamine apparentée au groupe des vitamines B qui entre dans la constitution de l'acide folique (vitamine B9).

On la retrouve dans la levure de bière, les céréales complètes, le germe de blé, le foie et les noisettes.

Les besoins sont de l'ordre de 5 à 80 milligrammes par jour.

Elle est utilisée pour la prévention des rides, de la perte des cheveux et de leur blanchissement (en association avec le cuivre, la vitamine B9 et la vitamine C).

L'acide pangamique

Bien connu des sportifs qui l'emploient pour sa capacité à favoriser l'utilisation de l'oxygène par les tissus et à neutraliser l'acide lactique qui se forme dans les muscles au cours de l'effort et qui entraîne des courbatures.

Cette vitamine est naturellement contenue dans la levure de bière, la viande de bœuf, le riz complet, les graines de tournesol, etc.

Les bioflavonoïdes ou flavones ou vitamine P

Cette vitamine a une action nette sur les capillaires sanguins et sert à renforcer les parois vasculaires des artères et des veines, en augmentant leur résistance et en diminuant leur perméabilité.

Contenue naturellement dans les peaux et membranes des agrumes, le cassis, les cerises et les abricots mûrs, elle protège la vitamine C de la dégradation et favorise son assimilation. C'est tout l'intérêt d'une vitamine C naturelle, plus efficace, avec une dose moindre !

Les besoins sont de 50 à 500 microgrammes par jour (0,05 à 0,5 milligrammes).

L'inositol et la choline

Principaux constituants de la lécithine de soja, on en retrouve également dans les céréales complètes, le foie, le jaune d'œuf cru, le germe de blé et dans la cervelle.

En relation avec le métabolisme des graisses et utiles pour leur effet hypocholestérolémiant, elles ont également une action au niveau des tissus nerveux et sont utilisées lors des régimes amaigrissants et pour la calvitie masculine.

L'inositol a une action hypocholestérolémiante et sa carence est responsable de stéatose hépatique, de lipomatose et de perte de cheveux.

Les besoins quotidiens sont de l'ordre de 500 à 1000 milligrammes.

La choline est nécessaire à la bonne conduction de l'influx nerveux et est capable de prévenir la stéatose hépatique.

Sa carence est responsable d'artériosclérose et de troubles de la mémoire.

Les besoins journaliers sont de l'ordre de 300 à 700 milligrammes.

Les oligo-éléments

Comme les vitamines, ces substances sont indispensables au fonctionnement correct des cellules et doivent être apportées par l'alimentation sous forme équilibrée. Ce n'est que récemment que l'intérêt de la plupart des oligo-éléments a pu être mis en évidence.

Ce retard dans la connaissance s'explique par le fait que certains oligo-éléments ont été longtemps considérés soit comme des impuretés, soit comme des toxiques, mais aussi par la difficulté des dosages. En réalité, le même oligo-élément, indispensable jusqu'à une certaine dose, peut se révéler toxique à un taux plus important, et peut interférer avec l'absorption ou l'utilisation d'un autre oligo-élément, essentiel lui aussi !

Cette difficulté nécessite une bonne connaissance des actions de ces éléments et de leurs interactions éventuelles lorsqu'on désire s'en servir en thérapeutique.

Agissant à des doses quasi infinitésimales, ces métaux peuvent intervenir selon différents mécanismes :

1) en participant aux réactions enzymatiques

On parle alors de cofacteur enzymatique. L'oligo-élément peut, dans ce cas, soit faire partie de la structure même de l'enzyme (métallo-enzyme), soit se fixer de façon réversible sur une enzyme pour l'activer, parfois de façon très spécifique.

Pour mieux saisir l'importance de ce qui précède, il faut rappeler qu'une enzyme est une substance capable de provoquer et/ou accélérer une réaction chimique dans l'organisme, sans quoi la vie serait absolument impossible, compte tenu de la lenteur naturelle de la plupart de ces réactions ! Les enzymes sont les catalyseurs des réactions biochimiques.

2) en participant à l'élaboration des tissus de soutien de l'organisme

C'est le cas du calcium, du phosphore et du fluor au niveau des os par exemple, et de l'iode au niveau des hormones thyroïdiennes.

En fait, un élément trace peut posséder ces deux types d'actions.

Nous allons passer en revue les principaux oligo-éléments, en essayant d'appréhender leur rôle, l'effet de leurs carences, les sources, les besoins et les antagonismes.

Cette dernière notion est essentielle en thérapeutique et conduit à proposer des oligo-éléments en proportions variables par rapport à d'autres ou de façon séquentielle.

Le calcium (Ca)

Cet élément est désormais bien connu. Il a un rôle au niveau des tissus de soutien, formation, croissance et maintien de la structure des os et des dents. Il participe également à la contraction musculaire ainsi qu'à la création et à la transmission de l'influx nerveux, grâce à son action au niveau de la perméabilité de la membrane cellulaire. Le corps humain en renferme environ 8500 grammes, dont 0,5 gramme seulement se retrouve dans la circulation !

La carence est souvent en rapport étroit avec un manque d'exercice physique, un stress (qui augmente l'acidose, facteur de pertes calciques, et accroît l'utilisation du calcium par la multiplication des influx nerveux), un régime trop riche en graisses et en viandes, une carence en vitamine D. Cliniquement, elle se traduit par des symptômes généralement regroupés sous le terme impropre de *spasmophilie*: palpitations, insomnies, crampes, nervosité, soif d'air, tremblements, engourdissement des bras et des jambes. Elle est également responsable d'ostéoporose, de caries dentaires, d'ongles cassants, voire de rachitisme.

Les sources alimentaires sont très répandues. Citons le lait et les laitages, mais également les poissons (sardine, saumon), les épinards, les légumes verts, les amandes, etc.

Les besoins sont de l'ordre de 800 à 1200 milligrammes par jour, dont la moitié est excrétée dans les urines et dans les selles. Son assimilation et son utilisation sont favorisées par les vitamines A, C, D et F, ainsi que par le fer, le magnésium, le phosphore en quantité faible – l'excès étant au contraire préjudiciable.

Le magnésium (Mg)

Bien connu lui aussi, le magnésium a également un rôle mixte de soutien et de catalyse. Son métabolisme est étroitement lié à celui du calcium, du phosphore et du potassium.

Il participe activement à la synthèse protéique et à celle des acides nucléiques (ADN, ARN). Il agit au niveau de la perméabilité et de l'équilibre bioélectrique des membranes cellulaires, et en particulier, celles du cœur, du squelette et du tissu nerveux.

Le corps humain en renferme environ 30 grammes, dont 70 % sont combinés au calcium et au phosphore dans les os. La majorité du magnésium est contenue dans les cellules, d'où l'intérêt d'effectuer le dosage intracellulaire, meilleur reflet des stocks que le dosage plasmatique.

La carence est généralement en rapport avec le stress, les excès alimentaires (viande, café, sucres raffinés, graisses, alcool), l'utilisation d'un contraceptif oral et l'excès de calcium. Elle se traduit par des symptômes apparentés eux aussi à la spasmophilie, tels que nervosité, tremblements, tachycardie, asthénie, insomnie, dépression, colère facile, etc., mais aussi par des crampes musculaires, des contusions faciles et de l'hypertension artérielle.

On trouve le magnésium dans les céréales complètes, les oléagineux (en particulier les amandes), les légumes verts, les algues et les fruits de mer, les fèves et les pois chiches.

Les besoins sont estimés de 200 milligrammes à 750 milligrammes par jour. Son assimilation est favorisée par les vitamines B6, C et D, ainsi que par le calcium, le phosphore et la cystéine.

Le fluor (F)

Bien connu pour son action de protection vis-à-vis des caries dentaires, il est également indispensable à la formation de l'os et en assure la finition.

Son apport systématique ne semble pas souhaitable du fait d'effets secondaires dangereux sur le foie et le pancréas.

Certaines publications anglo-saxonnes font même état d'un nombre de pathologies cancéreuses plus importantes chez les personnes qui auraient reçu systématiquement du fluor à haute dose dans leur enfance.

C'est pourquoi il faut utiliser le fluor à dose convenable dans les dentifrices et obtenir un brossage régulier des dents de nos enfants.

Les besoins sont estimés à 0,5 milligramme par jour, et l'on retrouve le fluor dans les fruits de mer, les algues, le thé, le blé, l'orge, le riz, les abricots, les raisins, etc.

Il est parfois utilisé en association avec le calcium et la vitamine D pour lutter contre l'ostéoporose.

Le phosphore (P)

Il a, lui aussi, une action déterminante dans la formation des dents et des os. Il participe également à la croissance des cellules, au métabolisme énergétique (production d'ATP à partir des graisses et des sucres), au métabolisme du calcium. Ces actions sont particulièrement perceptibles au niveau des cellules nerveuse et osseuse, mais aussi au niveau de la formation des cellules sanguines.

Sa carence est rare, due à un excès de fer ou de magnésium anorganique (médicaments antiacides), un excès de sucre ou à l'action toxique de l'aluminium. Elle est responsable de rachitisme, de perte d'appétit, de dérèglements nerveux, de prise de poids.

Les besoins sont de l'ordre de 800 à 1300 milligrammes par jour. On en trouve dans pratiquement tous les aliments, sous forme de phosphates (volailles, viandes, poissons, noix, céréales complètes, légumineuses, carottes, épinards, etc.).

Son assimilation est favorisée par les vitamines A, D et F, le fer et le manganèse.

Le fer (Fe)

Bien connu pour son rôle dans la fabrication des globules rouges où il participe à la formation de l'hémoglobine et au transport d'oxygène, le fer joue aussi un rôle fondamental dans de nombreuses réactions biochimiques en relation avec la respiration cellulaire, dans la stimulation du système immunitaire, dans la résistance au stress et dans la croissance de l'enfant.

Son absorption nécessite un système digestif en bon état de fonctionnement, et son transport et stockage sont partiellement dépendants de protéines spécifiques synthétisées par le foie.

En outre, les états inflammatoires chroniques sont source de consommation interne excessive de fer.

La carence est souvent en rapport avec une augmentation des besoins (grossesse, allaitement), des saignements connus (règles trop abondantes et/ou fréquentes) ou occultes, une alimentation carencée ou trop riche en phosphates, zinc et cuivre, en café, en alcool… Elle se traduit par une anémie ferriprive (baisse de l'hémoglobine disponible dans les globules rouges due à une diminution du fer disponible) avec fatigue, pâleur de la peau et des muqueuses, difficulté à respirer et sensation de faiblesse musculaire. De plus, elle est responsable d'infections à répétition, de baisse de la concentration, de fragilité des ongles, de constipation et de sensation douloureuse sur la langue.

Pris en excès, il peut être responsable d'hémochromatose et se déposer dans les organes (foie, cœur, pancréas).

Son absorption est faible; elle est favorisée par la vitamine C, les vitamines B9 et B12, le calcium et le cobalt. Le cuivre favorise son utilisation à dose faible, mais s'y oppose à dose forte.

Enfin, le zinc, le phosphore et le manganèse ont une action antagoniste.

Les besoins sont très variables d'un individu à l'autre, selon l'existence ou non d'une inflammation, de saignements, etc., et des dosages précis sont souvent nécessaires.

Les sources principales sont les viandes, les céréales complètes, le foie, les abats, les fruits et légumes secs, le cacao, les œufs, les légumes verts, etc.

Le cuivre (Cu)

Élément essentiel de la respiration cellulaire, le cuivre joue un rôle fondamental dans la formation de l'hémoglobine, l'utilisation de la vitamine C, l'activation des défenses immunitaires impliquées dans la défense contre les bactéries et les virus, la lutte contre le stress, la pigmentation de la peau et des cheveux, la formation du tissu conjonctif normal (cartilage des os, cicatrice), et participe à la régulation de la glande thyroïde et des surrénales. Il protège également la cellule en état inflammatoire en stimulant l'enzyme super oxydismutase (ou SOD), dont le rôle est d'inactiver les radicaux libres, très réactifs et destructeurs des membranes cellulaires !

Sa carence est rare et se rencontre lors d'alimentation très déséquilibrée (à base de lait uniquement) ou parentérale (voie intraveineuse). Elle se traduirait alors par un état de faiblesse générale, une anémie, des lésions de la peau et une sensibilité accrue aux infections.

À l'inverse, son excès est fréquent et peut conduire à des troubles cardiovasculaires, une anémie par perturbation du stockage du fer, des lésions hépatiques, des altérations du cristallin…

Ces excès sont souvent en rapport avec le stress, la prise d'œstroprogestatifs, de l'eau du robinet (tuyauteries en cuivre).

À partir de 10 milligrammes par jour, on peut observer des signes toxiques avec diarrhées et vomissements.

Citons à part une maladie génétique dite *maladie de Wilson*, qui entraîne une accumulation de cuivre dans les artères et les tissus.

C'est dire que cet oligo-élément doit être manié en toute connaissance de cause !

Son assimilation est favorisée par la présence de cobalt, de fer, de zinc, et elle est perturbée au contraire par le zinc et le manganèse en excès, le calcium, le molybdène et l'argent.

Il existe une action anti-infectieuse synergique entre le cuivre (2 milligrammes) et le manganèse à faible dose (200 microgrammes). L'association de vitamine C, de zinc et de manganèse permet d'antidoter le cuivre.

Les doses journalières recommandées vont de 1 à 3 milligrammes.

Les crustacés, les fruits de mer, le foie, les légumes secs, les noix, le blé, les oléagineux, le maïs, l'orge, les asperges… sont des sources naturelles de cuivre.

Le zinc (Zn)

Bien que présent dans plus d'une centaine de réactions enzymatiques, le zinc est un métal essentiel dont le rôle est souvent sous-estimé.

Il préside pourtant à la synthèse des protéines en rapport avec les systèmes :

- hormonaux,
- génétiques (ADN, ARN),
- impliqués dans la sexualité (stimulation de la production des spermatozoïdes, du liquide séminal, de la testostérone),
- immunitaire (maturation des lymphocytes T et stimulation des lymphocytes B – ce qui favorise la production rapide et massive d'anticorps spécifiques dirigés contre un intrus – et stimulation de la production hépatique de protéines antiradicalaires).

Le zinc permet également de stabiliser l'insuline qui est une hormone impliquée dans le métabolisme des sucres et des graisses, et il a une action bénéfique au niveau de la lutte contre les radicaux libres au niveau des membranes cellulaires.

Son action bénéfique sur la cicatrisation et l'acné est connue depuis longtemps.

La carence en zinc est fréquente dans le monde, elle peut être en rapport avec :

- une alimentation exclusivement basée sur des céréales riches en phytates et en phosphates qui inhibe l'absorption du zinc,
- une alimentation raffinée qui réduit de façon importante la teneur en zinc des substances ingérées,
- les aliments produits à grand renforts d'engrais qui empêchent la plante, faute de temps, d'emmagasiner les sels minéraux contenus dans le sol,
- des traitements médicaux (diurétiques, résection intestinale...),
- l'alcoolisme et le stress qui favorisent la fuite urinaire du zinc,
- l'excès de cuivre ou de calcium, un déficit en phosphore, les contraceptifs oraux qui ont également un rôle antagonisant le zinc,
- des besoins accrus (grossesse, croissance rapide, puberté).

Cette carence entraîne de nombreux troubles. Citons :

- les troubles de la croissance (nanisme chez les jeunes Iraniens se nourrissant exclusivement de pain blanc et de fèves et soumis à une transpiration abondante et aux parasites),
- les troubles de la fertilité masculine (diminution du nombre et de la mobilité des spermatozoïdes, baisse de la testostérone),
- les troubles de la peau et des phanères (retard de cicatrisation, tâches blanches sous les ongles, douleurs articulaires, acné, eczéma, alopécie avec perte des sourcils, etc.),
- les troubles de l'immunité (infections ORL à répétition, action sur les lymphocytes),
- les tendances hypoglycémiques et le diabète (ou le zinc intervient avec le chrome),

- les troubles neurologiques allant d'une simple diminution du goût et d'une baisse de la vision nocturne jusqu'à une dépression, voire une véritable schizophrénie,
- la baisse du HDL-cholestérol qui est une lipoprotéine du transport du cholestérol qui exerce un rôle protecteur vis-à-vis de l'athérome.

Les sources principales de zinc sont : les céréales complètes (blé, orge), les jaunes d'œufs, la viande, le foie, les fruits de mer, la levure, etc.

Les besoins sont d'environ 15 milligrammes par jour.

L'assimilation du zinc est favorisée par la vitamine A, la vitamine B6 (cette dernière doit souvent être associée dans les thérapeutiques à base de zinc), la vitamine C, mais également par le cuivre et le calcium à faible dose, et surtout le phosphore et le chrome.

Le chrome (Cr)

La synthèse du facteur de tolérance au glucose, ou GTF (Glucosis Tolerance Factor) est réalisée par la flore bactérienne mise en présence de chrome.

Le GTF accroît fortement et spécifiquement l'action de l'insuline, hormone hypoglycémiante synthétisée par les cellules du pancréas. C'est pourquoi le chrome doit être utilisé :

- dans les hypoglycémies et le diabète : l'utilisation séquentielle de zinc et de chrome permet de stabiliser l'insuline et de favoriser son action sur les cellules qui sont la cible de cette hormone. Malheureusement, la sécrétion d'insuline induit une perte accrue du chrome… ce qui peut aboutir à une déstabilisation de l'insuline et à une moins bonne utilisation cellulaire : c'est dire l'importance de cet oligo-élément dans cette pathologie ;
- dans la prévention des maladies cardiovasculaires et de l'hypertension artérielle : l'apport de 2 milligrammes de chrome par jour pendant un mois fait chuter le cholestérol de plus de 12 % par rapport à un groupe non supplémenté.

Un taux faible de chrome dans le sang est un bon marqueur de pathologie coronaire.

Sa présence est remarquée essentiellement dans les levures, le germe de blé, les céréales complètes, les viandes, les fruits de mer, les œufs, le thym.

Les besoins varient de 50 à 250 microgrammes par jour et augmentent chez les femmes enceintes et les personnes âgées.

L'assimilation est favorisée par la vitamine C et antagonisée par le fer et le zinc (qui utilisent le même transporteur = c'est pourquoi il faut éviter de les prescrire ensemble en thérapeutique).

Le manganèse (Mn)

À l'inverse des autres oligo-éléments, le taux du manganèse dans l'organisme reste à peu près constant. Son dosage sur sang total permet l'appréciation du stock dans l'organisme.

Il intervient au niveau de nombreuses réactions enzymatiques, et toutes ne sont pas connues.

Ainsi, il est impliqué dans :

- la synthèse du collagène présent dans les tissus conjonctifs et de soutien,
- la régulation du métabolisme du glucose et des graisses,
- la protection des membranes cellulaires (la super-oxydismutase intramitochondriale utilise le manganèse et protège des effets nocifs des radicaux libres),
- la régulation des neurotransmetteurs cérébraux (où il favorise la mémoire et améliore l'état de la fatigue) et des réflexes musculaires,
- la synthèse des acides nucléiques (ADN et ARN),
- les mécanismes de la coagulation en synergie avec la vitamine K.

Ces différents effets expliquent les effets de la carence :

- ralentissement de la croissance, faiblesse des ligaments, douleurs articulaires et atteinte des cartilages pouvant aller jusqu'à des aberrations de structure de la trame osseuse et à l'arthritisme,
- troubles neurologiques allant du simple oubli de rêves jusqu'à des convulsions, crises d'épilepsie, et syndrome similaire au Parkinson,
- troubles de la coagulation,
- intolérances au glucose évoquant celles du diabète,
- stérilité.

Les besoins vont de 1 milligramme chez l'enfant, et de 4 à 8 milligrammes chez l'adolescent, pour retomber aux alentours de 2 à 3 milligrammes par jour chez l'adulte.

Le manganèse est surtout présent dans les végétaux et on en retrouve le plus dans le thé, les céréales complètes, les légumes à feuilles vertes et les levures.

Son assimilation est favorisée par la vitamine A. Son absorption peut être diminuée par le fer qui utilise la même protéine de transport, le calcium et le zinc.

Comme le zinc, le manganèse antidote le cuivre, il faudra donc penser à les prescrire tous les deux, mais de préférence séquentiellement.

Le cobalt (Co)

C'est l'oligo-élément qui occupe le centre de la molécule de la vitamine B12. Son action est intimement liée au métabolisme de cette vitamine et à celui du fer.

En effet, rappelons ici que la cyanocobalamine (ou vitamine B12) a une structure identique à celle de l'hème (contenue dans l'hémoglobine et dont le rôle est essentiel dans le transport de l'oxygène par le globule rouge), à un détail près : la cyanocobalamine est centrée par un atome de cobalt, alors que l'hème est centrée par un atome de fer (et la chlorophylle par un atome de magnésium !).

La présence de cobalt dans certaines enzymes à zinc semble inhiber l'action de ces enzymes.

Les apports se font par l'utilisation de certains produits animaux, viandes, lait, fruits de mer.

Les besoins ne sont pas connus précisément.

Le fer et le cobalt utilisent le même site de fixation intestinale. Cependant, l'affinité du cobalt pour ce site semble plus importante que celle du fer. Ainsi, l'absorption du fer diminue en présence de cobalt.

L'excès de cobalt absorbé est excrété dans les urines.

Le sélénium (Se)

Longtemps considéré comme toxique, le sélénium a un rôle fondamental dans l'élimination des radicaux libres et de certains métaux toxiques, tels que le mercure. Pour cela, il agit en synergie avec la vitamine E.

La carence en sélénium serait responsable d'une baisse des défenses immunitaires et de maladies cardiovasculaires (insuffisance cardiaque, infarctus du myocarde, risque accru de thrombose), d'un vieillissement prématuré de la peau, et en général, d'une baisse de la fertilité.

Sa responsabilité dans les cancers n'est pas encore établie, mais il semble par contre qu'il pourrait en être l'une des conséquences.

Enfin, il existe une relation entre les atteintes de la rétine chez le diabétique, la cataracte et la concentration en sélénium. L'excès de sélénium peut être responsable de problèmes cardiaques et favorise la carie dentaire chez l'enfant de moins de 10 ans. C'est dire l'importance d'une prescription prudente et d'un dosage sur sang total.

Les sources de sélénium sont le blé germé, le riz complet, les oignons, les levures, les ananas et les viandes. La teneur en sélénium des aliments dépend surtout de la richesse du sol de culture.

Les besoins vont de 50 à 150 microgrammes par jour.

Le silicium (Si)

Son rôle est important dans le métabolisme des tissus de soutien. En particulier, il sert à fortifier les os en favorisant leur calcification, et à rendre la peau souple et élastique. Enfin, il aurait une action bénéfique sur l'hypophyse.

Provoquée par le stress, l'alcool, le café ou la cortisone, sa carence serait responsable de retard de consolidation des fractures, d'un mauvais état général avec une peau vieillie, des ongles et des cheveux ternes et cassants, d'inflammation des tendons et de pathologies cardiovasculaires par sclérose prématurée des artères.

Il est présent dans les enveloppes des fruits et des céréales, l'ail et les échalotes. Une source bien connue en thérapeutique est la prêle, riche en silice facilement assimilable.

Les besoins journaliers ne sont pas répertoriés.

Le nickel (Ni)

Son action s'exerce au niveau de la structure des membranes, du métabolisme des acides nucléiques, du métabolisme hépatique et pancréatique, ainsi que de la fertilité.

Sa carence peut être responsable de cirrhose du foie et d'insuffisance rénale.

Les sources sont constituées par les épinards, les choux, les oignons, les céréales complètes (blé et sarrasin), les champignons.

Le molybdène (Mo)

On ne connaît à ce jour aucun symptôme de carence lié au molybdène.

Son action s'exerce sur les métabolismes hépatique et rénal, au niveau de la formation des globules rouges, de la protection contre les caries dentaires, sur le système nerveux et sur les métabolismes d'oligo-éléments tels que le cuivre et le fer.

On en trouve dans les céréales complètes, les légumes à feuilles vertes et les levures.

Le soufre (S)

Il intervient dans la structure de certains acides aminés (cystéine et méthionine), et par là dans de nombreuses fonctions métaboliques.

Son action bénéfique s'exerce sur les muqueuses (sinusite, problèmes ORL et bronchites à répétition), dans l'arthrose (le cartilage est riche en acides aminés soufrés), l'insuffisance hépatique, les problèmes de peau (eczéma, acné et hyperséborrhée ou peau trop grasse).

Il est présent dans tous les aliments protéinés : la viande, les œufs, mais aussi les haricots secs, les oignons, l'ail, etc.

Le vanadium (Va)

Il semble être impliqué dans la croissance des cheveux, la protection dentaire et surtout dans la prévention des attaques cardiaques liées aux dépôts de cholestérol dans les artères.

On le trouve dans l'huile d'olive pressée à froid, le persil, le soja, les œufs et les carottes.

Le lithium (Li)

Son rôle est connu sur les états dépressifs à composante maniaque.

Il permet une stabilisation émotionnelle et on le trouve principalement dans les choux.

L'iode (I)

Son action est surtout connue dans la synthèse des hormones thyroïdiennes qui agissent sur le métabolisme des graisses et du cholestérol, la thermorégulation, les systèmes de défense et la croissance.

Les algues, le cresson, l'ail, les haricots verts et les crustacés en sont particulièrement riches.

Le sodium (Na)

Il s'agit d'un minéral extrêmement répandu et présent sur toutes les tables sous forme de chlorure de sodium ou sel de table. Son action principale vise à maintenir les différents liquides de l'organisme dans les secteurs qui leur sont dévolus. Ainsi, la présence d'une forte quantité de sodium dans le secteur extracellulaire permet de maintenir le plasma dans les vaisseaux sanguins, car l'eau suit le sodium.

Il agit, avec le potassium, pour maintenir une charge électrique (polarisation) correcte de toutes les membranes cellulaires, indispensable à la transmission des informations et des influx. Son rôle est donc déterminant pour maintenir une tension artérielle et un tonus musculaire corrects.

En cas de pertes importantes de sodium par transpiration, diarrhées, vomissements, diurétiques, on observe un syndrome de déshydratation avec soif intense, tachycardie, hypotension artérielle, constipation, peau flasque, fatigue, crampes, etc., pouvant conduire à la mort.

À l'inverse, un excès de sodium lors de certaines pathologies rénales ou prise de cortisone se traduit par un symptôme d'hyperhydratation, avec œdèmes qui se généralisent, obnubilations, hypertension artérielle. Ce cas est plus rare, car les reins sont capables d'excréter le sodium en excès.

Les besoins sont largement couverts par un apport quotidien de 1 à 3 grammes, et on dénonce plutôt les excès.

Le potassium (K)

Il participe, avec le sodium, au maintien des charges électriques membranaires grâce à une pompe sodium/potassium située dans la membrane cellulaire (qui fait sortir le sodium et entrer le potassium dans la cellule). Cette pompe utilise l'énergie fournie par le métabolisme de la cellule (sous forme d'ATP).

Ainsi, le maintien de l'équilibre biologique (ou homéostasie) nécessite une production énergétique correcte pour maintenir la vie, qui est une lutte sans cesse renouvelée contre la tendance naturelle au désordre (entropie).

Les baisses de potassium dans le plasma sanguin peuvent être dues à des diarrhées, des vomissements, une transpiration excessive, certains diurétiques, mais aussi certains régimes mal surveillés ou l'abus de laxatifs.

Cela se traduit alors par une fatigabilité accrue avec crampes du mollet, des pertes de mémoire, une peau sèche, des contractions et des spasmes musculaires, et un ralentissement du rythme cardiaque qui devient irrégulier.

L'excès de potassium lors de certaines pathologies est tout aussi préjudiciable sur le cœur. Normalement, les reins maintiennent le taux de potassium dans le sang à une valeur à peu près constante.

Les besoins sont de l'ordre de 100 à 450 milligrammes par jour et sont largement couverts par la consommation de fruits de mer, de légumes verts, de céréales complètes, légumes secs, abricots, bananes…

Les métaux toxiques

On les retrouve comme polluants de notre environnement.

Le plomb (Pb)

La présence du plomb dans l'organisme interfère avec les processus enzymatiques, essentiellement au niveau du tissu nerveux et de la moelle des os.

Elle est responsable d'un véritable tableau d'empoisonnement (saturnisme) avec faiblesse, apathie, fatigue, pâleur, gêne abdominale (colique) et constipation, pouvant aller jusqu'à une anémie importante, des troubles neurologiques et une insuffisance rénale irréversibles.

Les sources traditionnelles d'intoxication étaient les tuyaux d'eau et les couverts en plomb et en étain.

Actuellement, les sources de pollution sont innombrables :

- gaz d'échappement riches en tétrachlorure de plomb,
- peinture au plomb (une intoxication récente en collectivité vient d'être portée à notre connaissance : des petits enfants s'amusaient à sucer des croûtes de peinture cérusée qui, paraît-il, ont un goût légèrement sucré !),
- journaux et publicités en couleurs,
- pesticides et engrais, crayons noirs, poteries, fumées de tabac…

Les antidotes sont :

- les vitamines C et E,
- le calcium et le fer,
- les aminoacides soufrés (cystéine et méthionine).

Le mercure (Hg)

Son action toxique s'exerce sur le système neurologique central et la gaine des nerfs. Les signes d'intoxication se traduisent par une perte de l'appétit et de poids, avec difficultés de mastication, troubles de la déglutition et gingivite.

Sur le plan neurologique, on constate une émotivité accrue, des tremblements ou des convulsions, et une perte de la sensation de douleur.

Là encore, les sources d'intoxication sont devenues de plus en plus nombreuses. Citons :

- l'intoxication des Japonais ayant consommé du poisson pêché dans la baie polluée de Minamata (la chair du poisson concentre en effet ce poison),
- la multiplication des piles boutons au mercure pour alimenter nos montres, nos calculettes, nos gadgets électroniques,
- les amalgames dentaires à base de mercure, dont on ne se méfiera jamais assez,
- mais également le raffinage des hydrocarbures, les fongicides, les teintures pour les cheveux, les thermomètres, baromètres, etc.

Le cadmium (Cd)

L'intoxication au cadmium est la plus insidieuse. Il remplace progressivement le zinc au niveau des enzymes à zinc, empêchant leur action.

Le tableau clinique obtenu est comparable à celui d'un déficit en zinc, avec une hypertension artérielle par atteinte des reins, une perte du goût et de l'odorat, et une baisse de l'appétit.

Le cadmium provient essentiellement de la fumée de tabac, ce qui explique en partie sa toxicité et son pouvoir cancérigène. On le retrouve également dans les eaux potables contaminées par des tuyaux galvanisés, dans certaines peintures et certaines soudures, dans des crustacés marins provenant de mer polluées, et dans les accumulateurs et piles au cadmium.

Les antidotes sont: les vitamines C, E et B6, le zinc (++), le calcium et le sélénium, les acides aminés soufrés.

Les métaux facilement toxiques

L'aluminium (Al)

Proposé comme régulateur du sommeil et du nervosisme chez l'enfant en oligo-thérapie réactionnelle, l'aluminium peut se révéler facilement toxique. Les symptômes apparaissent au niveau du système nerveux central (convulsions), du système digestif (coliques) et de la croissance (rachitisme).

La multiplication des ustensiles de cuisine en aluminium est la principale source d'intoxication.

L'arsenic (As)

Utilisé autrefois pour certaines maladies vénériennes, l'arsenic joue peut-être un rôle au niveau de la formation des globules rouges du sang.

L'arsenic peut interférer avec les enzymes responsables de la production énergétique de la cellule. Il est responsable de:

- fatigabilité avec perte des sensations à la douleur,
- chute de cheveux et apparition de tâches noires sur la peau,
- douleurs abdominales intenses avec diarrhées.

Les différents pesticides, herbicides, insecticides, défoliants sont des sources importantes d'arsenic. Les antidotes sont:

- la vitamine C,
- l'iode et le sélénium,
- les acides aminés soufrés.

La prescription des oligo-éléments et des vitamines

Elle doit toujours se faire en toute connaissance de cause et en tenant compte des très nombreuses interférences possibles. Elle se basera:

- sur la pathologie en cause,
- sur l'interrogatoire (mode de vie, habitudes, etc.),
- sur les symptômes cliniques évocateurs,
- sur l'examen clinique à la recherche de signes de carences ou d'intoxication,
- éventuellement sur des dosages.

Elle aboutira:

- à des conseils diététiques,
- et/ou à une prescription de vitamines et d'oligo-éléments déficitaires, synergiques ou antagonistes.

La prescription des vitamines

Il ne s'agit pas ici de citer toutes les vitamines ! Rappelons simplement:

- que la vitamine A sous forme de rétinol et la vitamine D font potentiellement courir le risque d'un surdosage nécessitant une surveillance médicale,
- que les vitamines les plus actives sont généralement les vitamines naturelles,
- que la carence de certaines vitamines est rare (vitamines B2, B5, B8, etc.), alors que d'autres carences sont fréquentes (C, F, B9...),
- que l'apport de vitamines à hautes doses peut s'avérer bénéfique lors de certaines pathologies (A, E, C, F...),
- que l'effet d'une vitamine peut cacher la carence d'une autre.

Les vitamines existent toutes sous forme unitaire, en comprimé ou parfois sous forme injectable, d'origine synthétique ou naturelle (cf. tableaux en fin de chapitre).

Un exemple de combinaison vitaminique est donné par :

– le **Rovigon®** (30 000 UI de vitamine A + 70 milligrammes de vitamine E).

Un exemple de mélange orthomoléculaire est donné par :

– le **CH-Vital®** qui contient :
– vitamines A, B1, B2, B5, B6,
– extraits de foie et de pancréas (B12),
– vitamines D2 et E,
– calcium,
– magnésium,
– oléate d'arginine.

Quelques exemples de prescriptions courantes (attention : il ne s'agit que d'exemples et l'automédication est à proscrire !) :

1) prévention de l'artériosclérose et de l'hypercholestérolémie (par jour)

– vitamine E : 500 à 1000 mg
– vitamine C : 1 à 2 g
– vitamines B1, B3
– vitamine A ou bêta-carotène
– vitamine F, huile de poissons des mers froides (EPA)
– carnitine
– sélénium
– zinc
– silicium
– magnésium…

2) diabète

- zinc et chrome en alternance
- manganèse, sélénium
- vitamines A, C, E.

3) anémie ferriprive

- vitamines B (en particulier B12)
- vitamine C (naturelle)
- fer (en oligo-éléments ou associé à la vitamine C)
- cuivre
- molybdène.

4) fatigue – stress

- vitamines B1, B6, B12 / vitamines C naturelle, D, F (huile d'onagre ou de bourrache et huiles de première pression à froid)
- zinc
- calcium (sous une forme naturelle, beaucoup plus facilement assimilable)
- magnésium
- lécithine de soja
- manganèse
- cobalt
- silicium
- phosphore…

5) psoriasis

- vitamine A (jusqu'à 10 000 UI/jour)
- vitamine C (2 grammes/jour)
- vitamine B12
- manganèse
- lécithine de soja, cystéine, acide fumarique.

Conclusion

Ce voyage au pays des micronutriments, vitamines, oligo-éléments et substances apparentées montre combien toutes ces substances sont indispensables au maintien d'une vie de qualité. Il permet de mieux comprendre à quel point les carences liées aux modifications profondes de nos habitudes alimentaires (cultures intensives, aliments raffinés, plats préparés, conservateurs, etc.) peuvent affecter notre santé.

Comme nous subissons conjointement des stress (facteurs de pertes vitaminiques et d'oligo-éléments) et des pollutions toujours plus importantes, on constate, dans le monde occidental, un accroissement très net des pathologies dégénératives.

L'espérance de vie a augmenté grâce aux progrès de l'hygiène en général, mais on observe malheureusement une stagnation de cette espérance de vie, en rapport avec les multiples agressions dont nous sommes à la fois les instigateurs et… les victimes !

Le plus triste est que nous entraînons dans ce gâchis les pays du tiers monde, la mauvaise alimentation dans nos pays industrialisés allant souvent de pair avec un développement de la famine dans certains pays moins favorisés.

De fait, notre surconsommation de viande oblige certains pays en voie de développement à produire toujours plus de nourriture (soja et céréales notamment) pour engraisser nos animaux… alors qu'ils n'ont pas toujours suffisamment à manger pour eux ! Il arrive par ailleurs qu'ils utilisent des pesticides interdits chez nous… qui se retrouveront, à notre insu, dans nos assiettes.

L'émergence actuelle d'une conscience écologique fait que nous nous apercevons que nous vivons finalement sur une toute petite planète, et que chacun de nos actes a des conséquences insoupçonnées.

De même notre alimentation – qui est un reflet de l'écologie générale – va participer à «l'écologie» intime de chacun d'entre nous. C'est pourquoi elle doit présenter des caractéristiques les plus proches possibles de la nature, seule garantie *in fine* de notre santé !

VITAMINES LIPOSOLUBLES	Dose journalière recommandée	Sources naturelles (pour 100 g)	Symptômes des carences	Action inhibée ou perturbée par
A ou rétinol **Carotènes: Bêta-carotène**	**Adulte:** 2500 à 10 000 UI **Enfant:** 1500 à 4500 UI (selon l'âge)	**Rétinol** • huile de foie de morue, flétan, thon (18000 à 30 000 UI) • foie d'animaux (1500 à 18 000 UI) • œufs lait, beurre **Bêta carotène** • carotte crue (1000 à 3500 UI) • cresson, épinard, brocoli • mangue, melon, abricot, pêche, orange	• cécité nocturne et éblouissement (pouvant aller jusqu'à la perforation de la cornée!) • peau sèche et rugueuse • cheveux ternes et cassants • sécheresse des muqueuses • baisse des défenses immunitaires • allergies • hypofertilité	• tabagisme • alcool • lumière + oxygène • légumes et fruits déshydratés • cuisson à l'eau (-20% de B-carotène) • laxatifs à base de paraffine • alimentation pauvre en lipides et graisses (régimes!)

	Action favorisée et préservée par	Indications	Remarques précautions et contre-indications	Produits du commerce (non limitatif)
A ou rétinol **Carotènes : Bêta-carotène**	• alimentation correcte en graisse et protéine • calcium, zinc • choline • vitamines C, D, E, F et B	• croissance • allergies • cicatrisation • troubles et fatigue visuelle • lutte anti-infectieuse • artério-sclérose • prévention anti-cancéreuse • photo-protection • trouble de la peau (acné, kératinisation)	• préférer le Bêta-carotène qui ne risque pas de surdosage • risque de surdosage avec sécheresse de la peau et des muqueuses, myalgies, douleurs osseuses, céphalées somnolence diurne et insomnie... • risque tératogène possible ? (pour des doses allant jusqu'à 25 000 UI/jour chez la femme enceinte)	• Avibon (orale) • A 313 • Rovigon : - 30 000 UI vit. A - 70 mg vit. E • Difrarel : 5 mg de Bêta-carotène **Naturelles :** • Vit A 10 000 UI • Vitalys (Nature plus) • Vitall+

VITAMINES LIPOSOLUBLES	Dose journalière recommandée	Sources naturelles (pour 100 g)	Symptômes des carences	Action inhibée ou perturbée par
D **D2 : Ergocalciférol** (alimentaire) **D3 : Cholécalciférol** (alimentaire et synthèse endogène)	• 0 à 6 mois, puis à partir de 4 ans : 400 UI (ou 10 mcg) • de 6 mois à 4 ans, femme enceinte, allaitement : 600 UI	**D2 et D3** • huile de foie de morue, flétan, saumon • poissons gras : anguille, thon, sardine • jaune d'œuf • foie de veau, bœuf **D3 :** Soleil	• rachitisme • tétanie hypocalcémique • ostéomalacie	• régime pauvre en graisses (« Anti-cholestérol ») • laxatif (paraffine) • manque d'exposition solaire

	Action favorisée et préservée par	Indications	Remarques, précautions et contre-indications	Produits du commerce (non limitatif)
D **D2 : Ergocalciférol** (alimentaire) **D3 : Cholécalciférol** (alimentaire et synthèse endogène)	• exposition solaire	• rachitisme, ostéomalacie • défaut d'ensoleillement • prévention (enfant, grossesse, allaitement) • traitements anti-convulsivants • hémodialyse • hypocalcémie • hypoparathyroïdie	Favorise l'absorption de la vitamine A et renforce le système immunitaire Risque de surdosage avec • hyper-calcémie, • hyper-calciurie • nausées, vomissements • douleurs musculaires et osseuses • calcifications • anorexie, soif intense	**Naturelles :** • Sterogyl (D2) gouttes et ampoule • vitamine D 400 UI (Vitalys) • Vitall+ **Précurseurs et métabolite actif** • Dedrogyl (25-OH-D3) gouttes • Un-alfa (alfacalcidol) capsules et gouttes **Composés** • Uvésterol (A, D, E, K)

VITAMINES LIPOSOLUBLES	Dose journalière recommandée	Sources naturelles (pour 100 g)	Symptômes des carences	Action inhibée ou perturbée par
E **d-l Alpha Tocophérol**	(1 UI = 1 mg de d-l Alpha Tocophérol) • Nourrisson : 3 mg • 1 à 3 ans : 5-7 mg • 4 à 9 ans : 10-15 mg • à partir de 10 ans : 12 à 15 mg	Huiles première pression à froid : • germe de blé 120-250 UI) • tournesol (50-60 UI) • lin, pépin de raisin (8-40 UI) Graines oléagineuses • noisettes, amandes, noix, pistaches (20-30 UI) • céréales complètes • poissons gras (1-2 UI) • légumes verts (0,1-2 UI)	• fatigue musculaire • troubles trophiques (lentigos séniles) • anémie hémolytique • troubles neurologiques (vision) : cataracte • athérome • hypercholestérolémie	• paraffine • cuisson prolongée en milieu aqueux • chaleur, lumière • tabagisme, alcool • prématurité • insuffisance bilio-pancréatique

	Action favorisée et préservée par	Indications	Remarques, précautions et contre-indications	Produits du commerce (non limitatif)
E **d-l Alpha Tocophérol**	• vitamines A et C • sélénium et zinc	• anti-vieillissement • athérome • hypercholestérolémie • prévention du vieillissement cutané • stérilité • myopie évolutive • collagénoses • cicatrisation (+ vit. C)	• peut potentialiser l'action des antivitamines K (anticoagulants) • le stockage dans l'organisme est très court	**Naturelles :** • Nature plus : E 200 UI (huile de soja pure) • Vitall+ : E 200 UI • E 400 UI (acétate de D alpha Tocophérol) **En pharmacie :** • Toco 500 (acétate d'alpha Tocophérol) • Tocomine (100 UI de d-l alpha Tocophérol • Ephynol (100 UI de d-l alpha Tocophérol)

VITAMINES LIPOSOLUBLES	Dose journalière recommandée	Sources naturelles (pour 100 g)	Symptômes des carences	Action inhibée ou perturbée par
F forme (cis-cis) • **acide linoléique** • **acides alpha et gamma linoléniques** • **acide arachi-donique**		• Huiles première pression à froid : tournesol, soja, onagre • lait humain, • germe de blé • onagre, bourrache, lin, noix • poissons, arachides, pois, amandes, avocat	• peau sèche, rugueuse aux extrémités • ongles cassants • eczéma, allergie	• alcool, tabac • âge • radiations • acides gras saturés et «trans» industriels • déficits en vitamines B6, zinc et magnésium • excès de sucres • cathécol-amines (stress) • chaleur/ oxydation
K Phyto-ménadione phylloquinone	• Nourrisson : 12 mcg • 6-12 mois : 10-20 mcg • 1-3 ans : 15-30 mcg • 10-20 ans : 50-100 mcg • Adulte : 70-140 mcg	• Foie (100-800 mcg) • Chou vert (200-600 mcg) • Épinards (100-600 mcg) • Chou-fleur/ brocoli (50-300 mcg) • Salade (80-200 mcg) • Viande (40-200 mcg)	• purpura • hémorragies	• huile de paraffine • huile rance • lumière, oxydants • bases

	Action favorisée et préservée par	Indications	Remarques, précautions et contre-indications	Produits du commerce (non limitatif)
F forme (cis-cis) • **acide linoléique** • **acides alpha et gamma linoléniques** • **acide arachidonique**	• vitamines E, B6 • zinc et sélénium	• peau sèche, squameuse • allergie, asthme, eczéma • polyarthrite • sclérose en plaques • syndrome prémenstruel • mastopathies • baisse de l'immunité (troubles ORL) • baisse de la fertilité • hypercholestérolémies	• des doses souvent importantes sont nécessaires : de 6 à 30 g • association utile avec les vitamines E, B6 et le sélénium	Naturelles : • Huile première pression à froid de qualité, bien conservée • Huile d'onagre : par ex. - Bionagrol 3000 (+ vit. E) - Bionagrol + axé sur la prévention cardiovasculaire et le cholestérol - Bioléine • huile de bourrache (acide érucique?)
K **Phytoménadione phylloquinone**		• trouble de la synthèse hépatique des facteurs de la coagulation	Population à risque : • nouveau-nés, • malabsorption • insuffisance hépatique	injectable en milieu médical

VITAMINES HYDROSOLUBLES	Dose journalière recommandée	Sources naturelles (pour 100 g)	Symptômes des carences	Action inhibée ou perturbée par
B1 **Thiamine**	• Nourrisson + enfant : 0,3 à 0,7 mg • Adulte : 1,3 à 1,5 mg • Femme enceinte : 1,8 mg	levure, germe de blé, céréales complètes, algues, foie	• Béribéri : dépression, fatigue, irritabilité, polynévrite et œdème cardiaque	• alcoolisme • pilule, tabac, hormones, diabète • fièvre prolongée • chirurgie
B2 **Riboflavine**	• Nourrisson + enfant : 0,4 à 1 mg • Adulte : 1,5 à 1,8 mg	levure de bière, germe de blé, foie, œuf, viande, poisson, yaourt, fromage blanc	Exceptionnelle : • fissures labiales • hypervascularisation de la cornée • atrophie des papilles de la langue	• alcoolisme, dénutrition • affections biliaire (atrésie) et intestinale • anomalie métabolique • allaitement nourrissons au lait non maternisé
B3 **Niacine** ou **PP**	• Nourrisson + enfant : 6 à 14 mg • Adulte : 15 à 18 mg • Femme enceinte : 20 mg	levure, céréales complètes, viande, poisson	• Pellagre : - asthénie, dermite - glossite, stomatite - diarrhée, rectorragie - délire, hallucinations	• alcoolisme, malnutrition • excès de sucres et de graisses

	Action favorisée et préservée par	Indications	Remarques, précautions et contre-indications	Produits du commerce (non limitatif)
B1 **Thiamine**	vitamines B2, C, E, B9, B3, soufre, manganèse	• Béribéri (rare) • encéphalopathie de Gayet-Wernicke • polynévrite, algies • névrite rétrobulbaire • régulateur du système nerveux et de la glycémie	• pas d'hypervitaminose • sensible à la cuisson à l'eau et au micro-onde (-40%) • dosable dans le sang total et les urines	B1 Roche • comprimés : 100-250 mg • injectable : 100-500 mg
B2 **Riboflavine**	vitamines B3, B6, C, phosphore	• dénutrition, alcoolisme • troubles métaboliques • adjuvant dans perlèche, chéilite, glossite, séborrhée, acné rosacée	• pas d'hypervitaminose • sensible à la lumière • résiste bien à la chaleur • dosage dans le sang et l'urine	B2 • comprimés : 10 mg • injectable : 10 mg
B3 **Niacine** ou **PP**	vitamines B1, B2, B6, phosphore, tryptophane	• carences d'apport • maladie de Hartnup • carcinoïde du grêle • traitement à l'INH et à la DOPA	• hépatotoxicité modérée (-5g/jour) • la vitamine PP contenue dans le maïs n'est pas assimilable • pertes faibles à la cuisson • dosage dans l'urine	PP comprimés : 500 mg

VITAMINES HYDROSOLUBLES	Dose journalière recommandée	Sources naturelles (pour 100 g)	Symptômes des carences	Action inhibée ou perturbée par
B5 **Acide panthoténique**	• Nourrisson + enfant : 2 à 7 mg • Adulte : 7 à 10 mg	viande, poisson, œuf, œuf de poisson, gelée royale, foie, levure, rognon, champignon	Exceptionnelle : • fatigabilité, insomnie • perte de mémoire • sensibilité aux infections • douleurs abdominales	• alcoolisme • grande dénutrition • nutrition parentérale exclusive
B6 **Pyridoxine** **Pyridoxal** **Pyridoxamine**	• Nourrisson + enfant : 0,3 à 1,6 mg • Adulte : 2 à 2,5 mg • Femme enceinte : 2,2 mg	levure, germe de blé, foie, rognon, viande, poisson, haricot, lentille, banane	• retard de croissance • troubles neurologiques : apathie, dépression, vertiges, convulsions • hypers-séborrhée • glossite • anémie microcytaire	• alcoolisme • traitement par l'INH • contraceptifs

	Action favorisée et préservée par	Indications	Remarques, précautions et contre-indications	Produits du commerce (non limitatif)
B5 Acide panthoténique	vitamines B6, B8, B9, B12	• alopécie (+ 38) • trouble des phanères, cicatrisation, affections bronchiques et des sinus	• pas d'hyper-vitaminose • sensible à la chaleur • dosage sanguin	B5 • comprimés : 100 mg • injectable : 500 mg • pommade, aérosol
B6 Pyridoxine Pyridoxal Pyridoxamine	vitamines B2, B5, acide gamma-linolénique, magnésium, zinc	• dénutrition, alcoolisme • grossesse • traitement par INH • contraceptifs oraux • névrite, paresthésies, crampes	• lors de traitements à tres forte dose (2-4 g/jour) pendant plusieurs mois, on a pu observer des neuropathies périphériques régressant à l'arrêt • dosage : sanguin + urinaire • stable à la chaleur	B6 • comprimés : 250 mg • injectable : 250 mg

VITAMINES HYDROSOLUBLES	Dose journalière recommandée	Sources naturelles (pour 100 g)	Symptômes des carences	Action inhibée ou perturbée par
B8 **Biotine**	• Nourrisson + enfant : 35 à 90 mg • Adulte : 100 à 300 mg	levure, foie, rognon, jaune d'œuf, champignon, haricot, lentille, viande, poisson, fromage, laitages, oléagineux (noix)	Exceptionnelle : • asthénie, anorexie • amaigrissement • hypotonie • érythodermie desquamative du nourrisson	
B9 **Acide folique**	• Nourrisson + enfant : 30 à 300 mcg • Adolescent + adulte : 400 mcg • Femme enceinte : 800 mcg	levure, foie, salade, épinard, mâche, cresson, légumes verts, haricots verts, lentille, fromage, œuf, asperge	• anorexie, nausées, diarrhée • stomatite, glossite, dermite • troubles psychiques • neuropathies périphériques • anémie macrocytaire • leuconeutropénie	• affections intestinales : maladie cœliaque, Crohn, sprue, résections chirurgicales • grossesse • hémolyse • anticonvulsivants • antimitotiques

	Action favorisée et préservée par	Indications	Remarques, précautions et contre-indications	Produits du commerce (non limitatif)
B8 Biotine	vitamines B2, B3, B5, B6, vitamine A	• nutrition parentérale • maladie héréditaire du métabolisme de la biotine • alopécie (+ vit. B5) • hyper-séborrhée (+ vit. B5) • calvitie (+ vit. B5)	• synthèse par flore intestinale • dosage de la lactacidémie, amoniémie et citrullinémie	B8 Biotine • comprimés : 5 mg • injectable : 5 mg
B9 Acide folique	Vitamines B en général et vitamine B12 en particulier	• alcoolisme • grossesse • personnes âgées • prématurité • pathologies intestinales • traitements an-ticonvulsivants et anticancé-reux • aide à pro-téger des parasites intestinaux • cheveux blancs • psoriasis (+ vit. C)	• 95% de la population française serait carencée (– de 80% de la dose conseillée) • dosable dans le plasma et les érythrocytes • sensible à la cuisson, chaleur, acide-base, • oxydation	Lederfoline • comprimés : 5 mg • injectable : 50 mg

VITAMINES HYDROSOLUBLES	Dose journalière recommandée	Sources naturelles (pour 100 g)	Symptômes des carences	Action inhibée ou perturbée par
B12 Cyanoco-balamine	• Nourrisson + enfant : 0,5 à 2 mcg • Adolescent + adulte : 3 mcg • Femme enceinte : 4 mcg	foie, rognon, poisson, viande, œuf, fromage, laitages	• anémie pernicieuse (Biermer) : • asthénie, anorexie • irritabilité, dépression, glossite • anémie macrocytaire non régé-nérative • leuco-neutropénie	• végétarien strict • pathologies touchant le facteur intrinsèque (pancréatite, Biermer, gastrectomie) • pathologies intestinales (Crohn, résection, pullulation microbienne)

	Action favorisée et préservée par	Indications	Remarques, précautions et contre-indications	Produits du commerce (non limitatif)
B12 Cyanoco-balamine	vitamines B en général, B9, C, acides aminés	• végétarien strict • Biermer • pathologies du facteur intrinsèque et intestinales • névrites • polynévrite • algies rhumatismales	• dosage de la cobalamine • sensible aux acides, bases, à la lumière et à l'humidité • éviter de prendre des doses élevées (1000 mcg/jour) lors de pathologie cancéreuse	• comprimés: - 0,25 mg - 1 mg - 3 mg • injectable: - 1 mg - 2 mg - 5 mg - 10 mg - 20 mg - 50 mg • Complexes vitaminés B + inositol + choline

VITAMINES HYDROSOLUBLES	Dose journalière recommandée	Sources naturelles (pour 100 g)	Symptômes des carences	Action inhibée ou perturbée par
C Acide L-ascorbique	• Nourrisson + enfant : 35 à 60 mg • Adolescent + adulte : 60 à 100 mg • Femme enceinte + allaitante : 80 à 100 mg	Très haute teneur : • baie d'églantier • cassis, brocoli, persil, poivron Haute et moyenne teneur : • choux, chou-fleur • kiwi, agrumes, fraises • foie Faible teneur : • autres fruits, légumes • viande, poisson	• Scorbut : - gencives saignantes - perte des dents - hématomes progressant des pieds vers les cuisses - œdème et ulcère des jambes - apathie • fatigue, faiblesse • infections à répétition • gencive saignante • hypo-glycémies	• stress • malnutrition, jeûne • infections • chirurgie • tabac, café • plaies, cicatrices • aliments en conserve, surgelés • cuisson prolongée • intoxications (pesticides, pollution) • œstrogènes • aspirine • ...

	Action favorisée et préservée par	Indications	Remarques, précautions et contre-indications	Produits du commerce (non limitatif)
C Acide L-ascorbique	vitamines A et B, bioflavonoïdes (vitamine P)	• stress • chirurgie (cicatrisation) • infections • grippe • anémie par manque de fer • brûlures • hypoglycémie • hypercholes-térolémie • intoxications par les métaux, pesticides • cancers • radiations • ...	• pas de surdosage • très sensible à la cuisson qui peut entraîner jusqu'à 100% de pertes	**Vitamine C naturelle :** • C % Nature + Vitalys : - C crystal en vrac (Cynnor-rhodon) - C 1000-500 mg (action prolongée) - C 1000-500 mg • C % RCS Vitall + : - C 500 (action retard) - C 1000 (églantier) • Acerola +... **Synthétique :** • Acide ascorbique - Laroscorbine comprimés : 500 et 1000 mg - injectable : 500 et 1000 mg • Ascorbate de sodium en vrac • Ascorbate de calcium en vrac • etc.

5 L'hygiène intestinale

Dr Philippe-Gaston Besson

Dans le livre *La Méthode Kousmine*, je commençais le chapitre sur l'hygiène intestinale par une suite d'exclamations qui traduisaient l'étonnement de certains patients lorsqu'on aborde en consultation la notion de *l'hygiène intestinale*. Mais depuis, la pratique des irrigations côloniques s'est beaucoup répandue, et si la prescription de lavements rectaux n'est pas encore devenue une pratique courante, elle n'étonne plus les patients auxquels on la conseille.

Ces techniques d'hygiène corporelle sont connues depuis toujours et faisaient partie de toutes les médecines traditionnelles, médecines où l'individu était encore perçu dans sa globalité. Au cours du développement de la médecine moderne, la vision de l'homme est peu à peu devenue parcellaire, et son approche globale s'est perdue. C'est la raison pour laquelle un dermatologue ou un pneumologue ne comprendra pas, de prime abord, le bien-fondé de l'hygiène intestinale pour soigner une acné rebelle ou un asthme bronchique chronique.

Mais il devient de plus en plus évident que les maladies ne se manifestent jamais à l'endroit de leur cause, et que ces causes sont généralement multifactorielles, surtout en cas de maladie chronique.

Dans cette optique, l'hygiène intestinale est un des moyens d'aider l'organisme à se rééquilibrer, moyen qui se révèle très efficace à la pratique et qui trouve sa place dans une approche thérapeutique globale. Nous en verrons les nombreuses raisons au cours de ce chapitre.

Le rôle du côlon

La surface totale de nos intestins est d'environ 50 mètres carrés. C'est dire que nous sommes beaucoup plus en contact avec son contenu qu'avec le monde qui nous entoure. Et à ce titre, nous devrions nous montrer beaucoup plus concernés par ce qui se passe dans notre intestin, et en particulier dans notre côlon. Le côlon est un organe excréteur qui ne sécrète pas de sucs digestifs. Il constitue la dernière étape du transit des matières, et sa mission consiste à amener vers l'extérieur les éléments de la nourriture qui n'ont pas été assimilés par l'organisme lors de la digestion. Son rôle principal est de résorber l'eau afin de concentrer les matières fécales qui sont encore à l'état liquide à leur sortie de l'intestin grêle. «Le mécanisme de concentration des matières fécales est d'une précision étonnante. Il faut que 86 % de l'eau soient réabsorbés pour qu'une selle ait une consistance normale. Si 88 % de l'eau sont réabsorbés, les selles deviennent trop dures, et à 82 % de résorption, elles sont trop fluides», explique le Dr Kousmine.

La muqueuse intestinale

Dans l'intestin, la muqueuse de revêtement n'est formée que d'une seule couche cellulaire d'une épaisseur de 25 à 30 millièmes de millimètres. Immédiatement au-dessous de ce revêtement se trouvent des capillaires sanguins et lymphatiques. Les matières que contiennent l'intestin grêle ne sont donc séparées du sang des capillaires que par une très fine membrane fragile, qui se renouvelle tous les deux jours. Cette couche cellulaire constitue donc un filtre mince dont l'intégrité dépend de nombreux facteurs alimentaires: un excès de beurre (riche en acide butyrique), de graisses animales saturées, de graisses végétales raffinées et mortes, et surtout une carence en huiles vierges de première pression à froid, riches en acides gras polyinsaturés, la fragilisent et augmentent la perméabilité des membranes cellulaires de tout l'organisme, et en particulier celle de l'intestin qui est, nous l'avons vu, très mince.

> «Lorsque la fine membrane de l'intestin a une structure normale, nous sommes suffisamment protégés contre la résorption éventuelle de microbes et de toxines, mais lorsque nous nous alimentons mal, cette membrane délicate devient anormalement poreuse et laisse passer à foison bactéries et poisons. Le foie qui reçoit le sang, et les ganglions lymphatiques dans lesquels se déverse la lymphe de provenance intestinale fonctionnent à la façon de filtres. S'ils peuvent arrêter et neutraliser les germes et les toxines, il ne se passe rien, mais s'ils sont chroniquement débordés, des maladies graves apparaissent.»
> (Dr Kousmine)

L'état de l'intestin et les conséquences sur notre santé

La plupart des patients atteints de pathologies chroniques et dégénératives présentent des troubles intestinaux depuis de nombreuses années, bien avant même que ne se déclare la maladie chronique qui les amène à consulter. Le principal symptôme est la constipation chronique, qui oblige à utiliser chaque jour des laxatifs. Le but des laxatifs (même ceux à base de plantes) est de stimuler chimiquement les membranes de l'intestin, les forçant à fonctionner. Par conséquent, les muscles du côlon s'affaiblissent toujours plus, créant une dépendance aux laxatifs. Très peu de personnes ont un transit intestinal normal.

Peu à peu, ces troubles digestifs chroniques perturbent la santé. Un certain nombre de symptômes peuvent être dus à une perturbation chronique du transit intestinal. Ainsi, il n'est pas surprenant que si vous présentez des troubles digestifs chroniques, vous puissiez ressentir : fatigue, insomnie, problèmes nerveux et mentaux, douleurs menstruelles, arthrites. À long terme, le mauvais fonctionnement du transit intestinal peut même déboucher sur des maladies cardiaques, des cancers, des rhumatismes graves, des dégénérescences du tissu nerveux…

Une diminution de l'absorption des vitamines

L'intestin a besoin de dix-huit à vingt-quatre heures pour éliminer les matières provenant de la nutrition. Si le transit ne se fait pas correctement, il se dépose des déchets qui, peu à peu, tapissent les parois intestinales à certains endroits. Selon le Dr Irons, spécialiste américain de l'hygiène intestinale, « ces dépôts de matières fécales peuvent atteindre plusieurs centimètres d'épaisseur et avoir la consistance d'un pneu ! Ces déchets peuvent à la longue empêcher l'absorption et la pénétration dans l'organisme des vitamines et des sels minéraux. Les troubles intestinaux chroniques peuvent ainsi être à l'origine d'une carence nutritionnelle, indépendamment de la qualité de la nourriture, ou de la quantité de vitamines absorbées. » Il serait dommage de prendre soin de corriger son alimentation, de prendre des vitamines, et d'en limiter l'efficacité simplement parce qu'on néglige d'avoir une bonne hygiène intestinale !

L'excès de mucus masque des symptômes allergiques

Au cours de ces dernières années, on a mis en évidence que de nombreuses protéines alimentaires peuvent être responsables de beaucoup de problèmes physiques et psychologiques (allergies cérébrales). La surconsommation d'un aliment est une première cause d'allergie alimentaire. Tout aliment consommé quotidiennement risque d'être responsable d'allergie, surtout si on a l'impression de ne pouvoir s'en passer. Ceci est particulièrement vrai pour les aliments déficients du point de vue nutritionnel (chocolat, farine, sucre blanc, café, colorants alimentaires…).

L'intestin sécrète alors un mucus pour se protéger contre ces substances. Cette couche de mucus intestinal réduit l'absorption des substances allergisantes, protégeant ainsi la personne, mais des allergies cachées remplacent alors les réactions allergiques manifestes qui pourraient survenir lors de l'absorption de l'allergène.

Une autre conséquence est l'irritation chronique des parois intestinales par la stagnation des matières, ce qui entraîne une inflammation et des spasmes. Cet état va encore perturber le transit et aggraver les carences nutritionnelles.

Mais **la conséquence la plus grave est sans doute l'empoisonnement toxinique chronique**, lié au développement de germes pathogènes. Il se produit une véritable auto-intoxication.

Fermentation / putréfaction

Les micro-organismes des matières fécales appartiennent à des espèces très variées, les unes aérobies, les autres anaérobies. On estime que les corps microbiens représentent environ un tiers de la masse fécale. L'activité microbienne est maximale dans le cæcum et diminue progressivement ensuite.

Les micro-organismes contenus dans le cæcum sont capables d'effectuer la synthèse de nombreuses vitamines (vitamine K et B: acide pantothénique, biotine, acide folique, vitamine B12) et permettent ainsi à l'organisme de résister plus longtemps à certains régimes carencés.

Chez l'homme, il se produit dans le cæcum des phénomènes analogues à ceux qui se développent dans le tube digestif des herbivores, mais leur ampleur est moindre. L'activité microbienne attaque la cellulose des aliments cellulosiques assez tendres. Ils permettent ainsi d'utiliser non seulement les matériaux nutritifs ainsi libérés, mais encore les produits de la dégradation de la cellulose elle-même.

Les microbes sont capables de sécréter des enzymes qui dégradent l'amidon, la cellulose, les matières protidiques :

- **Les glucides subissent un processus de fermentation acide** qui s'accompagne de dégagement de CO_2. Ils sont transformés en acides organiques divers (acide lactique, acide butyrique, acide propionique, acide acétique, acide succinique), dont une partie est absorbée et utilisée dans le métabolisme.
- **Les protéines subissent un processus de putréfaction**. En fonction de leur structure complexe, elles donnent naissance à des produits beaucoup plus variés : ammoniac, amines, phénols, indole, scatole, hydrogène sulfuré. La putréfaction (contrairement au processus de fermentation) engendre des produits *basiques*. Les produits des putréfactions sont presque tous plus ou moins *toxiques* (les ptomaïnes).

Il existe physiologiquement un véritable antagonisme entre les *fermentations* et les *putréfactions*. Alors que les bactéries de fermentation s'accommodent bien d'un milieu *acide*, celles de putréfaction ne supportent pas ces conditions, ou tout au moins se développent mal dans un tel milieu.

Le processus de fermentation est un processus protecteur, et aussi longtemps que les fermentations acides restent actives dans l'intestin, les putréfactions ne se produisent pas, ou seulement d'une façon insignifiante.

Normalement, les fermentations acides débutent dans la deuxième partie de l'intestin grêle, s'accumulent dans la partie terminale et atteignent leur maximum d'intensité dans le cæcum. Les acides organiques formés sont partiellement neutralisés par les sécrétions alcalines de la muqueuse. Une partie d'entre eux est absorbée et utilisée par l'organisme. À l'état normal, le contenu du cæcum reste acide et les germes de putréfaction ne s'y développent pas.

Lorsque la masse fécale en voie de formation quitte le cæcum et le côlon ascendant, elle approche la neutralité et ne contient presque plus de glucides utilisables par la flore intestinale de l'homme. Les microbes des fermentations meurent donc progressivement et laissent se développer ceux de la putréfaction. La masse fécale devient alcaline. Mais si la quasi-totalité des glucides de la ration alimentaire a été digérée et absorbée avant que le contenu intestinal ne parvienne au cæcum, les putréfactions deviennent vite prépondérantes.

La mauvaise alimentation actuelle, comportant un excès de viande et de sucre, et la mauvaise mastication liée aux repas pris trop vite fournissent à l'intestin des matières intestinales riches en protéines animales mal digérées.

En cas de constipation chronique, lorsque le transit intestinal est ralenti, les selles sont trop sèches et les lactobacilles disparaissent. Les lactobacilles font partie de la flore intestinale *acide* qui constitue donc une barrière naturelle contre les microbes de putréfaction, qui eux se développent plutôt en milieu alcalin. Avec leur disparition, la barrière de protection acide disparaîtra également. La flore acidophile diminuant, les germes de putréfaction vont monter dans le grêle, s'y développer et provoquer météorisme, ballonnement, et surtout être responsables de la formation de produits extrêmement toxiques : les ptomaïnes.

Les putréfactions se développent non seulement aux dépens des résidus des protéines alimentaires, mais aussi et surtout aux dépens des protéines des sécrétions et desquamations de la muqueuse intestinale et des cadavres bactériens. Des acides aminés sont d'abord libérés, puis deux processus bien connus entrent en jeu pour la formation des produits de la putréfaction : la décarboxylation et la désamination.

La décarboxylation des acides aminés donne naissance à des aminés : ornithine, lysine, tyrosine, histidine… qui engendrent respectivement la putrescine, la cadavérine, la tyramine, l'histamine… Naissent également le mercaptan, l'hydrogène sulfuré, l'ammoniac, le scatole et l'indole.

Les produits de la putréfaction sont tous plus ou moins toxiques. La fraction absorbée par la muqueuse intestinale arrive directement au

Influence des bactéries intestinales sur la santé

Bactéries et sels biliaires

Les bactéroïdes, les bifido-bactéries et les clostridies produisent des hydrolases capables de déconjuguer les sels biliaires et de produire des sels biliaires libres. Parmi ceux-ci, le méthyl-chloranthrène est très cancérigène.

sels biliaires → acides biliaires → méthyl-chloranthrène

Nous avons vu plus haut comment une alimentation riche en graisses peut rompre l'équilibre bactérien de l'intestin en faveur de la flore de putréfaction. Il y a parallèlement une augmentation du flux biliaire liée à l'excès de graisses, qui contribuera à l'alcalinisation de l'intestin au niveau duodénal. Cela favorise la remontée des germes pathogènes à ce niveau (clostridium para-putrificum) qui transforment les acides biliaires en cocarcinogènes et carcinogènes (un des mécanismes du cancer du côlon).

Bactéries et stéroïdes hormonaux

Certaines bactéries sont également capables de déconjuguer les stéroïdes pour redonner des stéroïdes actifs, d'où résulte un cycle entérohépatique très compliqué. On connaît actuellement 2 hydroxylases, 8 oxydoréductases et 2 déconjugases bactériennes.

Cette formation d'œstrogènes actifs à partir de certains aliments favoriserait le développement de mastoses.

→

foie par la veine porte. Par son action chimique puissante, le foie est capable de transformer les substances toxiques d'origine intestinale. Il oxyde l'indole en indoxyle (indoxyle-sulfate et indoxyle-glycuronate) et le benzène en phénol (phénol-sulfate et phénol-glycuronate). Ces substances conjuguées sont dénuées de toxicité et sont éliminées par l'urine. Le dosage de ces substances dans l'urine est un moyen d'estimer l'intensité des putréfactions intestinales.

Bactéries, aliments et cancer

Certains précancérigènes se trouvent dans les aliments et les conservateurs alimentaires : colorants, additifs et polluants. La flore colique est métaboliquement très active, produisant de nombreuses enzymes qui peuvent faciliter les transformations des précancérigènes en cancérigènes actifs : bêta-glucuronidase, bêta-glucosidase, bêta-galactosidase, nitroréductase, azoréductase, 7-alpha-déshydroxylase, cholestérol déshydrogénase.

L'ingestion répétée d'un aliment contenant le précancérigène induit la sélection de la population bactérienne, transformant les précancérigènes, le cancer survenant après un laps de temps plus ou moins long.

Bactéries et cholestérol

Les bactéries intestinales interviennent dans le métabolisme du cholestérol et provoquent la formation du coprostanol, forme réduite, moins soluble et moins absorbable. Dans cette molécule, il n'y a plus de double liaison entre les atomes de carbone 5 et 6, et l'orientation des cycles A et B autour de l'axe des atomes de carbone 5 et 10 est cis, alors qu'elle était trans dans le cholestérol.

Enfin, la bile détruite par les clostridium ne pourra plus faire son travail. Une stéatorrhée chronique s'installera, entraînant avec elle une élimination massive de vitamines B12 et de calcium.

Ainsi, l'excès d'aliments gras et trop riches en protéines aboutira à ces carences par élimination intestinale des éléments minéraux et vitaminiques, alors qu'une alimentation moins riche apportera une meilleure assimilation de ces éléments. C'est la raison pour laquelle on peut voir des carences vitaminiques chez des personnes suralimentées.

Cet inconvénient est facilement évitable. Il suffit que la ration alimentaire comprenne des aliments riches en glucides protégés par des enveloppes cellulosiques (céréales). Les fruits et les légumes, en particulier les carottes, les pommes, la caroube permettent aussi de lutter efficacement contre les putréfactions.

Alimentation et intestin

Tout d'abord, il faut boire suffisamment. C'est souvent une des principales causes de la constipation chronique. Si vous ne buvez pas assez, vos selles seront trop sèches et vous serez constipé.

Les aliments ennemis de l'intestin

Le sucre blanc

Il favorise la prolifération bactérienne au niveau intestinal. En particulier une flore colibacillaire. Il favorise la production d'acide oxalique, responsable, comme l'acide urique, de rhumatismes.

L'alcool

Il serait responsable de certains cancers du côlon et du rectum, selon des études menées en Norvège.

La viande

Elle est dépourvue de fibres cellulosiques. Mal mastiquée, elle est mal digérée et est responsable de putréfactions intestinales. On voit augmenter la fréquence des cancers du côlon dans les pays gros consommateurs de viande.

Les graisses saturées

(graisses animales, huiles courantes, margarines)

Les graisses saturées stimulent anormalement la production de bile, d'où une plus grande production d'acides biliaires. Par ailleurs, la richesse en graisses saturées modifie la flore intestinale et augmente sa concentration en bactéries qui tendent à favoriser la conversion des sels biliaires en substances cancérigènes. Les graisses végétales solides, étrangères à la nature, augmentent le besoin en vitamine F, et perturbent les processus immunitaires.

Le gluten

«Il est équilibré par la vitamine E dans le grain de blé cru, d'orge, de seigle, d'avoine ou de sarrasin: lorsque le grain est moulu en farine et cuit, la vitamine E est détruite. Le gluten forme alors une substance pâteuse et collante, qui adhère à la paroi intestinale. Elle ralentit le passage des aliments, favorisant les putréfactions intestinales, et empêche l'absorption des vitamines du groupe B.»

(Dr Soleil)

Les farines raffinées

Elles favorisent le durcissement des selles, surtout si l'alimentation est pauvre en aliments naturels: fruits, légumes.

La crème du lait et le beurre

Ils rendent la paroi de l'intestin poreuse et perméable aux bactéries qui s'y trouvent.

Les aliments favorisant la production de gaz intestinaux

Les aliments bien tolérés:

1) viande, volaille, poisson
2) laitue, concombre, brocoli, avocat, chou-fleur, tomate, asperge, olive, zucchini
3) melon, raisin, fraise, framboise, baies
4) riz, céréales grillées ou soufflées, gâteaux secs (éviter les gâteaux contenant des graisses végétales)
5) noix, noisette
6) œuf, chocolat, sorbets aux fruits
7) eau

Les aliments moyennement flatulogènes:

1) pâtisseries
2) pomme de terre
3) aubergines
4) citron
5) pomme
6) pain

Les aliments très flatulogènes:

1) oignon
2) haricots secs
3) céleri
4) carotte
5) raisin sec
6) banane
7) abricot
8) jus de prunes
9) bretzel
10) germe de blé
11) choux de Bruxelles
12) artichaut

Remarque: la production de gaz méthane (CH_4) dans le côlon reste mystérieuse. Ce gaz est produit exclusivement dans le côlon lors du métabolisme bactérien anaérobie. Il diffuse dans le sang. Seulement la moitié de la population produit du méthane. Il n'est fabriqué que pendant la nuit et l'alimentation n'influence pas sa production.

Les aliments favorables à l'intestin

Les graisses non saturées
(huiles végétales vierges pressées à froid)
Riches en vitamines F, elles renforcent l'imperméabilité de la paroi intestinale.

Les fibres végétales riches en cellulose
La cellulose joue le rôle de ballast pour le bol alimentaire traversant l'intestin. C'est une matière solide qui n'est pas assimilée par l'organisme, mais qui stimule l'intestin et permet son bon fonctionnement.

> «Depuis quelques années, des travaux épidémiologiques ont attiré l'attention sur les risques d'une alimentation dépourvue de fibres. Le ralentissement important du transit intestinal qu'elle entraîne favoriserait l'apparition de diverticules du côlon. Il existe d'ailleurs une corrélation très significative entre la fréquence croissante des cancers du côlon dans les pays industriels et l'alimentation pauvre en fibres. La prévention de cette affection semble donc passer par une consommation de fibres végétales.»
> (Dr A. Mossé)

Les selles normales

Quand l'intestin est sain, vous devez aller deux fois par jour à la selle et avoir des selles de bonne consistance. **«La selle normale de l'homme doit avoir la forme d'une saucisse épaisse de 4 centimètres et longue de 15 à 20 centimètres.»** (Dr Kousmine)

Sa couleur varie en fonction de l'alimentation. De couleur brune en cas de régime carné, elle est plus claire en cas de régime lacto-végétarien. Vous devez aller à la selle facilement, sans effort et sans attendre, généralement une fois le matin après le petit-déjeuner, et une fois après le repas de midi ou le repas du soir.

> «Une selle normale est principalement formée de la desquamation de l'épithélium intestinal, d'une masse plus ou moins importante de bactéries, de substances dont l'organisme se débarrasse par la bile, par le suc pancréatique et par l'excrétion à travers la muqueuse intestinale.
>
> Elle contient en outre des fibres végétales formées de cellulose, de lignine, très résistantes à l'action des bactéries. Elle est homogène, exception faite de parties végétales dures et non comestibles, telles que peaux de raisin, d'amandes, et de débris végétaux mal mâchés.»
>
> (Dr Kousmine)

Lorsque l'alimentation est correcte, les selles n'ont presque pas d'odeur.

Les laxatifs irritent l'intestin

L'emploi de laxatifs ne résout aucun problème de constipation, et bien au contraire, l'aggrave en créant très rapidement un état de dépendance. Si, néanmoins, la prise de mucilages constitue un moindre mal, les purgatifs tels que tisane au séné, à la bourdaine, le chlorure de magnésium et autres suppositoires à l'extrait de bile entraînent deux inconvénients majeurs :

1) Un appel d'eau dans le tube intestinal, ce qui conduit à une débâcle aqueuse faite de selles liquides, le plus souvent irritantes. Cela s'accompagne d'une fuite d'oligo-éléments et de sels minéraux. À la suite de ces inflammations répétées, il se crée un état de dépendance connu sous le nom de **maladie des laxatifs**, et la muqueuse intestinale devient noire (mélanose colique).

2) Cet appel d'eau intra-intestinal est provoqué par un état d'inflammation et d'irritation de la muqueuse intestinale, dû à l'emploi du laxatif, dont l'utilisation répétée va favoriser l'apparition d'une autre maladie intestinale : **la colite spasmodique**. Il s'agit d'une alternance de constipation et de diarrhée, accompagnée de douleurs spasmodiques et de ballonnements.

Dans ce contexte, seul le jeûne, les lavements doux bien conduits et une correction de l'alimentation vont pouvoir mettre fin à ce déséquilibre. De plus, les lavements agissent immédiatement et favorisent un mécanisme d'élimination physiologique.

La technique du lavement rectal[1]

Mais si la façon de se nourrir est la cause principale d'un mauvais fonctionnement de l'intestin, une meilleure alimentation ne suffit pas.

En effet, une personne qui se nourrit mal pendant des années abîme son intestin, et il ne suffit alors plus de modifier ses habitudes alimentaires pour résoudre le problème. Aucune affection chronique ne disparaîtra tant que le côlon ne sera pas totalement nettoyé par des lavements rectaux réguliers, et ce pendant une durée suffisante, dont seul le médecin pourra juger, en fonction des critères cliniques qu'a enseignés le Dr Kousmine.

À faire, au début, une à trois fois par semaine, pendant une période qui variera entre deux et six mois, selon la pathologie et les indications médicales.

Le matériel nécessaire pour le lavement

- un bock à lavement de 2 litres avec tubulure muni d'un robinet à l'extrémité de la tubulure et deux canules dures en plastique blanc (la plus longue des deux canules est celle pour les lavements rectaux, l'autre, plus courte, est une canule vaginale) ;
- éventuellement un cathéter rectal de plastique transparent (code 25). Ce cathéter rigide possède un embout de couleur qui s'adapte à l'extrémité de la tubulure, après le robinet. Il n'est pas inclus dans l'ensemble précédent; il faut le demander en plus.

Le matériel nécessaire pour l'instillation d'huile:

- une seringue de 50/60 millilitres, dite de gavage;
- une sonde rectale en caoutchouc de 30 centimètres (code 24), qui s'adapte à l'extrémité de la seringue de gavage.

---

1 A ce propos, on consultera avec profit: *La santé par l'hygiène intestinale*, Dr Georges Monnier, Éd. 3 Fontaines.

Préliminaires importants:

Avant de commencer, il est important de bien comprendre que:

1) le lavement se fait **le soir**, avant de se coucher. Il faut soit jeûner ce soir-là, soit prendre un repas très léger;

2) le lavement se fait en une seule fois avec la totalité des 2 litres, et non pas en deux fois avec un litre à la fois... C'est la seule manière pour que l'eau parvienne jusqu'au côlon droit (cæcum);

3) l'instillation d'huile doit **toujours** être précédée du lavement. Il est inutile de faire l'instillation d'huile sans avoir préalablement nettoyé le côlon.

Faire d'abord le lavement

Préparer une tisane de camomille romaine en faisant infuser pendant dix minutes 5 sachets (ou 8 têtes) dans 2 litres d'eau bouillante. Laisser refroidir jusqu'à température convenable (35 à 37 degrés).

On trouve dans certains pays de l'extrait concentré de camomille prêt à l'emploi (en Suisse: *Kamilosan Liquidum*). Il suffit alors de mettre 2 cuillérées à soupe du liquide concentré dans 2 litres d'eau tiédie, et le lavement est prêt immédiatement.

Se mettre à quatre pattes au fond de la baignoire, la tête en bas, le postérieur en l'air (si impossibilité, se mettre à plat ventre sur le lit, la moitié supérieure penchée en avant vers la descente du lit, la tête en bas), le bock pendu à 50 centimètres environ au-dessus du niveau de l'anus, en ayant soin d'éviter le siphon produit par une tubulure généralement trop longue.

Il est possible d'utiliser soit la canule de plastique blanc et dur livrée avec le bock, soit le cathéter rectal en plastique souple transparent (qu'il faudra donc acheter en plus) qui est plus long, ce qui permet de l'introduire plus profondément. On évite ainsi les douleurs et les spasmes provoqués par l'arrivée trop rapide de l'eau qui dilate l'ampoule rectale.

Après introduction de la canule (ou du cathéter), on ouvre le robinet et on laisse s'écouler la totalité des deux litres d'eau camomillée avant tout évacuation.

Il est important de bien respirer par une respiration abdominale superficielle, dite du petit chien, analogue à celle qu'apprennent à faire les femmes qui accouchent, et de se masser le ventre pendant tout le temps de l'introduction de l'eau, afin d'éviter les spasmes douloureux en cours de lavement.

Avec la main libre, masser le côlon dans la partie la plus basse de votre abdomen, sur une surface de 6 à 7 centimètres. Utilisez vos doigts comme si vous faisiez des gammes sur un piano, ou comme si vous pétrissiez du pain. Appuyez fortement sur toute boule ou partie rigide que vous rencontrez. Ce sont des dépôts de matières fécales qui doivent être éliminés.

Tout en continuant à masser, montez progressivement le long de la partie gauche de l'abdomen, jusqu'à ce que vous palpiez vos côtes. Puis continuez en massant autour du nombril, puis à droite jusqu'aux côtes. Recommencez jusqu'à ce que les 2 litres du lavement soient acceptés.

Si des crampes, des spasmes, des envies intempestives d'évacuer surviennent au cours du lavement, assurez-vous tout d'abord que l'eau est à la bonne température. Une eau trop chaude, ou trop froide, provoque immanquablement des spasmes douloureux, désagréables. Sinon, expirez à fond, le plus possible, et le spasme cesse immédiatement. S'il devait perdurer, il est proposé d'interrompre l'arrivée d'eau pendant quelques instants et de la reprendre dès la cessation des douleurs et des spasmes.

À la fin de ce lavement, on peut évacuer immédiatement celui-ci, ce qui se produit en plusieurs vagues pendant une vingtaine de minutes environ.

Faire ensuite l'instillation d'huile

Avant de commencer le lavement, on aura pris soin de préparer la seringue d'huile de la façon suivante :

1) Remplir la seringue de 50 à 60 millilitres d'huile de tournesol vierge. Après avoir chassé les bulles d'air, ajuster l'embout de la sonde rectale en caoutchouc de 30 centimètres à l'extrémité de la seringue. Placer la seringue dans le lavabo, sous un filet d'eau tiède, afin de réchauffer l'huile à une température convenable (30° à 35° C environ). L'huile se réchauffe ainsi lentement pendant que vous faites votre lavement.

2) Lorsque l'eau du lavement est complètement évacuée, introduire la sonde rectale le plus profondément possible et se coucher sur le côté droit. Vider complètement la seringue. Ne plus se lever. L'huile coule et se répand sur les parois intestinales le long du côlon transverse. Elle sera en grande partie absorbée au cours de la nuit, comme un « suppositoire liquide ». Une certaine partie de cette huile sera néanmoins rejetée le lendemain matin, avec les premières selles.

Au bout d'un certain nombre d'instillations, l'huile n'est plus absorbée par l'organisme pendant la nuit, et la plus grande partie est rejetée le matin. On peut alors espacer les instillations, tout en continuant cependant les lavements au même rythme (on peut, par exemple, faire une instillation tous les 2, puis tous les 3, puis tous les 4 lavements).

Remarques

Ce lavement peut être fait tous les jours pendant huit à dix jours au début de certains traitements nécessitant une action thérapeutique immédiate et rapide. C'est le cas par exemple des cancers aigus en poussée évolutive, des poussées de sclérose en plaques ou de polyarthrite chronique évolutive.

Si la poussée de la maladie est dominée, ou si la pathologie traitée ne nécessite pas une intervention rapide, le lavement est fait systématiquement deux fois par semaine, régulièrement, même si le malade ne présente pas de troubles digestifs patents.

La durée en est déterminée par le médecin en fonction de certains critères cliniques: état de la langue, odeur des selles, régularisation du transit intestinal, état général...

Il faut généralement deux à quatre mois de lavements réguliers pour obtenir une réelle action thérapeutique. Après cela, les lavements peuvent être interrompus, en accord avec le médecin traitant, mais ils doivent être spontanément repris par le malade s'il constate le retour de certains troubles tels que:

– reprise évolutive de la maladie;
– selles de mauvaise odeur;
– retour des troubles intestinaux (ballonnements, constipations...);
– écarts dans l'alimentation saine jusque-là bien suivie.

En cas d'invitation à l'extérieur où, par respect des convenances sociales, il est difficile de refuser l'alimentation proposée ou à la suite de repas d'anniversaires, de mariages, de fêtes de famille etc., il est vivement conseillé de procéder à un lavement le lendemain, associé à une monodiète de riz ou de pommes cuites.

Au bout d'un certain temps, il n'est plus nécessaire de faire les lavements. Mais il est conseillé de les reprendre aussitôt que les symptômes cités plus haut se manifestent. Ces symptômes témoignent en effet de la présence dans l'intestin d'une flore microbienne de putréfaction qui est pathogène et qui peut annoncer une reprise évolutive de la maladie si l'intestin n'est pas rapidement débarrassé.

Dans le traitement de la polyarthrite chronique évolutive, les lavements sont d'une importance capitale, et il est indispensable d'avoir fait un bon nettoyage intestinal avant de commencer la cure de vaccins. Sans cela, on s'expose au risque d'une rechute en cours de la cure, liée à l'hyperstimulation du système immunitaire.

Chez l'enfant, il est possible de faire des lavements en utilisant un matériel approprié :

- jusqu'à 2 ans, une poire de 90 millilitres pour bébés ;
- de 2 à 4 ans, une poire de 250 millilitres remplie à moitié;
- au-delà de 4 ans, une poire de 250 millilitres remplie pleinement.

Comme pour l'adulte, on pratique le lavement à l'eau camomillée. L'enfant est mis sur le dos, les jambes relevées. On introduit la canule de la poire à lavement dans l'anus et on injecte l'eau doucement en massant le ventre de l'enfant. On le met ensuite immédiatement sur le pot !

L'instillation d'huile se fait, comme pour l'adulte, grâce à la seringue et à la sonde rectale (que l'on pourra prendre d'un diamètre plus petit). Ensuite, prendre soin de garnir l'enfant à l'aide d'une couche.

Les contre-indications des lavements

Il peut exister des circonstances particulières qui s'opposent à la pratique des lavements rectaux. Il est alors indispensable, dans les cas suivants, de demander un avis médical, pour éviter toute erreur :

Contre-indications absolues

L'occlusion intestinale est une urgence chirurgicale qui impose l'hospitalisation d'urgence. Surviennent des douleurs abdominales importantes, accompagnées de constipation opiniâtre et d'un arrêt des gaz intestinaux.

Le syndrome appendiculaire est également une urgence chirurgicale. Une douleur circonscrite au niveau de la fosse iliaque droite, accompagnée de constipation, de fièvre et de vomissement, doit immédiatement être prise en charge par un médecin. S'abstenir de toute automédication.

Contre-indications relatives

La colite ulcéreuse est une contre-indication relative. Il faut s'abstenir de faire des lavements rectaux en période de crise, mais en dehors de ces périodes d'inflammation aiguë, les lavements reprennent leurs indications. Pendant les périodes de crise, les petits clystères à base de cortisone, type proctocliss, ont une puissante action anti-inflammatoire et permettent le plus souvent de stopper rapidement la crise. Mais en dehors de cette période, je conseille de faire des lavements selon la technique précédemment décrite, mais de diluer, dans l'huile de tournesol vierge, tiédie, utilisée pour l'instillation après le lavement, une cuillérée à café de la formule :

H.E. thym 5 grammes, H.E. géranium 5 grammes,
H.E. niaouli 5 grammes, Huile de pâquerette q.s.p. 125 ml

Ce mélange d'huiles essentielles a des propriétés anti-inflammatoires, antiseptiques, cicatrisantes et apaisantes. Il se révèle très efficace grâce à sa puissante action thérapeutique.

La poussée hémorroïdaire est également une contre-indication relative. L'obstacle mécanique des hémorroïdes peut gêner le lavement. Il faut savoir que les hémorroïdes sont dues à une constipation et à une surcharge hépatique. Il suffit donc, une fois la poussée jugulée par un traitement médical approprié, de traiter les deux causes responsables de la crise.

L'irrigation côlonique

L'irrigation côlonique, ou hydrothérapie du côlon, consiste en un lavement à grande eau du côlon, qui permet un nettoyage complet, plus en profondeur qu'un simple lavement. La séance nécessite 100 à 150 litres d'eau et dure environ une heure.

Cette technique est rendue possible grâce à un appareil sophistiqué[2], branché sur l'eau courante, et qui, équipé à un système de filtres, de détendeurs, de manomètres et de mitigeurs, permet d'obtenir une eau douce, pure, avec un débit et une pression stables pendant tout le traitement.

L'eau est introduite par une canule à double fonction: un petit tuyau permet l'arrivée d'eau, un plus gros permet l'évacuation des matières fécales. En actionnant une vanne qui contrôle l'ouverture ou la fermeture de l'arrivée d'eau, on provoque, par vagues successives, l'évacuation de la totalité des matières contenues dans le côlon, sans effort et sans douleur.

Cette technique assez sophistiquée n'est pourtant pas récente. Ambroise Paré (XVIe siècle) en a parlé le premier. Au XIXe siècle,

2 L'Association médicale Kousmine internationale conseille l'utilisation de l'appareil américain «Hydro-San II», distribué en France par le Laboratoire Biophytarom (adresse en fin d'ouvrage).

Brosch, médecin allemand, avait déjà mis au point un appareil que l'on considère comme l'ancêtre de nos appareils actuels. Depuis, la technique a surtout été développée par des médecins américains : James W. Wiltsie, Joseph E. G. Waddington et V. E. Irons. Ils ont énormément travaillé à la mise au point et à la diffusion d'appareils performants permettant d'effectuer cette technique dans les meilleures conditions de confort et de sécurité.

Le Dr V. E. Irons est surtout connu pour avoir pratiqué plus de 20 000 irrigations sans jamais rencontrer aucun problème. Il insiste sur le fait que cette méthode permet le décollement et la fragmentation des matières vieillies et durcies qui se déposent au fil des années sur le côlon. Notre alimentation moderne encrasse notre intestin, non seulement parce qu'elle est raffinée (ce qui ralentit le transit et prolonge le temps où elle va séjourner dans notre intestin), mais aussi parce qu'elle induit la production de mucus. Celui-ci est sécrété par l'intestin à chaque fois qu'une substance irritante y est présente. Ce mucus constitue, comme nous l'avons vu précédemment, un moyen de protection, mais, au fil des années, avec la succession des erreurs alimentaires, il a tendance à se solidifier et se transforme en une croûte qui adhère à la muqueuse et rend le passage des matières plus difficile (en diminuant le diamètre de l'intestin). Ceci serait tellement fréquent que le Dr Irons précise :

> « Un côlon normal et sain est aujourd'hui une espèce en voie de disparition. Il n'en existe tout simplement plus !… Le seul endroit où vous puissiez encore voir un côlon normal aujourd'hui est dans votre livre d'anatomie ! En ce qui me concerne, je pense qu'un côlon malade et intoxiqué est une cause méconnue de vieillissement prématuré. La vieillesse commence dans le côlon et plus l'intoxication est avancée, plus l'individu vieillira vite. Un côlon malade abrège la jeunesse, épuise les réserves d'énergie et conduit bientôt à la mort. À mon avis, l'intoxication du côlon est la seule maladie importante aux États-Unis. Elle est responsable du plus grand nombre de problèmes de santé que n'importe quelle autre cause. » (V. E. Irons)

Comment se déroule une séance d'irrigation côlonique ?

Le patient dévêtu est installé confortablement sur un lit d'examen, le corps recouvert d'un drap ou d'une couverture. Dans un premier temps, le malade sera couché sur le côté, jambes repliées. Le praticien vérifie au niveau de l'anus l'absence de plaies, de fissures, d'hémorroïdes en poussée qui rendraient l'examen difficile, voire impossible. Un toucher rectal permet de déterminer l'orientation à donner à la canule. Celle-ci est ensuite introduite lentement et sans forcer. Puis les tuyaux d'arrivée d'eau et de départ des matières (c'est le même tube) sont mis en place et raccordés à l'appareil qui est fixé au mur. Le malade est ensuite remis sur le dos. Il n'aura plus à bouger jusqu'à la fin de l'examen.

La technique consiste ensuite à remplir et à vider l'intestin du malade. L'examen dure environ quarante-cinq minutes, pendant lesquelles l'ouverture et la fermeture alternative de la sortie d'eau permet le lavage de l'intestin et l'évacuation des matières résiduelles, sans désagrément et sans douleurs. Au cours du traitement, il est possible de varier la température entre 20 et 40 degrés, ainsi que la pression de l'eau. Ceci a pour but de stimuler l'intestin. Il est classique de pratiquer conjointement des massages du côlon, ce qui permet de repérer les zones de tension ou de gêne et d'aider le décollement des matières.

La fréquence des traitements dépend de l'état de santé du malade et doit être évaluée par le médecin. Il est conseillé de faire plusieurs séances et de les espacer de plusieurs jours (de trois jours à une semaine), un résultat se faisant rarement sentir dès la première séance, mais souvent après trois séances.

L'hydrothérapie du côlon permet non seulement un nettoyage complet de la muqueuse intestinale, mais constitue également une méthode diagnostique. Des vers intestinaux insoupçonnés peuvent ainsi être mis en évidence. Selon l'aspect, la couleur et l'état des matières, on peut mieux apprécier le fonctionnement intestinal. Le patient, ayant la possibilité de vérifier l'état de ses selles, comprend très vite les raisons des troubles pour lesquels il consulte. L'hydrothérapie permet de se sentir «propre», et comme remis «à neuf» et «léger». Les ballonnements, gaz, gênes diverses disparaissent. Non seulement le patient se sent en meilleur état sur le plan digestif, mais encore les organes de voisinage (vessie, utérus, ovaires, reins) n'en seront que plus à l'aise. Il s'agit d'une véritable cure de décrassage et de purification.

Cette technique peut aussi aider à préparer l'intestin pour des examens de coloscopie, lavement baryté, échographie abdominale, urographie intraveineuse, scanner ou RMN de l'abdomen.

Les contre-indications à l'irrigation côlonique

Il existe certaines limites à cette technique qui sont :

- les suites d'hémorragies importantes,
- les nécroses par irradiation abdominale,
- les pathologies inflammatoires aiguës de l'intestin,
- les états hémorroïdaires importants,
- les adhérences pelviennes,
- les ulcères et la suspicion de perforation digestive,
- les troubles cardiaques sévères,
- les interventions chirurgicales récentes sur l'abdomen,
- l'hypertension artérielle sévère,
- les cancers du côlon,
- les antécédents de syncopes cardiaques,
- la grossesse après le troisième mois,
- les hernies abdominales,
- les fissures et fistules anales.

Trucs et astuces

Voici quelques conseils pratiques qui aideront certains dans la pratique de leur hygiène intestinale.

Il existe des poches à lavement de voyage[3], pratiques, qui peuvent se mettre dans les bagages et être ainsi emportées pendant les déplacements.

Il existe des ampoules d'huile d'onagre[4] qui sont indiquées pour être ajoutées à la crème Budwig chaque matin pour les pays qui ne disposent pas d'huile de lin, ou pour certaines pathologies comme les scléroses en plaques. Il est également conseillé, dans ces cas, de pratiquer les instillations d'huile en ajoutant une ampoule d'huile d'onagre dans la seringue d'huile de tournesol.

---

3 Laboratoire Biophytarom, Paris (déjà cité).

4 Chaque ampoule correspond à 8 gélules de 500 milligrammes d'huile d'onagre (fournisseur : Laboratoire Biophytarom, Paris).

6 L'équilibre acido-basique

Dr Philippe-Gaston Besson

Parler d'équilibre, c'est parler de tendances contraires qui convergent vers une harmonie, un état idéal de stabilité. On peut dire qu'un équilibre est atteint lorsqu'il n'y a plus de mouvement, lorsque les deux forces qui s'opposent sont de valeur telle qu'elles annulent leurs effets contraires. C'est l'équilibre statique.

Mais il n'y a pas de vie sans mouvement, sans échanges, sans modifications constantes des éléments qui la composent. L'équilibre dans le monde vivant ne peut être que dynamique. On ne pourra donc pas parler de valeurs exactes, mais de tendances, l'équilibre de la vie étant un déséquilibre en voie de perpétuel rétablissement.

L'étude de l'équilibre acido-basique va donc nous amener à considérer la dynamique entre la tendance vers l'acidité et la tendance vers l'alcalinité, qui est son contraire au sein de l'organisme vivant.

Nous allons observer, dans le corps, un rythme pendulaire acido-basique qui sera différent en fonction des divers tissus et appareils considérés, mais qui, tous, sont interdépendants. L'ensemble est le reflet d'une adaptation constante de la vie aux conditions intérieures et extérieures du corps, adaptation qui est une des conditions de la santé.

Les différents appareils et systèmes organiques impliqués dans cette grande régulation sont:

- l'appareil digestif,
- le sang,
- les tissus mésenchymateux,
- le foie,

et ces interactions sont régulées par :

- les poumons,
- les reins.

Sans entrer dans la description fonctionnelle théorique des mécanismes de ces différents systèmes – qui a été développée en détail dans un ouvrage consacré à cette dynamique acido-basique* – nous allons ici en tirer les aspects pratiques.

Définition

Mais avant tout, définissons ce que signifient les termes *acide* et *basique* ou *alcalin*.

On appelle pH l'unité de mesure du degré d'acidité ou d'alcalinité d'une solution. On a coutume de dire qu'un acide est un donneur de protons, et qu'une base est un accepteur de protons, ou un donneur d'électrons.

D'une manière plus simple, le pH est le chiffre mesurant le degré d'acidité ou d'alcalinité d'un liquide. Ce chiffre est compris entre 0 et 14 :

- de 7 à 0, on parle d'acidité croissante,
- le chiffre 7 correspond à la neutralité,
- de 7 à 14, on parle d'alcalinité croissante,

… c'est une question de convention !

Ainsi, les liquides biologiques qui auront une valeur de pH inférieure à 7 seront appelés des solutions *acides*, et inversement, les liquides biologiques qui auront un pH supérieur à 7 seront appelés des solutions *basiques* ou *alcalines*.

---

* Voir du même auteur, *Acide-Base: une dynamique vitale*, Éd. 3 Fontaines.

Nous verrons plus loin qu'il existe dans le commerce des papiers réactifs qui changent immédiatement de couleur lorsqu'ils sont trempés dans un liquide. La couleur indique, grâce à une échelle colorimétrique, un chiffre qui correspond au pH du liquide. Il est donc facile et rapide de déterminer la valeur de l'acidité ou de l'alcalinité d'un liquide.

Le système digestif

Tout au long du tube digestif, les aliments vont être transformés, déconstruits, pour pouvoir être absorbés et assimilés par l'organisme. Ces processus chimiques de dégradation se font sous l'influence de sucs digestifs qui vont imposer leur pH spécifique au bol alimentaire, au cours de sa traversée du système digestif.

Ainsi, au niveau de l'estomac, on trouve le pH le plus bas (donc le plus acide) de tout le système digestif. Immédiatement après la traversée de l'estomac, cette acidité est corrigée par les sécrétions de l'intestin grêle, de la vésicule biliaire et du pancréas, qui ont tous trois des sucs digestifs alcalins. Les aliments redeviennent légèrement acides à la fin de l'intestin grêle et au niveau de la première partie du côlon (cæcum). Ils ont une valeur alcaline à la fin du côlon.

Toutes ces valeurs du pH correspondent à une nécessité biologique. Les valeurs acides trouvées au niveau de l'estomac permettent l'action de la pepsine stomacale qui casse les protéines en polypeptides. Puis, au niveau du duodénum, la trypsine pancréatique transforme les polypeptides en acides aminés, la lipase pancréatique dégrade les graisses après que la bile les a émulsionnées, et l'amylase pancréatique prend la suite de l'amylase salivaire dans la déconstruction des hydrates de carbone. Toutes ces enzymes ont besoin d'un milieu alcalin pour agir. Enfin, au niveau du côlon, les valeurs légèrement acides du pH permettent le développement d'une flore bactérienne dite acidophile (c'est-à-dire qui aime l'acidité) qui est d'une

Conséquences pratiques

1) Si le milieu alimentaire reste trop acide au niveau du duodénum, la digestion des graisses, des sucres et surtout des protéines va être incomplète. Leur décomposition se produit alors dans l'intestin grêle et dans le côlon, c'est-à-dire trop tard. Le processus de fermentation normal est remplacé par un processus anormal de putréfaction, responsable de constipation, de gaz, de ballonnement.

2) Les corps aromatiques qui donnent l'odeur nauséabonde des selles sont le reflet direct de l'importance de ces processus de putréfaction au niveau du côlon. Ceux-ci produisent des ptomaïnes toxiques responsables d'une auto-intoxication. Le foie les neutralise en les conjuguant, mais lorsqu'elles sont produites en abondance, le foie est surchargé de travail, et rapidement débordé. Les toxines passent alors dans la circulation générale. La langue prend un aspect chargé qui témoigne de la surcharge du travail hépatique.

On voit déjà ici une première utilisation des sels alcalinisants qui vont stimuler la sécrétion physiologique acide de l'estomac. Ainsi se trouvent directement augmentées les sécrétions alcalines du duodénum et de ses glandes digestives annexes, à partir du mécanisme sécrétoire gastrique.

Mais, pour éviter les phénomènes de putréfaction, une correction de l'alimentation est également essentielle :

→

extrême importance. C'est grâce à elle que peut se terminer la digestion des sucres et des protéines sous la forme d'une fermentation.

Si, pour un segment donné, ces conditions ne sont pas respectées, le travail des sucs est amoindri et le processus digestif correspondant incomplet. L'enchaînement des autres processus digestifs qui lui font suite s'en trouvera perturbé. Il est donc capital que les différentes valeurs successives du pH du tractus digestif soient respectées, afin de permettre le bon fonctionnement de l'ensemble.

1) Tout d'abord, il faut éviter la consommation abusive de sucre blanc qui favorise la prolifération bactérienne pathogène au niveau de l'intestin, en particulier une flore colibacillaire.

2) Il faut également éviter la consommation excessive de viande, principale responsable des putréfactions intestinales.

3) La mastication est un des actes importants du processus digestif. Elle permet de bien débuter la digestion des sucres et des protéines. Si les protéines carnées ne sont pas correctement mastiquées, leurs restes mal digérés fournissent un milieu de culture favorable à la flore de putréfaction, qui devient vite prépondérante.

4) La consommation de sucres lents et de fibres végétales constitue un excellent moyen de lutter contre les phénomènes de putréfaction intestinale. Ainsi, la consommation de céréales complètes, peu riches en gluten et en quantité raisonnable, de fruits (surtout de pommes), et de légumes (carottes, caroube) constitue un excellent moyen de lutter contre les phénomènes de putréfaction de l'intestin.

5) Lorsque l'on constate que la langue est chargée (surtout le matin) et que les selles ont une mauvaise odeur, la pratique de lavements rectaux de 2 litres permet d'évacuer rapidement la flore intestinale pathogène et de libérer le foie.

6) Il convient également d'alléger le repas du soir, ce qui soulage l'activité nocturne de détoxication du foie et permet une élimination plus efficace de la surcharge toxinique.

Il est important d'insister ici sur les deux types de flores intestinales qui peuvent se développer et devenir prédominantes au niveau du côlon. L'une a un caractère acide: c'est la flore normale qui doit exister de manière prédominante. L'autre est basophile: elle ne doit pas prédominer. Ces notions sont développées plus en détail dans le chapitre 5 concernant l'hygiène intestinale.

Le sang

Le sang a un pH dont la valeur est remarquablement stabilisée à 7,39. Ses variations sont extrêmement faibles. Le tissu sanguin est le plus protégé des tissus organiques en ce qui concerne les variations de son pH. Il possède six systèmes efficaces et bien organisés de contrôle et de réglage de son équilibre acido-basique. En effet, le pH sanguin ne peut varier que dans de faibles limites sans qu'il se produise de graves troubles métaboliques et de conscience.

En dehors des limites normales, mais extrêmement réduites, du pH physiologique, la vie n'est plus concevable. Ainsi, lorsque le sang atteint un pH de 6,95, nous entrons dans un état de coma, le muscle cardiaque s'arrête et la mort s'ensuit. C'est le cas, par exemple, du diabète grave. En revanche, lorsque le pH atteint une valeur de 7,7, on devient très irritable avec, à l'extrême, des crises de tétanie, des convulsions pouvant aller jusqu'à la mort.

À cause de son caractère particulier de fluidité, le tissu sanguin, en perpétuel mouvement, s'adapte presque immédiatement aux variations de son équilibre biologique en général, et de son équilibre acido-basique en particulier.

Curieusement, le tissu sanguin retiendra peu notre attention en ce qui concerne notre sujet. Nous savons qu'il est bien protégé, et que les variations de son pH ne peuvent être que très faibles. C'est une nécessité biologique. Or, par le fait même de sa fluidité, le sang est un médium, un solvant et un transporteur. Il va donc se comporter comme un agent de liaison entre les organes et les tissus, sans être impliqué de manière importante dans les variations de sa composition.

Il faut ici évoquer les travaux de l'ingénieur Louis-Claude Vincent. Il s'est livré à l'étude des variations du pH sanguin, de sa résistivité et de son potentiel oxydoréducteur. Il en a conclu que, dans un état de santé idéal, le pH sanguin tendait vers des valeurs plus acides. Nous comprendrons pourquoi plus loin.

Systèmes tampons

Il existe six systèmes tampons pour maintenir un équilibre acido-basique au niveau du sang :

- bicarbonates / acide carbonique CO_3H- / CO_3H_2
- hémoglobinates / hémoglobine $Hb-$ / HbH
- oxyhémoglobinates / oxyhémoglobine HbO_2- / HbO_2H
- protéinates / protéines Prot- / ProtH
- phosphates bibasiques / phosphates monophasiques PO_4H- / PO_4H_2
- acides organiques faibles dissociés RCOO - / RCOOH

En fait, les systèmes qui veillent à un bon équilibre acido-basique du sang fonctionnent sur un même modèle. Le processus est toujours identique.

Un acide faible dissocié sous forme d'anion R- est disponible pour fixer un ion H+. Il y a, en cas d'acidose, un déplacement de la réaction vers une forme non dissociée où l'ion H+ est fixé à la molécule. Cette dissociation est variable en fonction du pK.

La capacité et l'efficacité du système tampon est l'intervalle de pH pour lequel la molécule concernée se trouve sous forme ionisée dans la solution, donc disponible.

Par exemple, pour le système **carbonates / acide carbonique**, dont le pK = 6,1, la capacité tampon se situe pour un pH entre 5,1 et 7,1.

Ainsi, chaque système a un pK propre, c'est-à-dire qu'il est hiérarchisé, qu'il n'intervient que pour une valeur donnée du pH. Les différents systèmes sont ainsi successivement, et « cumulativement », sollicités pour pallier aux variations éventuelles du pH sanguin.

Les organes de régulation

Les organes d'élimination sont nombreux, mais certains sont plus spécialisés dans l'élimination des déchets acides ; il s'agit des reins et des **poumons**. Les acides proviennent surtout de la digestion des protéines. Or, il existe chimiquement deux types d'acides :

Les acides dits « volatils » (ou « faibles » ou « organiques »)
Ce sont les acides citriques, oxaliques, pyruviques, acétylacétiques… qui proviennent de la dégradation des protéines végétales et se transforment en acide carbonique. Celui-ci est éliminé par les poumons, sous forme de gaz carbonique. Leur élimination est aisée, rapide et facilement adaptable (13 000 à 15 000 nmol H+/jour).

Les acides dits « non volatils » (ou « forts » ou « minéraux »)
Ce sont les acides uriques, sulfuriques, phosphoriques, qui proviennent de la dégradation des protéines *animales*. Ils sont éliminés par les **reins**. Leur élimination est difficile, lente et peu adaptable (100 nmol H+/jour).

Le rein est également capable d'éliminer certains acides volatils faibles, circulant sous forme libre, mais son plus gros travail est orienté vers l'élimination des acides non volatils.

Conséquences pratiques

Il est aisé de comprendre qu'une nourriture carnée sera plus acidifiante qu'un régime végétarien. Une alimentation équilibrée comportera donc surtout des crudités, des légumes, des céréales, des légumineuses et des fruits. Ceci concerne surtout les malades et les convalescents, chez lesquels ce type d'alimentation soulagera les reins dans leur travail d'élimination, permettant aux forces de guérison d'agir afin de lutter convenablement.

Le mésenchyme

On appelle *mésenchyme* (ou *tissu de soutien*, ou *tissu conjonctif*) la structure tissulaire qui baigne les organes nobles. Son rôle de tissu de soutien est bien connu. Il permet la bonne respiration cellulaire, l'alimentation et l'hydratation des tissus nobles, l'élimination des déchets du métabolisme cellulaire. Mais son activité physiologique est beaucoup plus large. L'organisme se comporte en effet comme un producteur d'acide. Si cette production n'aboutit pas aux formes d'acides éliminables (par exemple, par manque de vitamines et d'oligo-éléments) ou s'il y a une surcharge de l'acidité totale (acides provenant de l'alimentation + acides provenant de la vie cellulaire), cet excès est alors expulsé dans le tissu conjonctif pour y être stocké. Le mésenchyme est donc le plus important *système tampon* de l'organisme. Sa structure particulière lui permet de se comporter comme une sorte d'éponge métabolique qui entrepose les déchets métaboliques acides que le *rein* et les *poumons* n'ont pas pu éliminer, lorsqu'ils sont dépassés dans leur capacité fonctionnelle.

Or, c'est surtout pendant la journée que la surcharge d'acidité est importante. Elle résulte de l'apport alimentaire et de l'activité physique. Pendant la nuit, ces deux sources productrices d'acide cessent. Et c'est pendant le sommeil que le mésenchyme remet en circulation l'excès de déchets métaboliques acides qu'il a stockés pendant la journée.

Conséquences pratiques

S'il n'y avait qu'une seule modification alimentaire à faire afin de soulager les organes d'élimination dans leur mission nocturne de détoxication en général, et dans leur élimination d'acides en particulier, elle devrait concerner le repas du soir. Le repas du soir sera donc pris le plus tôt possible et ne comportera pas de viande. Il sera léger.

Il faut insister sur ce point très important : si le repas du soir est pris trop tard et s'il est trop abondant, l'appétit manque le matin.

Un repas trop copieux et trop riche perturbe le sommeil en imposant une surcharge de travail au système digestif et aux organes d'élimination pendant la nuit.

Corrélation alcalose tissulaire / acidose sanguine

Il existe souvent une grande confusion dans les esprits lorsqu'on parle d'équilibre acido-basique. Cela vient du fait que l'on confond sang et tissus ! **Or, nous pouvons comprendre, par ce qui est décrit précédemment, que lorsque le pH des tissus tend vers l'alcalose, le pH du sang tend vers l'acidose. Réciproquement, lorsque le pH des tissus mésenchymateux tend vers l'acidose, le pH du sang tend vers l'alcalose.**

Bien sûr, les variations des valeurs du pH des tissus sont beaucoup plus amples que celles des valeurs du pH sanguin. Celui-ci est contraint de demeurer dans les mesures étroites compatibles avec la vie, et est aidé en cela par les systèmes tampons et la réserve alcaline.

Il existe donc dans les tissus un grand mouvement pendulaire, fait d'une tendance alternativement orientée vers l'acidose, puis vers l'alcalose. Il existe parallèlement, mais de manière beaucoup moins marquée, le même mouvement orienté en sens inverse pour le sang.

Les travaux de Louis-Claude Vincent montrent que l'état de santé idéal correspond à des valeurs du pH sanguin **tendant vers l'acidité**. Or, le pH sanguin tend vers des valeurs acides lorsque le pH du tissu mésenchymateux tend vers des valeurs alcalines.

Or, c'est pendant la période nocturne et matinale que ces conditions se réalisent de manière optimale. La période nocturne et matinale, lorsque l'homme est endormi, est la période de nettoyage du tissu mésenchymateux qui correspond au maximum d'acidose sanguine. C'est une période de nettoyage qui correspond à un processus de guérison.

On peut dire que le corps « tombe malade » pendant la journée, ce qui correspond à une tendance à l'acidose pour le tissu mésenchymateux et à une tendance à l'alcalose pour le sang. Et pendant la nuit, la conscience se retire et laisse la place au sommeil et au jeûne. On peut également dire qu'au cours de cette phase, le corps « se guérit », et on assiste à une tendance à l'alcalose du tissu mésenchymateux et à l'acidose pour le sang.

L'acidose tissulaire et ses conséquences

Un certain nombre de symptômes apparaissent peu à peu chez un organisme souffrant d'acidose tissulaire chronique. Ils s'installent , et se fondent dans la vie quotidienne, si bien qu'ils sont rapidement acceptés comme faisant partie des petits troubles normaux de tout un chacun.

Voici la liste des principaux :

- fatigabilité surtout matinale,
- perturbations du sommeil entre 1 heure et 3 heures,
- régurgitation et pyrosis,
- perturbation de l'appétit et boulimie,
- constipation,
- migraines fréquentes,
- peau grasse (surtout le visage),
- langue chargée sur sa partie postérieure,
- mauvaise haleine matinale,
- amygdales hypertrophiées chez les enfants,
- mains moites et froides (dû à une sympathicotonie entraînant hyperthyroïdie fonctionnelle et état adrénergique permanent),
- transpiration abondante des pieds,
- tendance à la transpiration (sueurs froides),
- fragilité et moindre résistance au froid (tendance à s'enrhumer facilement),
- douleurs musculaires, muscles de la nuque et des épaules durs et douloureux,
- bronchite chronique avec formation de mucus,
- leucorrhées (pertes blanches),
- manque d'entrain, amertume pour le travail.

D'une manière générale, toute maladie chronique s'accompagne d'un état d'acidose tissulaire. Mais certaines pathologies sont plus d'un type «acide».

Ce sont:

- les rhumatismes,
- le diabète,
- les affections rénales et vésicales,
- la maladie de Basedow (hyperfonctionnement de la glande thyroïde),
- les maladies cancéreuses en général,
- les leucémies.

Testez votre pH urinaire

Sur le plan pratique, il faut tout d'abord se procurer, soit auprès d'un commerçant en produits chimiques, du papier réactif de marque *Prolabo*, soit chez un pharmacien, des bandelettes de réactif de laboratoire de type *Merk (MSD)*, ou *Ames*, permettant le contrôle du pH urinaire. Ces papiers réactifs changent de couleur en fonction du pH des liquides dans lesquels ils sont trempés. Grâce à une échelle colorimétrique livrée avec les papiers, il est possible de déterminer instantanément la valeur chiffrée du pH correspondant à la couleur du papier.

Il faut ensuite relever systématiquement les valeurs du pH urinaire, trois fois dans la journée, pendant plusieurs jours, et les marquer sur une feuille du type indiqué par le tableau en fin de ce chapitre. Cette feuille permet de noter le pH urinaire:

- le matin, pour la deuxième urine du matin,
- avant le repas de midi,
- et avant le repas du soir.

À cette fin, uriner dans un récipient propre et sec (qui sera rincé et essuyé après chaque utilisation). Tremper une languette de papier réactif dans l'urine fraîchement émise, et lire immédiatement le pH en comparant la couleur que prend le papier à l'échelle colorimétrique chiffrée fournie par le fabricant et figurant généralement sur la boîte. Inscrire le chiffre correspondant pour le jour et l'heure de la mesure.

Cela permettra de déterminer les variations générales des valeurs du pH urinaire au cours de la journée, sur plusieurs jours.

Effectuer la mesure pendant huit à quinze jours consécutifs !

Si les valeurs trouvées sont très souvent, ou constamment, inférieures à 7 ou 7,5, cela traduit une surcharge de l'organisme en déchets métaboliques acides qui imprègnent les tissus et perturbent ses fonctions physiologiques normales.

Il est alors conseillé…

…pour les personnes en bonne santé

La correction de l'alimentation est vivement conseillée, sinon indispensable. Seule cette modification permettra une correction progressive et douce de l'état d'acidose tissulaire.

…pour les personnes malades

La simple correction de l'alimentation ne suffit plus. La prise de citrates alcalins s'avère alors nécessaire. Cette prise sous-entend une prescription et une surveillance médicale.

La correction de l'acidose tissulaire

Les travaux de Sander ont permis de définir les valeurs d'un équilibre acido-basique propre à l'organisme humain, par la détermination d'un quotient d'acidité. Ce quotient d'acidité idéal correspond à un pH urinaire compris entre 7 et 7,5.

L'homme en bonne santé

Un organisme «en bonne santé» est un organisme possédant une bonne activité d'épuration, c'est-à-dire dont les organes d'élimination, appelés émonctoires (les reins, les poumons, le foie surtout, mais aussi la peau et les intestins), sont capables d'éliminer correctement toutes les surcharges métaboliques. Leur capacité de détoxication est remarquable. Si on évite de les surcharger en permanence, ils éliminent sans peine les substances dont l'organisme n'a pas besoin, et en particulier les déchets acides provenant du métabolisme.

Le corps, dans son fonctionnement normal, se présente comme un véritable générateur d'acides, et ses mécanismes physiologiques sont naturellement orientés vers un constant nettoyage de cet excès d'acidité. De plus, notre alimentation actuelle – privilégiant les protéines carnées et carencée en légumes et crudités – favorise l'acidose tissulaire. Notre mode de vie, la plupart du temps sédentaire, contribue également à dérégler cet équilibre. De plus en plus, nous tendons vers l'acidification de nos tissus.

Ainsi, les émonctoires, sollicités de manière constante à produire une surcharge de travail afin de détoxiquer l'organisme, fournissent un surcroît de travail, et peu à peu se fatiguent. Leur efficacité diminue. Le mésenchyme se charge de plus en plus en éléments acides, stockant les excès qui ne peuvent plus être normalement éliminés par les émonctoires. Si beaucoup de personnes sont encore capables de compenser ce déséquilibre et de ne pas en tomber malade, on constate qu'un nombre toujours plus grand d'individus présentent de nombreux troubles de santé liés à l'excès d'acidité tissulaire.

Tant que l'organisme aura gardé une bonne capacité d'élimination, il sera facile de corriger une surcharge métabolique acide par une modification de l'alimentation, quelques cures de citron, une bonne oxygénation.

L'homme malade

Une évolution vers une trop grande acidité tissulaire va engendrer des troubles de santé en nous éloignant d'un équilibre acido-basique idéal. En nous reportant aux affections très variées décrites aux chapitres 4 et 5, il peut sembler difficile de leur trouver une origine commune. Et pourtant, pour chacune d'elles, on retrouve un terrain identique qui est l'excès d'acidité tissulaire, conséquence de la perte de l'équilibre acido-basique.

De nos jours, il est possible de démontrer que chaque maladie, et surtout les pathologies chroniques, s'accompagne d'un déplacement de l'équilibre acido-basique tissulaire vers des valeurs acides.

Cette tendance à l'acidose tissulaire est majorée :

- au cours de toute maladie, surtout chronique, du fait de l'anoxie tissulaire qu'elle entraîne,
- lors de stress qui accroît la sympathicotonie, source de tensions musculaires produisant de l'acide lactique,
- dans les infections,
- lors de la prise de médicaments tels :
- les dérivés de l'aspirine (l'acide salicylique est un acide carboxylique fort),
- la morphine,
- les anti-inflammatoires « non stéroïdiens ».

Dans ce cas, des cures alimentaires spécifiques ainsi que la prise de sels alcalinisants devront venir supporter l'organisme qui, rendu moins performant par la maladie, aura besoin d'une aide extérieure.

Les moyens de correction

L'alimentation

1) Les aliments acidifiants

Les aliments producteurs d'acides sont des aliments qui contiennent des substances dont le catabolisme aboutit à la formation d'acides. C'est le cas des protéines qui fournissent divers acides (acide sulfurique, acide phosphorique, acide chlorhydrique, acide nitrique..., l'acide urique, lui, est un des produits finaux de la dégradation des protéines). Or, tous ces aliments producteurs d'acides sont également les aliments de base de notre alimentation. Il n'est donc pas possible de les supprimer, car les acides aminés qui les constituent sont indispensables au bon fonctionnement de notre organisme.

Il est donc important de veiller aux quantités absorbées. L'organisme a besoin d'un apport régulier de protéines, mais dans des quantités bien moindres que ne lui fournit notre alimentation actuelle. Nous sommes en surcharge permanente de protéines. Pour un organisme normal, il est préjudiciable à la santé de consommer plus de 50 g de protéines par jour. Tout excès est immanquablement susceptible d'engendrer une auto-intoxication (20 g sont même souvent amplement suffisants). Mais la notion d'excès reste toujours individuelle, c'est-à-dire qu'elle est basée sur les capacités métaboliques personnelles et sur l'activité physique produite par l'individu. Il est évident que pour un travailleur de force, ou une personne vivant sous des climats rigoureux, un régime plus riche en éléments protidiques sera bien mieux supporté que chez un sédentaire vivant sous des climats tempérés.

Les acides aminés provenant du lait ou de ses dérivés (fromage, yaourts...) ne produisent que peu d'éléments acidifiants, car les substances qui en résultent sont des corps cétoniques et de l'urée qui n'ont qu'un faible pouvoir acidifiant. Une remarque doit cependant être faite pour le petit-lait. Lorsqu'on mesure le pH du petit-lait frais, on trouve des valeurs de 6,5 à 7, donc alcalines. Dix heures après, ce même petit-lait aura un pH de 2 ou 3, et se sera donc acidifié.

Les aliments fournisseurs d'acides

- Viandes, poissons, volailles, gibiers
- Charcuterie, foie, rognons, abats, cervelle
- Blanc d'œuf
- Fromages forts et fermentés
- Légumes secs : lentilles, pois, haricots blancs
- Asperges, artichauts, choux de Bruxelles
- Arachides

Les aliments très acidifiants

- Sucre blanc
- Farines blanches et dérivés : pain blanc, biscottes, pâtisseries, pâtes
- Semoule
- Huiles raffinées
- Graisses durcies
- Thé, alcool, café, chocolat
- Bouillons gras

Les acides aminés provenant des protéines animales (viande, poulet, poisson…) contiennent, nous l'avons vu, des acides forts (acides phosphorique et sulfurique) et des purines qui fournissent elles-mêmes des composés acides (acide urique). Ils sont donc fortement acidifiants. Nous avons vu au chapitre 3 (p. 123) que ces acides forts ne peuvent être éliminés que par les reins.

Les animaux carnivores à régime presque exclusivement carné possèdent une enzyme spécifique (l'urique) qui les protège de l'encrassement par l'acide urique lié à la consommation importante de viandes. Chez l'homme, une consommation démesurée de protéines animales est souvent responsable de maladies uriques : rhumatismes goutteux et lithiases rénales.

Les céréales sont également productrices de corps acides, qu'elles soient complètes ou raffinées, et quelle que soit la forme sous laquelle elles sont consommées.

Les toxiques contenant des alcaloïdes comme le café (caféine), le thé noir (théine) et le cacao (théobromine) sont riches en purine, et sont classés comme aliments acidifiants. Il en est de même pour le sucre blanc, la farine de froment blanchie et ses dérivés, les graisses raffinées. Ceci explique que certains végétariens qui ne consomment pas exclusivement des produits complets et qui mangent trop de céréales et trop peu de crudités souffrent d'hyperacidité, identique à celle des carnivores. Ils sont en outre déminéralisés, conséquence directe de cette hyperacidité.

Nous avons vu que, pour équilibrer l'apport massif et quotidien d'acides minéraux, l'organisme est obligé de puiser dans sa réserve minérale. Les aliments acidifiants sont donc des destructeurs de bases, et sont ainsi déminéralisants.

2) Les aliments alcalinisants

Le *régime végétarien* apporte généralement une grande quantité de bases provenant des sels alcalins, des acides organiques faibles contenus dans les *légumes* et les *fruits*.

Mais, d'une manière générale, les *œufs* et les *céréales* sont acidifiants, et le *lait*, les *légumes* et les *fruits* sont alcalinisants.

Le *lait* est assez basique, mais il faut le consommer avec discernement. Il est préférable de le faire lacto-fermenter (yaourts, caillé...) car il perd une grande partie de ses composants vitaux lors de la pastorisation (vitamine C, modification de ses protéines).

Les céréales, combinées aux légumineuses et aux œufs, permettent d'apporter à l'organisme la totalité des acides aminés essentiels issus de leurs protéines, et sont donc indispensables dans un régime alimentaire où la viande a été supprimée. Mais étant également acidifiants, ils ne doivent pas être consommés en trop grandes quantités.

Les légumes, les crudités, le lait et les fruits apportent à l'organisme les sels minéraux et les oligo-éléments nécessaires et sont alcalinisants. Leur consommation doit être privilégiée en cas de tendance à l'acidification tissulaire. Ces aliments ne contiennent peu ou pas d'éléments acides. Par contre, ils sont très riches en sels minéraux alcalinisants.

Aliments fournisseurs de bases

- Fruits
- Jus de fruits
- Légumes feuilles et racines
- Jus de légumes
- Légumes tiges (sauf asperges)
- Bouillon de légumes
- Oignons, ail
- Lait lacto-fermenté (frais)
- Lait condensé non sucré
- Lait en poudre
- Petit-lait en poudre
- Yaourt
- Pommes de terre
- Châtaignes
- Soja et ses dérivés
- Jaune d'œuf
- Herbes aromatiques : persil, ciboulette, thym, origan, romarin

La *pomme de terre* cultivée biologiquement est un aliment producteur de bases idéal. Elle est riche en calcium et en potassium, qui lui donnent un pH alcalin appréciable. Il faut cependant prendre garde à ce qu'une cuisson malencontreuse ne détruise pas ses effets bénéfiques. Elle est malheureusement accompagnée de la réputation de faire grossir… Cuite à la vapeur sans pression, elle garde toutes ses qualités biologiques.

Les *châtaignes* sont également des fruits très alcalinisants qui devraient se consommer plus souvent en hiver. Elles accompagnent favorablement tous les légumes, mais plus particulièrement les choux.

Attention aux exceptions !

Certains légumes comme l'*asperge*, l'*artichaut* et les *choux de Bruxelles* sont producteurs d'acides. L'asperge est un germe, l'artichaut et les choux de Bruxelles sont des fleurs. Ils doivent être consommés en association avec des aliments fortement basiques comme les pommes de terre ou les châtaignes. Il faut les éviter chez les malades.

Les légumes secs (graines) sont généralement acides, sauf le *soja* qui est basique.

Parmi les noix, généralement basiques, nous trouvons l'arachide qui est fortement acidifiante à cause de sa richesse en acide urique. Ainsi, le beurre et l'huile d'arachide sont de forts producteurs d'acides.

3) Les aliments en équilibre acido-basique

Un certain nombre d'aliments n'appartiennent pas aux listes citées plus haut. Ils sont en bon équilibre acido-basique et conviennent bien aux malades.

Les aliments ci-dessus sont tous légèrement acides, mais ils constituent une base d'excellente qualité pour une alimentation équilibrée. Leur légère tendance acide peut facilement être compensée par l'apport d'herbes aromatiques et d'huiles vierges lors de leur consommation.

Aliments en équilibre acido-basique

- Noix fraîches, haricots verts
- Petits pois sucrés
- Millet et ses dérivés
- Pain de seigle complet
- Céréales complètes
- Germes de blé
- Pâtes de farine de seigle complètes
- Beurre frais de bonne qualité
- Sucre intégral

Conseils pratiques pour les malades

Il faut ici distinguer le cas d'une maladie chronique du cas d'une maladie aiguë ou d'une poussée évolutive.

a) En cas de maladies chroniques

Les conseils sont les mêmes que précédemment. Mais il est fortement conseillé de :

1) Consommer un petit-déjeuner crème Budwig, si elle est supportée*. La consommation régulière de céréales complètes crues le matin apporte une énergie qui s'avère essentielle pour fortifier les forces de guérison.

2) Veiller à avoir un apport régulier de 2 cuillerées à soupe** d'huile vierge de tournesol ou de carthame par jour. Ces 2 cuillerées seront réparties entre les 2 ou 3 repas et consommées avec les aliments.

3) Boire entre 1 et 2 litres par jour, afin de drainer le rein, le « laver » et éviter un dépôt de matériel acide à son niveau (lithiases rénales).

4) Manger moins de protéines d'origine animale. On pourra ainsi ne manger de la viande, du poulet, du poisson ou des œufs qu'un jour sur deux.

5) S'imposer définitivement un repas très léger le soir comme règle de vie.

b) En cas de maladie aiguë ou de poussée évolutive

Les règles seront ici plus strictes. On peut schématiser un régime détoxiquant de trois semaines, qui a été décrit au chapitre « Alimentation ».

Les protéines animales trop acidifiantes se trouvent donc impérativement exclues d'un tel régime détoxiquant. Elles seront réintroduites à la quatrième semaine, deux fois par semaine au début, puis plus souvent, selon les habitudes alimentaires de chacun.

Il est conseillé de pratiquer un lavement rectal de 2 litres chaque soir, pendant la première semaine de ce régime, puis tous les deux jours pendant la deuxième et la troisième semaines.

---

* La crème Budwig peut, chez certains organismes malades, être mal supportée à cause d'une fatigue des fonctions hépato-vésiculaires (voir du même auteur La crème Budwig, petit-déjeuner santé, Éd. 3 Fontaines).

** Soit l'équivalent de 12 à 25 grammes d'acides gras polyinsaturés sous forme cis-cis biologiquement actifs.

Conseils généraux pour une alimentation saine

Peut-on définir les critères d'une alimentation saine type ? Il est possible d'énoncer les grandes lignes d'une alimentation saine valable pour tous, capable de préserver la santé et d'équilibrer tous les paramètres vitaux essentiels au maintien de cette santé.

En résumé...

D'une manière générale, on peut dire que pour avoir une alimentation saine, il faut :

1) apporter en quantité suffisante toutes les substances nécessaires à l'organisme pour assurer la vie, croître, renouveler et éliminer correctement,
2) avoir une restriction calorique suffisante pour prévenir l'obésité,
3) privilégier l'apport de protéines végétales par rapport aux protéines animales,
4) avoir un apport de graisses de 20 à 30 %, ou moins, de la totalité des calories ingérées. Ces graisses doivent être exclusivement des graisses polyinsaturées issues d'huiles de première pression à froid,
5) consommer quotidiennement des végétaux à fibres,
6) réduire le sel et l'alcool,
7) consommer largement des légumes, surtout ceux de la famille des choux, et ceux qui sont riches en bêta-carotène (généralement les végétaux de couleur vert sombre ou jaune orangé),
8) réduire la consommation de sucres rapides et d'amidons,
9) consommer des céréales complètes et des féculents,
10) éviter la cuisson des viandes ou des poissons à la braise, ou à la rôtissoire, ainsi que les aliments brûlés ou « saisis »,
11) réduire le café,
12) éviter de réchauffer les aliments,
13) éviter de frire les aliments et de réutiliser les huiles ou les graisses de cuisson,
14) éviter de consommer de la nourriture traitée (nitrates), ainsi que des aliments riches en additifs ou en colorants,
15) privilégier les aliments pourvoyeurs d'antioxydants (sélénium, vitamine C, vitamine E).

La cure de citron

La cure de citron est un excellent moyen de corriger, chez un organisme sain, une acidose chronique. Le citron est un fruit particulièrement riche en acide citrique, et on pourrait le croire acidifiant pour l'organisme. Mais il est surtout très riche en sels minéraux. Lors de l'absorption du jus de citron, l'acide citrique est très rapidement éliminé par le poumon en acide carbonique, et il reste dans l'organisme les sels minéraux qui alcalinisent.

En pratique, on peut faire la cure de la manière suivante :

- prendre le jus d'un citron le premier jour, de deux citrons le deuxième jour, de trois le troisième, et ainsi de suite jusqu'au dixième jour où l'on prendra le jus de 10 citrons, réparti dans la journée,
- puis, on diminue d'un citron chaque jour : soit neuf citrons le onzième jour, huit citrons le douzième, et ainsi de suite jusqu'au vingtième jour.

Cette cure peut être faite deux fois dans l'année. Elle viendra fort à propos aux changements de saison, en septembre et en mars.

Mais cette cure n'est pas à conseiller chez une personne souffrant de faiblesse métabolique et présentant en particulier une faiblesse des émonctoires. Une telle personne ne pourra pas oxyder l'excès d'acide provoqué par la cure, et l'excès d'acide non transformé pourra être responsable d'une déminéralisation.

L'oxygénation

La marche au grand air, l'exercice physique, les séjours en altitude, toute activité qui active le métabolisme en général et accélère le rythme respiratoire permet d'augmenter l'élimination des acides faibles.

C'est une activité essentielle, bien souvent négligée par le citadin, qui contribue au maintien de la santé, en association à une modification de l'alimentation.

Une journée d'exercice physique au grand air provoque une acidification des urines qui provient, d'une part, de l'augmentation du métabolisme musculaire, producteur d'acide lactique, et d'autre part, de l'augmentation générale du métabolisme de base. L'oxygénation oxyde de nombreux acides tissulaires et permet de les éliminer par les reins.

L'utilisation de citrates alcalins

Dans la plupart des cas de personnes malades, la prescription d'un régime basifiant ne suffit pas. L'utilisation d'un mélange basique à base de citrates alcalins s'avère indispensable.

La correction se fait alors par l'apport régulier de citrates alcalins sous forme de poudre ou de comprimés. Les citrates sont des sels basiques d'acides faibles qui sont rapidement éliminés par les poumons, sous forme d'acide carbonique. Les sels basiques restants permettent d'alimenter la réserve alcaline du sujet, épuisée par une acidose tissulaire chronique. Ainsi, la surcharge acide peut être remise en circulation, à partir du mésenchyme où elle était stockée, pour être peu à peu éliminée par les reins. Il s'agit donc principalement d'acides minéraux, fortement liés, ne pouvant pas être éliminés par les poumons.

Il existe de nombreuses spécialités permettant d'aider l'organisme à se désacidifier :

Alcagène (France)

(Laboratoire Bio-Bulik)

Il s'agit d'un mélange d'acide ascorbique et de dolomite.

Alkala (Allemagne, Suisse)

(Sanum)

Lactate de calcium	2,34 grammes
Citrate de calcium	2,34 grammes
Citrate de sodium	2,34 grammes
Silicium	2,34 grammes
Bicarbonate de potassium	11,72 grammes
Sulfate de soude	11,72 grammes
Bicarbonate de soude	117,22 grammes

Se présentent en boîte de 150 grammes

Basin (Suisse, France)

(Medinca)

Mélange associant:

- citrates de calcium
  sodium
  potassium
  magnésium
  cuivre
- lactates de fer
  strontium
  manganèse
  vanadium
- excipient lactose

Basinetten (Suisse, France)
(Dr Dunner)
Mélange comprenant :
- citrates de calcium
  potassium
  magnésium
  sodium
  manganèse
- acide ascorbique
- acide citrique
- gluconate de fer
- poudre de cerises
- poudre d'orties
- poudre de petit-lait
- fructose
- levure de bière

Erbasit (Suisse, France, Belgique)
(Biosana)
Se compose de :
- citrates de calcium
  potassium
  sodium
  magnésium
  fer
  manganèse
- silice
- poudre de fruits
- excipient lactose

■ Mégabase (France, Belgique, Italie, Portugal)

(Laboratoire Biophytarom)

Mélange de sels nutritifs alcalinisants, regroupant citrates, carbonates et tartrates, qui contient un peu de charbon végétal et de graines d'anis.

Mégabase est intéressant car il permet une alcalinisation harmonieuse, une reminéralisation douce et, surtout, ce mélange a une remarquable action antiputride et régularisante de l'intestin.

■ Nimbasit et Mébasit (Suisse, France, Belgique)

(Biosana)

ont des formules comparables à celle de l'Erbasit.

Mébasit et Nimbasit existent en boîte de 200 grammes de poudre.

Mébasit est plus reminéralisant. C'est un mélange intéressant à prendre régulièrement après la ménopause.

■ Poudre de petit-lait (Biosana) Poudre de petit-lait (Medinca)

Ces deux excellentes maisons suisses mettent sur le marché une poudre de petit-lait en granulés. Comme nous l'avons déjà signalé au début de ce chapitre, le petit-lait frais a un pH alcalin (6,7 à 7). Mais dix heures plus tard, le même petit-lait s'est acidifié et son pH est descendu vers 2 ou 3. Ainsi, le petit-lait très frais est déshydraté et permet d'avoir un produit alcalinisant naturel, qui n'a pas les inconvénients d'un apport massif en sodium, comme la plupart des mélanges précités.

Rebasit (Suisse, Allemagne)
(Stern Apotheke)
qui a pour formule :

– acide silicique précipité	5,5 grammes
– citrate de manganèse bivalent	1,1 gramme
– citrate de fer trivalent	16,4 grammes
– citrate trisodique	745,6 grammes
– citrate tripotassique	65,6 grammes
– citrate tricalcique	123,0 grammes
– dicitrate trimagnésique	37,3 grammes
– excipient lactose ad 1000,0 grammes	

Le contrôle de la dose individuelle

Si un état d'acidose tissulaire chronique nécessite la prise de citrates alcalins, il faut commencer par une prise matinale quotidienne d'une cuillère à café du mélange choisi (ou 1 comprimé). On continue à contrôler régulièrement le pH trois fois par jour.

Les résultats des valeurs du pH urinaire vont peu à peu se corriger. Dans le cas où cette seule prise matinale ne suffirait pas, il faudra augmenter la quantité de citrate soit en doublant la dose matinale (2 cuillères à café), soit en ajoutant une seconde prise avant le repas de midi. En général, deux prises par jour sont suffisantes pour la plupart des individus.

Les sels alcalinisants se prennent dilués dans un grand verre d'eau tiède. Les comprimés s'avalent avec un grand verre d'eau.

Une fois la posologie trouvée (qui est bien sûr différente d'un individu à l'autre), la prise de citrate sera continuée régulièrement pendant plusieurs mois, voire plusieurs années (il faut au moins deux à trois ans pour corriger une acidose tissulaire !).

Le contrôle urinaire sera fait ensuite une fois tous les quinze jours environ, afin de déterminer si la posologie convient toujours.

Tableau de contrôle du pH urinaire

	1er jour pH	2e jour pH	3e jour pH	4e jour pH	5e jour pH	6e jour pH	7e jour pH
matin							
midi							
soir							

	1er jour pH	2e jour pH	3e jour pH	4e jour pH	5e jour pH	6e jour pH	7e jour pH
matin							
midi							
soir							

	1er jour pH	2e jour pH	3e jour pH	4e jour pH	5e jour pH	6e jour pH	7e jour pH
matin							
midi							
soir							

	1er jour pH	2e jour pH	3e jour pH	4e jour pH	5e jour pH	6e jour pH	7e jour pH
matin							
midi							
soir							

	1er jour pH	2e jour pH	3e jour pH	4e jour pH	5e jour pH	6e jour pH	7e jour pH
matin							
midi							
soir							

7 La modulation immunitaire

Dr Philippe-Gaston Besson

Historique

Hippocrate (460-377 av. J.-C.) est considéré comme le père de la médecine occidentale pour avoir, le premier, fait reposer les traitements sur des faits d'observation clinique. Puis, Aristote (384-323 av. J.-C.) fut le premier à mener des études biologiques, à chercher à comprendre l'origine des maladies et à en déduire des traitements adaptés. Le déclin de l'Empire romain a provoqué une longue période d'obscurantisme et la perte d'un important savoir médical. Au cours du XIIe siècle, la découverte d'anciens textes médicaux dans les bibliothèques des couvents a inauguré une nouvelle ère dans le domaine de la science et de la médecine.

Léonard de Vinci (1452-1519) fut le premier à jeter les bases de la recherche moderne. L'invention d'un microscope rudimentaire, par un amateur hollandais, Antoon van Leeuwenhoek (1632-1723), permet pour la première fois de voir des bactéries et autres organismes microscopiques. L'Anglais Robert Hooke (1635-1703) peut alors décrire dès 1665 les premières cellules.

Mais il faudra attendre plus d'un siècle pour pouvoir en décrire le contenu. L'apparition de microscopes de meilleure qualité permettant un grossissement suffisant aboutit à la formulation de la théorie cellulaire. L'Anglais Robert Brown (1773-1858) décrit le noyau des cellules végétales en 1831. Et en 1839, les deux biologistes allemands, Matthias Schleiden (1804-1881) et Théodore Schwann (1810-1882), développent une théorie selon laquelle les plantes et les animaux sont composés de cellules contenant toutes une membrane, un noyau et un cytoplasme.

L'Allemand Rudolph Wirchow (1821-1902) développe en 1855 sa théorie de la continuité cellulaire par divisions successives, qui stipule que toute cellule provient d'une autre cellule. Peu de temps après, le physiologiste allemand Johannes Mueller met en rapport les changements d'aspect cellulaires en rapport avec les maladies.

Pasteur, Koch et la doctrine du monomorphisme bactérien

À la fin du XIXe siècle, les bactériologistes Robert Koch (1843-1910) et Louis Pasteur (1822-1895) se rendent célèbres pour leurs travaux en microbiologie, et jettent les bases de la doctrine du monomorphisme. Cette doctrine énonce que les bactéries apparaissent sous une forme constante et définie, et ne peuvent pas en changer. Ainsi, Koch découvrit que certains bacilles étaient responsables, chez l'animal, de la tuberculose et du choléra, et il fut dès lors généralement admis qu'un type spécifique de bacille était capable de déclencher une maladie précise. Peu de temps plus tard fut découvert de nombreux agents bactériens responsables chacun d'une maladie donnée, travaux révélant la diversité et l'importance du monde bactérien.

À la même époque, le botaniste et naturaliste allemand Julius Cohn (1828-1898) contribua à implanter l'idée du monomorphisme en classifiant les bactéries en groupes et espèces, en fonction de leur morphologie (structure et forme) et de leurs caractéristiques biochimiques, comme on le fait en botanique pour les plantes. Ces personnalités dominant le monde scientifique de leur époque ont fortement influencé les recherches postérieures en bactériologie. Leur point de vue s'imposa dès lors comme un dogme, énonçant que toute colonie d'une espèce bactérienne ne peut prendre qu'un seul aspect.

Il se trouve que, à cette époque, ce courant de pensée vint compléter admirablement la théorie médicale du positivisme selon laquelle tout savoir objectif repose sur l'observation sensorielle de phénomènes naturels, et de leurs propriétés et amenant à la conception intellectuelle que seuls des traitements scientifiquement vérifiables et reproductibles pouvaient être efficaces pour traiter les maladies.

Les travaux de Béchamp

Trente ans avant l'instauration de l'idée du monomorphisme, le microbiologiste Antoine Béchamp, docteur en médecine, en chimie et en pharmacie, découvrait, à la suite de travaux expérimentaux et d'observations minutieuses, que toute cellule animale ou végétale contient de petites particules capables, sous certaines conditions, d'évoluer pour former des bactéries qui continuent à vivre après la mort de la cellule dont elles proviennent. Antoine Béchamp appela ces petits éléments autonomes les «mycrozomas».

Béchamp et Pasteur, qui étaient contemporains, s'opposèrent farouchement pour défendre leurs théories bactériennes devant les milieux scientifiques de l'époque. Pasteur défendait la théorie selon laquelle la cause première de toute maladie infectieuse était des micro-organismes invariables dans leur forme, théorie que Béchamp réfutait. Pour lui, toute matière organique est sujette à des modifications naturelles dues à des processus normaux de fermentation. Ces processus provoquent, dans des conditions pathologiques, le développement des mycrozomas et aboutissent à la formation de bactéries ayant des propriétés de putréfaction et de fermentation. Béchamp voyait à la maladie une origine interne et s'opposait ainsi aux vues de Pasteur selon lesquelles toutes les maladies étaient causées par des bactéries qui envahissent le corps à partir du milieu extérieur et proviennent de bactéries préexistantes, le milieu intérieur de tous les organismes vivants étant stérile. Pasteur, qui était chimiste, n'avait pas assez bien compris l'importance capitale du milieu intérieur et de la bonne santé d'un organisme comme élément de résistance à la maladie.

Sur son lit de mort, Pasteur aurait reconnu la pertinence des travaux de son rival en énonçant cette célèbre phrase : « Béchamp avait raison, le microbe n'est rien, le terrain est tout. » Dans son livre *Béchamp ou Pasteur ?*, E. Douglas Hume décrit et objective admirablement cette lutte. Malgré les travaux de Béchamp, la grande majorité des microbiologistes du début du XXe siècle furent influencés par les travaux de Pasteur, et la doctrine du monomorphisme microbien est celle qui domine encore actuellement la pensée scientifique de la bactériologie moderne.

Tissot, Enderlein et le pléomorphisme bactérien

Cependant, vers la fin du XIXe siècle, un certain nombre de chercheurs, dont Tissot, F. Hueppe, W. Kruse, Max Gruber, ont combattu le monomorphisme et ont défendu la conception de la variabilité et de l'adaptabilité du monde bactérien aux conditions du milieu intérieur (pléomorphisme). Leur théorie énonce que les micro-organismes peuvent passer par plusieurs stades différents dans leur développement et évoluer en de nombreuses formes au cours d'un même cycle de vie. Bien plus, ce courant de pensée soutient que les composants de la cellule peuvent former des micro-organismes indépendants, et que de nombreuses formes décrites ne sont que l'expression figée de la mutabilité d'une seule espèce.

Les travaux du Pr G. Enderlein (1872-1968), zoologiste et bactériologiste, le placent comme un des plus importants chefs de file de la bactériologie non pastorienne. Ses découvertes les plus importantes sur ce sujet furent :

1) la cellule n'est pas le constituant de base de l'organisme vivant. De minuscules éléments biologiques, appelés « protits » par Enderlein, vivent dans la cellule ;

2) le sang n'est pas stérile, mais contient des micro-organismes capables de déclencher des maladies en fonction des conditions du milieu;

3) certains micro-organismes se développent selon un cycle évolutif stable, toujours semblable, et donc vérifiable.

Dans son livre *Bakterien Cyclogenie*, il expose en détail la présence de micro-organismes spécifiques présents dans le sang circulant et en décrit les différents stades de développement. Lors des étapes initiales du développement, ces micro-organismes vivent en harmonie avec les cellules sanguines et collaborent avec elles dans leurs fonctions physiologiques bénéfiques à la santé. Mais lorsque les conditions physicochimiques, bioélectroniques, et micro-circulatoires du milieu intérieur les poussent, pour survivre, à évoluer vers des stades de développement plus avancés de leur cycle évolutif, les micro-organismes se rapprochent du stade microbien et deviennent pathogènes, pouvant alors être responsables de maladies.

À cette époque, d'autres auteurs publiaient également les résultats de leurs recherches, corroborant les vues de Béchamp et d'Enderlein : aux États-Unis, F. Leonis et N. R. Smith dans leur livre *Studies on the life cycles of bacteria* et, en Allemagne, K. B. Lehmann et J. J. Neumann dans leur livre *Systematik und Handatlas*. Mais, à l'époque, ces travaux ont été dénigrés par les institutions scientifiques en place et, surtout, mal interprétés. On pensait qu'Enderlein prétendait que les espèces de bactéries sont toutes, sans discernement, en rapport les unes avec les autres et que n'importe quelle espèce est capable arbitrairement d'évoluer et de se transformer en une autre. En réalité, Enderlein pensait que, sous certaines conditions données, une seule espèce microbienne peut se développer, en passant par tous ses stades évolutifs qui lui sont propres, depuis la forme ultramicroscopique jusqu'à la forme de champignon, en passant par différents stades intermédiaires (ultravirus, mycoplasme, filium, mycélium, levure… bactéries).

Il était pourtant facile d'observer des métamorphoses dans le règne animal et de réaliser que le papillon passe d'abord par un stade chenille, puis chrysalide, lors de son cycle de développement ; que la grenouille est d'abord un têtard et que la mouche est d'abord un ver… mais Enderlein réalisa vite qu'il était difficile à ses contemporains de se représenter clairement son concept. Cela était dû au fait que, d'une part, les cellules sont innombrables et à différents stades de développement et, d'autre part, qu'un stade évolutif d'un micro-organisme peut rester bloqué pendant une longue période dans la même forme avant d'évoluer jusqu'au stade suivant.

Ainsi, en reprenant les travaux de base qui ont conduit au monomorphisme, Enderlein s'est rendu compte qu'une erreur de méthodologie était à l'origine des vues limitées de cette doctrine, soit l'absence de prise en compte du facteur temps ! La plupart du temps en effet, les cultures microbiennes ne sont étudiées que pendant seulement un ou deux jours, ce qui rend impossible d'observer les modifications de forme qui se produisent sur des périodes beaucoup plus longues. Et s'il arrive cependant que quelques changements soient malgré tout remarqués dans l'aspect d'une culture, on parle alors d'involution, de formes dégénératives, de mutations, ou de souches impures…

En 1906 et 1907, une publication de N. Neisser et R. Massini concernant l'observation de mutations possibles sur une souche colibacillaire *(B. coli mutabile)* relança le débat. En 1914, une série de travaux sur la variabilité bactérienne fut publiée par Philip Eisenberg. Depuis, un groupe de chercheurs a continué dans ce sens en travaillant surtout sur l'étude des perturbations sanguines accompagnant les états tumoraux. Ils se sont réunis en un Groupement international des biologistes du cancer et de la leucémie. De nombreux articles ont été publiés sur ce sujet, mais aucun n'a semble-t-il éveillé suffisamment d'intérêt dans les milieux officiels pour remettre en question le dogme pastorien.

Le Dr Enderlein a consacré sa vie à mettre en évidence la nature réelle des processus biologiques impliqués dans la maladie et à mettre au point des solutions naturelles basées sur une compréhension profonde du comportement des micro-organismes et des bactéries dans notre milieu intérieur. Et ces faits microbiologiques appliqués dans le traitement des maladies chroniques permettent d'obtenir des résultats inespérés, résultats que ne permet pas l'application des théories pastoriennes.

Conséquences de la doctrine du monomorphisme

C'est à partir des conclusions pastoriennes que les bases de la chimiothérapie antibactérienne moderne, et de la thérapeutique moderne en général, ont été jetées. D'une part, le dogme de la stérilité du milieu intérieur faisait de chaque bactérie un ennemi potentiel de l'organisme, et l'éventuel responsable d'une maladie. D'autre part, le dogme de la fixité des espèces bactériennes ouvrait la porte à la possibilité de mettre au point un moyen de lutte spécifique et approprié pour chaque espèce. Depuis Pasteur, le microbe est devenu l'adversaire dont il faut se débarrasser à tout prix.

Les espèces bactériennes sont donc sélectionnées, cultivées et étudiées en milieu artificiel. Elles sont soumises à des agents thérapeutiques pour observer leur comportement en présence de ces produits. Des conclusions sont tirées de ces études, et ces agents thérapeutiques sont utilisés chez l'homme pour se débarrasser de ces mêmes types de bactéries. Pourtant, de nombreux chercheurs ont signalé que le comportement d'une bactérie étudié in vitro n'est pas forcément celui de cette même bactérie à l'intérieur du corps (in vivo). C'est cependant sur ce schéma que la lutte antibactérienne est menée de nos jours. Les produits issus de ces recherches portent le nom d'«antivie» (antibiotique), et il est incontestable qu'ils ont sauvé des millions de vies menacées par des infections aiguës. Au cours du siècle dernier, depuis la découverte des sulfamides en 1935, puis de la pénicilline en 1943, des milliers de composés pharmaceutiques, pour la plupart issus de champignons, ont ainsi été trouvés, et utilisés à des fins thérapeutiques.

Le traitement des maladies chroniques

Mais l'utilisation intensive et quasi systématique de ces drogues antimicrobiennes pour le traitement des infections chroniques a provoqué de profonds déséquilibres dans l'écosystème microbien de nos organismes, des phénomènes de résistance aux antibiotiques, le développement d'infections fungiques chroniques telles que les candidoses, des perturbations de notre système immunitaire, et a induit des maladies dégénératives. Si les antibiotiques sont encore à leur place dans le traitement d'infections aiguës, mettant la vie du malade en danger, ils sont maintenant déplacés dans un emploi systématique quotidien pour des infections minimes. Leurs effets secondaires constituent un réel problème dans le monde médical.

De plus cette prescription réflexe systématique éloigne la médecine de sa véritable éthique qui est la prévention. En supprimant le symptôme, ils ne résolvent pas le problème, qui est toujours un problème de fond. Malgré tout, nombreux sont les médecins qui prescrivent des drogues anti-infectieuses puissantes pour des infections chroniques, alors qu'ils pourraient tout à fait apprendre à s'en passer. Le même problème se pose en fait pour le traitement d'autres pathologies chroniques pour lesquelles l'arsenal thérapeutique chimique donne d'excellents résultats pour une intervention ponctuelle, lors d'une crise aiguë par exemple, mais se trouve souvent inadapté pour les traitements à long terme des pathologies chroniques. L'apparition de plus en plus fréquente d'effets secondaires lors de ces traitements en étant la complication la plus immédiate, qui oblige habituellement à l'arrêt de ces drogues.

Le dogme du monomorphisme, associé aux intérêts économiques et à bien d'autres facteurs, a peu à peu orienté notre médecine vers la recherche de solutions thérapeutiques standards, efficaces pour une maladie et qui donneraient des résultats positifs pour chaque cas. Cette position intellectuelle, qui tend à ne considérer que la maladie et ses symptômes, n'a pas donné les résultats attendus. Le centre du problème ayant semble-t-il été sous-évalué, voire négligé : l'homme dans sa nature unique et les manifestations multiples d'une même maladie. Le médecin veut devenir un ingénieur de santé mais cette manière de penser provient d'un dogmatisme, où le diagnostic local et minutieux tend à l'emporter sur le traitement. Beaucoup de manuels médicaux sont rédigés dans ce sens.

Tant que l'on se trouve dans le domaine des maladies fonctionnelles, c'est-à-dire que les tissus n'ont pas été trop sévèrement détruits par le processus pathologique, il est toujours possible d'agir par une méthode thérapeutique non agressive, respectant les fonctions physiologiques de l'organisme. Toute thérapie visant à redonner à l'organisme la possibilité de retrouver ses propres capacités défensives considérera tout d'abord l'homme et son équilibre général, avant le symptôme. On peut qualifier de «vitalisme» cette attitude thérapeutique qui s'oppose au dogmatisme. L'accent repose sur des traitements individualisés, spécifiques, adaptés à chaque cas, et sur l'hygiène générale. Les moyens mis en œuvre doivent réconcilier l'homme avec lui-même, lui faire prendre conscience de ses erreurs, le purifier, et régulariser ses fonctions. La thérapeutique se veut énergétique, informationnelle, fonctionnelle et régulatrice. Elle ne doit pas refouler le symptôme, mais permettre à l'organisme de le dépasser. Elle doit aider la vie, et non s'y opposer.

Les médications biologiques

Pourtant, les médications biologiques sont de plus en plus combattues actuellement, sous prétexte qu'elles sont difficiles à standardiser. On se méfie des produits d'origine vivante pour privilégier les produits synthétiques, plus «propres» et plus facilement manipulables. Ainsi, chaque année, une partie de ces remèdes disparaissent des listes des médicaments autorisés officiellement (vaccins, extraits d'organes, extraits microbiens, produits d'origine végétale…) et ne sont pas remplacés. L'affaire du virus de la «vache folle» (dont on a enfin découvert l'origine : ces pauvres animaux développaient une encéphalopathie parce qu'ils étaient nourris avec des extraits d'origine animale : donc avec leurs propres restes non utilisés en abattoir, recyclés sous forme de poudre !) a servi de prétexte pour interdire une grande partie des médicaments d'origine animale.

De nature opposée aux remèdes chimiques, les remèdes biologiques sont actifs et utilisés en très faible quantité. Ils visent à stimuler les réactions défectueuses d'un organisme fatigué, atteint d'une maladie chronique. Ils activent naturellement le métabolisme normal des cellules saines et provoquent des réactions salutaires au niveau de l'immunité et de l'équilibre humoral. Ces substances n'ont pas d'action directe, mais ne peuvent agir qu'au travers des réactions de guérisons de l'organisme lui-même. Ces remèdes constituent une importante aide thérapeutique, en complément avec les mesures d'hygiène générale et les remèdes de nature orthomoléculaires (oligo-éléments, vitamines, enzymes, cofacteurs et compléments alimentaires…).

L'utilisation des remèdes biologiques d'origine microbienne

De nombreux thérapeutes ont compris qu'en associant à un traitement général une thérapeutique biologique, ils pourraient obtenir des résultats bien supérieurs, surtout dans le traitement des maladies où l'immunité est particulièrement perturbée : les maladies rhumatismales.

L'idée de base est d'utiliser diverses souches microbiennes sous forme d'injections, afin de déplacer au niveau de la peau, à l'endroit de l'injection, la réaction immunitaire antigène-anticorps qui, lors d'une maladie rhumatismale chronique, se situe au niveau des articulations et est responsable d'une inflammation chronique provoquant douleurs et déformations progressives. On s'est inspiré pour cela des techniques de désensibilisation classiquement utilisées par les allergologues, mais au lieu d'utiliser des allergènes habituels, on utilise des souches microbiennes issues des différentes préparations pharmaceutiques du commerce, ou de la peptone de viande.

À cette fin, sept souches sont employées :

- tuberculine berna
- staphypan berna (staphylocoques)
- vaccin colitique astier (colibacilles)
- C.C.B. Pasteur (streptocoques, pneumocoques)
- annexine berna (gonocoques, strepto-staphylocoques)
- pertussin berna (vaccin anticoqueluche)
- peptone de viande

Comme pour toute enquête allergologique, la première chose à faire est de tester la sensibilité, la réactivité du patient à ces différentes souches. Pour cela, le médecin pratique une injection intradermique de 0,1 millilitre sur les avant-bras du patient avec chaque produit, afin de déterminer ceux qui seront utilisés ensuite pour la désensibilisation.

Pour effectuer ces tests, les souches sont diluées au 1/10 (D1), à l'exception de la tuberculine qui est diluée à 1/1000 (D3) à cause des réactions parfois importantes qu'elle peut entraîner si elle est utilisée en dilution Dl comme les autres souches. La peptone de viande est utilisée en solution stérile à 20 %.

M'étant particulièrement intéressé à cet aspect thérapeutique, j'ai essayé, dès 1982 et en collaboration avec le Dr Kousmine*, d'y apporter quelques éléments nouveaux.

La faible antigénicité de certaines de ces souches et le faible éventail d'antigènes utilisés m'ont fait augmenter, dans un premier temps, le nombre de souches utilisées et l'idée m'est venue d'ajouter aux sept souches initiales les antigènes suivants :

- candidine pasteur (1/1000)
- kiebsiella pneumoniae
- salmonella enteritidis
- proteus morgani
- corynebacterium cutis

qui sont également utilisés en dilution 1/10 (la dilution de départ correspondant à une concentration de 750 millions de germes), à l'exception de la candidine qui est utilisée en D3 comme la tuberculine.

Le contrôle de la réaction se fait plus ou moins rapidement en fonction de la souche :

- *au bout de quelques heures:* peptone de viande
- *entre douze et vingt-quatre heures:* proteus, kiebsiella, salmonella
- *entre vingt-quatre et trente-six heures:* pertussin, staphypan, C.C.B., annexine
- *entre trente-six et septante-deux heures:* tuberculine, candidine, corynebacterium

* Voir *Sauvez votre corps*, Dr C. Kousmine, p. 408.

Les produits qui ont donné le plus de réaction sont ensuite sélectionnés pour préparer la cure de désensibilisation; les critères de sélection étant la largeur du placard érythémateux, l'induration et éventuellement la sensibilité du point d'injection.

Selon les indications données par les tests, on prépare une série de 6 flacons stériles de 20 millilitres, numérotés de 1 à 6, contenant un mélange des souches les plus réactives (en général 3 ou 4) en dilutions croissantes comme suit:

- flacon n° 6 → dilution D8
- flacon n° 5 → dilution D7
- flacon n° 4 → dilution D6
- flacon n° 3 → dilution D5
- flacon n° 2 → dilution D4
- flacon n° 1 → dilution D3

Le but de cette technique n'est pas de trouver un agent spécifique de la maladie, mais d'obtenir un mélange d'allergènes suffisamment actifs pour, d'une part, induire au cours de la cure un déplacement de la réaction antigène-anticorps vers la peau, au lieu d'injection et, d'autre part, relancer autant que faire se peut une défense immunitaire normale du sujet. Avec la variété des souches utilisées, il est cependant quelquefois possible de trouver l'agent causal de la maladie, et d'avoir ainsi une plus grande spécificité dans le traitement. C'est en particulier le cas de certains asthmes (kiebsiella pneumo.), de certains rhumatismes (annexine, C.C.B) ou de certaines rhinites vasomotrices (tuberculine).

Si la ou les réactions de certaines souches aux tests intradermiques sont très importantes (rougeur importante, induration, douleurs), on commencera la cure par une dilution plus élevée: D10 pour le flacon n° 6 au lieu de D8.

Si la réaction à la tuberculine est très intense, il faudra soumettre le patient à une cure de trois à six mois d'antibiothérapie spécifique (Rimactazid: 150 mg 3 fois par jour associé à 40 mg de vitamine B6 par jour) avant de commencer la cure de désensibilisation.

Si la réaction à la candidine est intense, il est également conseillé de faire un traitement spécifique antifongique préalablement à la cure de désensibilisation. Sinon, on expose le patient à une poussée de mycose cutanée, jamais grave, mais désagréable.

S'il n'y a pas ou peu de réactions aux tests, c'est qu'aucune des souches utilisées n'est capable d'induire une réaction immunitaire (ce qui est exceptionnel) ou que le patient n'est plus capable de répondre à la sollicitation antigénique des tests (malades sous cortisone, sida...). Il est inutile dans ce cas de faire la cure de désensibilisation. Il faut traiter l'anergie et refaire l'examen après quatre à six mois.

Le protocole de la cure de désensibilisation

Faire 2 injections sous-cutanées par semaine, en commençant avec une dose de 0,5 centilitre, et en augmentant la dose de 0,5 centilitre chaque semaine (première semaine: 2 injections de 0,5 centilitre; deuxième semaine: 2 injections de 1 centilitre; troisième semaine: 2 injections de 1,5 centilitre; quatrième semaine: 2 injections de 2 centilitres). Commencer par le flacon n° 6 et procéder de la même manière avec les flacons n° 5, n° 4, et ainsi de suite.

Pour le flacon n° 1, il faut augmenter les doses plus lentement, par 1/10 de centilitre (soit 0,1 centilitre – 0,2 centilitre – 0,3 centilitre...) et ainsi de suite jusqu'à 2 centilitres. La cure se termine lorsque l'injection de 2 centilitres du flacon n° 1 est faite, et qu'il n'y a plus eu de réactions.

Ne pas nécessairement vider les flacons. Les conserver au réfrigérateur. N'utiliser les flacons que si le liquide est parfaitement limpide et la fermeture intacte.

En procédant ainsi, on obtient, à un moment donné de la cure, une dose dite «dose de réaction», c'est-à-dire que l'injection provoque une petite réaction: fatigue, rougeur au lieu de l'injection, petite recrudescence des symptômes. Si cela se produit, il faut immédiatement abandonner le protocole ci-dessus, espacer les injections à une piqûre par semaine (ou plus), et n'augmenter les doses que prudemment (par exemple de 0,25 centilitre chaque quinze jours). Il faut rester en deçà de la dose de réaction, en l'augmentant cependant très progressivement. Une fois que l'injection de 2 centilitres du flacon utilisé ne produit plus de réaction, on peut passer au flacon suivant.

Quelques précisions sont ici nécessaires :

1) Il ne faut pas finir les 6 flacons «à tout prix».
Dans la plupart des cas, la cure se déroule selon le protocole type, jusqu'au flacon n° 1, car aucune réaction particulière ne s'est produite. Dans d'autres cas, une réaction apparaîtra au cours de la cure, et le protocole type sera abandonné pour suivre les réactions spécifiques du patient. Il est alors fort probable que ce patient ne finira pas sa cure, mais en restera à un flacon donné.

2) La notion de «dose de réaction» se révèle très imprécise en pratique, surtout pour l'infirmière chargée de mener la cure. Il semble que les patients soient très attachés à finir la cure rapidement et dépassent cette dose. Alors apparaissent des réactions diverses, jamais graves, mais gênantes : fatigue et recrudescence des symptômes. Généralement, lorsque le téléphone interrogateur arrive au médecin, la dose de réaction est dépassée depuis plusieurs semaines, la cure ayant été continuée, au même rythme. Il est alors difficile de retrouver la dose juste pour reprendre la cure.

3) Dans la plupart des cas, la cure se déroule pour le mieux, l'amélioration clinique et biologique se dessinant peu à peu au cours du traitement. Le médecin se doit d'être particulièrement vigilant pendant la cure qui dure entre six à huit mois, et même davantage. Ceci lui laisse le temps de bien suivre son patient par des examens appropriés.

4) Il faut être surtout attentif lorsque des souches qui mettent en jeu des réactions d'hypersensibilité retardée sont sélectionnées, telles que : tuberculine, candidine et corynebacterium, et ne pas hésiter à choisir systématiquement de hautes dilutions de ces produits lorsqu'on les utilise pour le traitement.

La cure de désensibilisation, bien menée, est très efficace et donne des résultats spectaculaires (voir le livre *La méthode Kousmine* où figure une statistique personnelle faite en 1987 sur 42 cas de polyarthrite rhumatoïde). Elle ne doit cependant pas être entreprise si la vitesse de sédimentation est élevée ou si l'intestin n'a pas été préalablement et convenablement nettoyé. Elle ne doit se concevoir que dans le cadre du traitement complet tel qu'il est décrit dans ce livre.

La technique proposée est simple, fiable, obéit à un protocole rigoureux et reproductible pour chaque patient et ne donne jamais d'effets secondaires ; la survenue d'une fatigue ou une recrudescence des symptômes douloureux étant le signe que la dose de réaction est atteinte et que la cure doit être continuée selon un protocole propre au patient.

Un élargissement du concept de base

Certaines modifications ont encore été apportées au protocole initial tel qu'il vient d'être décrit :

- Les 3 souches : tuberculine – candidine – corynebacterium ne servent maintenant que pour le diagnostic et ne sont qu'exceptionnellement utilisées pour le traitement. Lorsqu'elles le sont, elles sont alors employées seules et à très hautes dilutions (D14 à D20 pour le premier flacon).
- La dilution standard des autres souches est toujours utilisée en mélange d'au moins 4 antigènes et a été systématiquement augmentée à D12 pour le flacon n° 6. On évite ainsi, pour la grande majorité des traitements, d'arriver trop tôt à la dose de réaction, si elle a lieu.
- Enfin, d'autres souches ont été ajoutées aux souches initiales et, en particulier, certaines souches issues des travaux de microbiologie non pasteurienne du Dr Enderlein, dont les bases ont été énoncées au début de ce chapitre.

L'utilisation de souches prémicrobiennes (qui ont une antigénicité moins spécifique et sont donc plus faciles à utiliser), pour la désensibilisation des pathologies rhumatismales, donne en pratique des résultats bien supérieurs à l'utilisation des souches classiques précitées. Il est ainsi possible d'utiliser le même protocole que précédemment sans craindre la moindre réaction. En utilisant les produits biologiques du Dr Enderlein, en association avec les règles d'hygiène générale, il est possible de replacer l'organisme dans des conditions où la croissance des «protits» se trouve stoppée et, par la même occasion, l'évolution de la maladie chronique qui était en rapport avec cette croissance. Dans cette perspective, l'élément microbien doit être considéré comme la conséquence d'une perturbation du milieu intérieur et la thérapeutique vise ici à la restitution de ce milieu. C'est la raison pour laquelle une thérapeutique de ce type ne peut se concevoir que dans le cadre d'un traitement hygiénique général. Si l'alimentation y joue un rôle important, le maintien de l'équilibre acido-basique et le travail sur la microcirculation locale sont également très importants.

8 Alimentation de l'enfant

Dr André Denjean

Dr Béguin

Une grande étape du chemin reste encore à faire : convaincre les mamans, dans tous les pays du monde, pour qu'elles nourrissent leurs enfants d'aliments non abîmés par le raffinage. Il faut conserver les sels minéraux, les oligo-éléments et les vitamines dans tous les aliments que la nature nous donne, et l'humanité à venir retrouvera les bonnes dents prévues dans le plan de la création.

Dr Kousmine

Les assurances-maladies ne s'occupent que des dégâts de la santé, et non de la prévention des maladies. C'est à chaque médecin de motiver ses patients à bien gérer leur corps. Un apport abondant de vitamine F est tout spécialement important pour la femme enceinte : cela supprime la prématurité et forme des enfants faciles à élever : « toujours contents, jamais malades ».

Première partie : de 0 à 6 mois

L'idéal, bien sûr, est de commencer sa vie bien nourri, c'est-à-dire avec ce que met la nature à notre disposition : le lait maternel.

Les deux premiers mois

L'alimentation du bébé doit être composée :

- de lait maternel,
- de lait maternisé en complément si besoin (avec l'accord du médecin ou du pédiatre).

Dès le début du troisième mois

Ajouter :

- 1 cuillère à café de jus de citron (et pas de jus d'orange !) à l'un des biberons,
- 5 gouttes d'huile de tournesol première pression à froid, 100 % garantie vierge et biologique, à un autre biberon.

Dès le début du quatrième mois

Répartir en plus de l'allaitement :

- 1 cuillère à café de jus de citron,
- 10 gouttes d'huile de tournesol,
- 10 grammes de riz ou de sarrasin fraîchement moulus (les moudre deux fois pour que la céréale soit aussi fine que possible) dans un des biberons de la journée, et si cela est bien supporté, passez à 15 grammes au bout de deux semaines.

Commencer à donner 1 à 2 cuillères à café de banane ou de pomme de terre bouillie écrasée et mélangée avec un peu de lait du biberon.

Dès le début du cinquième mois

La quantité journalière d'huile de tournesol peut passer à 20 gouttes, les céréales moulues à 20 grammes et 3 à 4 cuillères à café de banane ou pomme de terre. Remplacez l'un des biberons par 250 grammes de bouillon de légumes maison, préparé avec carottes, céleris, asperges, fenouils, laitues, scorsonères (salsifis), bettes, mais jamais avec des choux ou des légumes qui provoquent des gaz intestinaux. La moitié de la ration journalière de céréales moulues peut être ajoutée à ce bouillon.

Dès le début du sixième mois

Commencer à sucrer quelques biberons avec du miel, mais seulement avec du miel garanti non extrait à chaud, ou bien avec du sucre intégral de canne (Sucanat).

Au sixième mois, l'alimentation d'une journée doit comprendre :

- 1 litre de liquide, constitué par : ½ litre de lait
¼ litre d'eau
¼ litre de bouillon de légumes
- 25 grammes d'une céréale fraîchement moulue (riz, sarrasin, avoine, orge)
- 5 à 6 cuillères à café de banane, de pêche, abricot, framboise, mûre, pomme (râpée) ou encore de pomme de terre bouillie écrasée
- 2 cuillères à café de jus de citron ou de pamplemousse (pas de jus d'orange)
- 1 amande pilée finement
- 1 cuillère à café d'huile de tournesol
- 1 à 2 cuillères à café de yogourt maison.

Voici une suggestion pour la préparation des repas :

- le matin : 1 biberon de lait sucré au Sucanat
- à midi : une mini-crème Budwig, préparée avec le yogourt, l'huile de tournesol bien émulsionnée, l'amande pilée, 3 cuillères à café d'un fruit et la moitié de la ration de céréales
- à 16 heures : 1 biberon de lait
- le soir : 1 soupe préparée avec le bouillon de légumes, 3 cuillères à café de pomme de terre écrasée et le reste de la ration de céréales.

À la place du lait maternisé, ou si vous n'allaitez pas votre bébé, le Dr Kousmine conseille de donner du lait de vache à moitié écrémé, coupé d'eau (2/3 de lait et 1/3 d'eau) et acidifié à l'acide lactique liquide (60 grammes d'acide lactique avec 500 grammes d'eau : mélange à préparer par le pharmacien).

Compter une cuillère à café de ce mélange pour 100 grammes, à verser lentement dans le lait bouilli et refroidi en battant énergiquement. La quantité de lait pour la journée peut être préparée ainsi.

Deuxième partie : de 7 mois à 2 ans

▮ À partir du septième mois

Dès ce moment, l'alimentation quotidienne est constituée par :

- 1 litre de liquide, constitué par : ½ litre de lait
  ¼ litre d'eau
  ¼ litre de bouillon de légumes
- 30 grammes d'une céréale fraîchement moulue (riz, avoine, sarrasin, orge), en se rappelant que l'avoine est laxative, le riz constipant et le sarrasin rééquilibrant du transit intestinal
- 7 à 8 cuillères à café de banane ou de pêche, abricot, framboise, mûre, pomme râpée ou encore de pomme de terre bouillie écrasée
- 2 cuillères à café de jus de citron ou de pamplemousse
- 1 amande pilée finement
- 1 cuillère à café d'huile de tournesol.

▮ À partir du neuvième mois

La quantité de céréales fraîchement moulues passe de 30 à 40 grammes et celle de fruits frais à 9 cuillères à café. On peut introduire le fromage blanc maigre (1 cuillère à café) dans la journée.

▮ À 1 an

C'est l'alimentation d'un adulte, mais plus légère :

- pain croûte d'abord, puis pain (complet et biologique, évidemment)
- fromage blanc maigre
- légumes cuits en purée
- 1 cuillère à soupe de foie de veau cru (veau élevé sous la mère) haché fin ou un peu de jambon maigre deux fois par semaine (veillez à la qualité d'élevage des animaux !)
- des bouillies de céréales complètes faites maison.

Vous pouvez continuer à donner une mini-crème Budwig, en augmentant la quantité de fromage maigre (2 cuillères à café) et celle de l'huile de tournesol (1 cuillère à café).

Vous pouvez introduire les œufs à partir du seizième mois, à raison d'un par semaine.

Vers l'âge de 2 ans, la quantité de crème Budwig correspondra à une demi-ration d'adulte, et vers 4 ans, à une ration complète.

Conclusion

Lorsque vous introduisez de nouveaux aliments dans la nourriture, n'en donnez qu'un à la fois pendant trois jours ; si tout va bien, introduisez-en un autre pendant trois jours. Cela permettra de déterminer la tolérance du nouvel aliment.

De même, il se peut que les quantités indiquées dans ces conseils alimentaires soient légèrement augmentées : commencez par des cuillères à café rases, puis passez à des cuillères à café bien pleines. Si cela ne suffit pas, utilisez des cuillères à café de plus grande taille.

Après 2 ans

Pour résumer, c'est l'alimentation de l'adulte. Il n'y a aucune différence. Cependant, il sera intéressant de noter dès cet âge d'éventuelles intoxinations alimentaires, les suspecter, y penser.

Dans une première partie, nous allons résumer l'alimentation de l'adulte.

Dans une deuxième partie, évoquer les signes qui vont faire penser à une intoxination.

Dans une troisième partie, donner les modes d'application de régimes d'exclusion.

Petit-déjeuner

Crème Budwig, avec toutes ses variantes possibles et imaginables, tenant compte bien évidemment des caractères essentiels de la crème Budwig (voir page 124).

Repas de midi

Y associer toujours :

1) Légumes crus de saison.
2) Légumes cuits à la vapeur, assaisonnés avec de l'huile de tournesol première pression à froid, dans laquelle on aura rajouté des aromates fraîches diverses (citron, persil, ail, ciboulette, tamari...).
3) Une protéine végétale ou animale : viande ou poisson, ou œuf à la coque ou fromage, ou une légumineuse (pois chiches, lentilles, soja).
4) Une céréale cuite sous différentes formes, soit du pain, soit des galettes, soit une bouillie, soit des « biftecks de céréales ».

En cas de besoin d'un dessert, prendre plutôt un fruit cuit. Une règle : sortir du repas avec un peu d'appétit et non une sensation de réplétion totale. Dans l'après-midi, si un en-cas est réclamé : fruits et yoghourt au lait naturel ou de soja seront bienvenus.

Repas du soir

Sera plus léger que celui de midi. Par exemple : une salade, un potage de légumes frais, une céréale ou bien une deuxième part de protéine animale (œuf ou fromage – pas de viande).

La salade sera additionnée d'huile de première pression à froid, ou alors celle-ci pourra être ajoutée au dernier moment dans l'assiette de potage prêt à consommer.

L'éducation de l'enfant passe par l'exemple. L'enfant mange ce qu'il voit manger et fera ses choix dans l'étalage alimentaire qui lui sera présenté. Il ne s'agit en aucune manière de le forcer. Autrement dit, les adultes modifient leur nourriture selon de meilleurs principes et les enfants apprennent peu à peu en les imitant. Patience…

Dans les cas de pathologies infantiles, bien sûr, la coopération est rapide et efficace de la part de l'enfant.

Quand devons-nous penser intoxination ?

- toutes les thérapeutiques échouent, y compris une alimentation équilibrée ;
- troubles digestifs ; diarrhée chronique, avec retentissement sur l'état général ;
- troubles ORL chroniques, ne cédant à aucun traitement (catarrhe ORL) ;
- troubles allergiques : ORL – asthme ;
- troubles cutanés : eczéma – allergie ;
- troubles du comportement sans autre explication ;
- « faiblesse hépatique » sans cause.

Types d'intoxination

La pratique et l'expérience nous ont amenés à considérer deux grands types d'intolérance ou intoxination susceptibles de provoquer des pathologies chroniques :

- **intoxination aux laitages :** de la diarrhée du nourrisson jusqu'aux troubles mentaux, en passant par la polyarthrite rhumatoïde ;
- **intoxination au gluten** provoquant aussi des pathologies fonctionnelles (diarrhée…), des troubles du comportement (humeur), des maladies auto-immunes.

Dans ces cas-là, que faire ?

Éliminer le suspect, en sachant que c'est souvent l'aliment le plus désiré et désirable de notre patient…

À partir du schéma de nutrition de l'adulte, il est très facile de passer à une alimentation sans gluten, sans aucune carence.

Utiliser comme céréale des céréales sans gluten, c'est-à-dire millet, maïs, riz. Supprimer tout ce qui contient du blé, orge, avoine et seigle… (pain, pâtisserie, biscuits, pâtes…).

Ne rien changer d'autre au schéma général.

De même, à partir du schéma général de nutrition de l'adulte et de l'enfant, il est très facile de passer à une alimentation sans laitage, sans risquer aucune carence. Ceci se fait ainsi :

La crème Budwig (cf. pp. 124-125) se fait avec :

- 6 à 8 cuillères à café d'oléagineux (sésame très riche en calcium)
- 2 cuillères à café de céréales
- 2 cuillères à café de Sucanat
- 1/2 citron
- 2 cuillères à café de germe de blé

Rajouter un peu d'eau ou de lait de soja pour obtenir la consistance désirée.

Les deux autres repas se font sans laitage ni fromage, en veillant à ce qu'il y ait l'équivalent en protéine animale ou végétale (voir schéma général).

Ces régimes restrictifs (sans laitage ni gluten) seront obligatoirement conduits par un médecin et surveillés médicalement. Il s'agit là seulement de sensibiliser les parents aux possibilités insoupçonnées de la thérapie nutritionnelle, dans le cadre de pathologies chroniques infantiles.

□

9 La consultation Kousmine

Dr André Denjean

La *Méthode Kousmine* est une médecine totale, une médecine holistique qui appréhende l'homme et sa santé dans leur globalité.

L'être humain, à tous les stades de la vie, dépendra de son environnement et de la manière dont il utilise les aliments de la Terre, l'oxygène de l'Air. Sa capacité à se mouvoir et sa grande capacité à récupérer dans le sommeil devront être équilibrées. Le respect qu'il aura en considérant la nature l'aidera à s'associer aux rythmes de la nature.

Nous voyons donc que sa vie dépendra de la manière dont il considère la nature. Sa vie dépendra donc de sa propre pensée. Cette pensée pourra utiliser deux voies : le plus ou le moins, le positif ou le négatif, l'acceptation ou le refus.

Voir de façon positive développe l'espoir, la confiance, l'intelligence dans le sens d'une bonne compréhension des lois de la nature.

Voir de façon négative fait avancer la condition de l'être humain dans le sens exactement inverse.

Catherine Kousmine croit fermement au fait que « Dieu Nature » a la bonté et le souci de mettre à notre disposition une solution simple et naturelle à tous nos maux pour les guérir. Il ne reste plus qu'à la chercher avec confiance. Ces solutions simples et naturelles, redécouvertes par le Dr Kousmine, sont présentes dans toutes les traditions spirituelles.

Cette sagesse profonde constitue le fondement de la médecine globale.

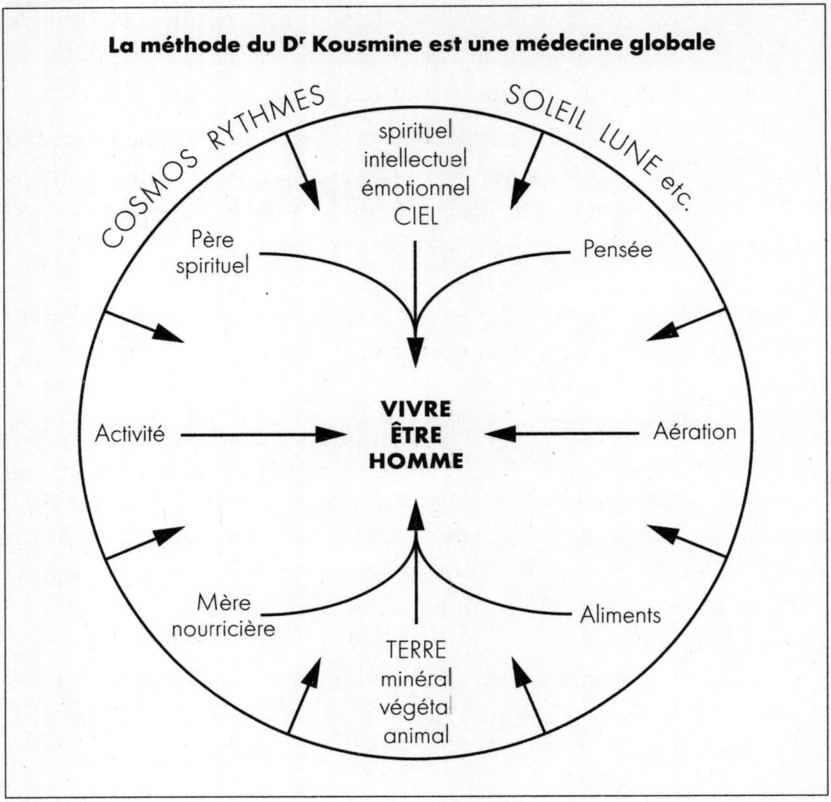

«Méthode Kousmine» est souvent synonyme de crème Budwig: quel jugement hâtif! Il suffit d'assister à une consultation pour se rendre compte que toutes les thérapeutiques biologiques et toutes les forces de la Nature sont utilisées comme agent thérapeutique:

– marche et sport en plein air sont recommandés quotidiennement, au minimum 1 heure par jour ou 7 heures par semaine;
– repos suffisant et respect des rythmes (heure des repas, heures du lever et du coucher). À tout un chacun de rétablir la régularité de son biorythme;
– l'alimentation reste le centre de toute notre stratégie;

– la relation personnelle avec son patient et la confiance envers les lois naturelles qu'on doit lui transmettre donne l'élan primordial et la dynamique qui mènent sur le chemin de la guérison;
– l'utilisation selon les besoins du malade d'une thérapeutique biologique qui lui convienne (vitaminothérapie, équilibre acido-basique, homéopathie, neuralthérapie, vaccinothérapie, ostéopathie, phytothérapie, etc.).

Chaque médecin mènera la consultation à sa manière, en s'adaptant bien sûr à la demande qui lui est formulée, mais de nombreux renseignements seront notés.

Les antécédents médicaux. Maladies infantiles, maladies infectieuses, infections à répétition (ORL, cutanée, urogénitale), les vaccinations et leur suite. Les antécédents seront notés en se rappelant que toute pénétration antigénique dans l'organisme peut être le point de départ d'une pathologie auto-immune.

Les antécédents chirurgicaux. En s'attachant à connaître la cause de l'acte. Par exemple une appendicite simple n'aura pas le même effet sur le système immunitaire qu'une appendicite avec péritonite; une cicatrice d'intervention pourra être le point de départ d'une pathologie à distance (neuralthérapie).

Les traumatismes. Quels qu'ils soient, pourront laisser une empreinte dans nos tissus qu'il sera bon de considérer à l'aide de techniques spécifiques (ostéopathie).

Les traumatismes psychologiques non complètement «digérés» exigeront une certaine démarche.

Les antécédents familiaux. La recherche du Dr Kousmine faite à ce niveau est très révélatrice quant à l'évolution des maladies dégénératives (voir *Sauvez votre corps*). Un arbre généalogique des pathologies familiales sera établi dès que possible.

Le mode alimentaire. Sera étudié de façon détaillée et précise quant à la provenance et la marque de certaines denrées (pain, huile, beurre, pâtisseries, etc.). L'interrogatoire recherchera le moindre dysfonctionnement. Toutes les fonctions (digestives, respiratoires, cardiovasculaires, urogénitales, cutanées, articulaires, veille-sommeil) seront analysées.

Cette enquête alimentaire sera reconduite à chaque consultation ultérieure afin de vérifier et de rappeler les principes de base de la méthode.

L'examen clinique complet sera fait et individualisé selon la pathologie dégénérative (rhumatologie, neurologie, cancérologie) en tenant compte des critères cliniques les plus admis. Les examens complémentaires biologiques nécessaires à la recherche d'une fonction défectueuse seront demandés (fonction hépatique, fonction rénale). La biologie a rapidement évolué ces dernières années et il est possible de faire des diagnostics précoces de maladies auto-immunes sans le moindre signe clinique. Connaissant le rôle préventif de la méthode Kousmine, les profils protéiques et les bilans de l'immunité cellulaire prennent une place capitale quant au diagnostic prédictif.

Tous les bilans seront faits tous les deux, quatre, six mois suivant l'évolution de la pathologie, afin de surprendre la moindre stabilisation ou amélioration. Celle-ci encouragera le malade. Dans le cas contraire, l'aggravation le rendra encore plus vigilant.

L'interrogatoire, l'écoute, l'observation, la palpation, l'examen vont nous permettre de savoir si notre patient se met dans ce que nous définissons comme les conditions cliniques optimales de guérison : peau correcte, cheveux corrects, ongles corrects, langue correcte, dents correctes, intestin correct, muscles corrects. L'examinateur recherchera un éventuel déficit en vitamines ou oligo-éléments. Pour cela, il devra connaître la matière médicale des vitamines et oligo-éléments (voir chapitre 4, p. 139).

Son attention sera portée aussi sur la détection de signes en rapport avec un déséquilibre acido-basique. Certains symptômes seront rattachés à l'intoxination intestinale chronique.

La peau

Elle va vous renseigner sur un éventuel mais très fréquent défaut en vitamine F. Elle sera d'autant plus sèche des extrémités vers la racine des membres que le déficit sera grand. Écailleuse et associée à une soif importante, elle signera à coup sûr le déficit qui ne sera comblé qu'en plusieurs mois.

Elle pourra nous indiquer aussi l'existence d'une toxi-infection intestinale (boutons, acné). Si elle est grasse au visage, cela sera un signe fréquent d'acidité tissulaire.

Les cheveux

Ils devront être gonflants, vigoureux. Dans le cas contraire, il pourra s'agir d'une déminéralisation ou d'un déficit en vitamines B. Leur chute est souvent associée à des carences multiples et variées (vitamine F). Leur aspect gras à un excès de consommation de sucreries et de graisses.

Les ongles

Ils devront être durs, lisses, roses, non striés, non épaissis, non déformés, sans taches blanches. Des ongles mous, cassants et tachés sont signes d'une hyperacidité ou d'une déminéralisation (calcium, phosphore, zinc, vitamine D). Une mycose unguéale devra faire rechercher une mycose digestive. Ceci est souvent synonyme d'acidité et d'excès de sucre ou de gluten.

La langue

De longs traités médicaux ont évoqué cette clinique. Retenons qu'une langue avec un enduit épais et brunâtre à sa base signe la toxi-infection et la surcharge intestinale: cela sera une grande indication de la pratique de la diète et des lavements intestinaux. La langue doit être propre, rose, sans dépôt. Adelle Davis, dans son livre *Les vitamines ont leurs secrets*, décrit toute une clinique intéressante au sujet de la couleur de la langue et des déficits en vitamine B. La cause de cette surcharge et intoxination intestinale est souvent liée à un déséquilibre acido-basique. En effet, le pH intestinal le plus favorable à la digestion est alcalin et non acide...

Les dents

Le nombre de caries soignées ou non est en rapport avec la déminéralisation, l'excès d'acide et la toxi-infection intestinale. Les foyers infectieux froids à rechercher systématiquement par radio panoramique dentaire peuvent entretenir ou être le point de départ d'une maladie auto-immune. Leur traitement par un neuralthérapeute dentaire sera dans ces cas miraculeux.

L'intestin

La constipation est trop souvent acceptée comme un état normal. On peut apprendre qu'elle est parfois traitée depuis des années par des huiles de paraffine qui fixent toutes les vitamines liposolubles (A, D, E, K) et les éliminent dans les selles.

Souvent, la constipation est la cause d'une toxi-infection intestinale chronique et entretient par cette voie une maladie auto-immune. Dans tous les cas, il faudra régulariser le fonctionnement du gros intestin: cela est fondamental. Une selle normale est quotidienne ou biquotidienne. Elle est souvent matinale et est constituée par une selle moulée dure de couleur brune de 20 à 30 centimètres de long et 3 à 4 centimètres de diamètre, correspondant au repas du matin et de midi de la veille, et se termine par une selle plus molle, correspondant au repas de la veille au soir. Le poids des selles, si l'on se nourrit naturellement, doit être de 250 à 550 grammes, alors que la moyenne de la population occidentale fait une selle de 80 à 120 grammes (Burkitt). Par ailleurs, et les exemples sont nombreux, une simple régulation acido-basique peut faire disparaître le symptôme constipation qui est si «intoxinant».

Les muscles

Leur palpation nous donne l'état de l'équilibre acido-basique. En effet, on devrait pouvoir palper les trapèzes, les scalènes, le quadriceps et enfoncer la pression jusqu'à l'os sans douleur. Dans le cas contraire, il s'agit d'un excès d'acidité du milieu intérieur. Les lumbagos souvent accompagnés d'une psoïtis sont dus à un excès d'acide dans le psoas.

Les seins

Les seins devraient être de texture souple, élastique, finement granuleuse. Ils devraient être non douloureux spontanément ni en période prémenstruelle ni menstruelle. Leur palpation devrait être indolore. Leur examen systématique révélera souvent une texture grossièrement granuleuse, douloureuse. Parfois ils seront noduleux, nécessitant un bilan approfondi. En dehors de toute pathologie, ce qu'il sera intéressant de noter, c'est l'amélioration de leur texture et la disparition des douleurs au fil des mois qui suivront l'adoption de la méthode.

Conclusion

Cette approche clinique devra être faite tous les six mois au moins pour dire si notre patient s'est mis dans «les conditions cliniques optimales de guérison». On contrôlera aussi s'il s'est mis dans les conditions biologiques optimales de guérison par certains tests hépatiques, rénaux et vasculaires.

Si les conditions ne sont pas réalisées, le médecin en cherchera la cause et aidera par des conseils ou traitements plus spécifiques.

L'intérêt psychologique de cette consultation Kousmine est évident. Cette simple approche clinique est thérapeutique en elle-même. En aucun cas elle ne doit être sous-estimée.

□

10 Au-delà de la méthode

Dr André Denjean

Dr Kousmine

Si elle est bien comprise, la maladie n'apparaît plus comme une fatalité, mais bien comme la conclusion logique d'un déséquilibre de vie dû au surmenage, au «stress», mais aussi et toujours à un facteur alimentaire.

P. Rajagopalachari

Vous ne pouvez pas être ce que vous devriez être, aussi longtemps que vous pensez que vous êtes ce que vous êtes.

Socrate

Il n'y a pas de vent porteur pour celui qui ne sait où il va.

La méthode Kousmine se limite bien souvent, dans l'esprit du public et celui des médecins, à la crème Budwig. Au mieux, elle est synonyme d'une nutrition plus équilibrée. Pour d'autres, plus savants, elle se compose des «cinq piliers de la santé». Bien sûr, chacun des éléments possède son efficacité propre et souvent bien au-delà de ce que l'on peut imaginer. Mais qu'est-ce qui la rend si souveraine dans les pathologies chroniques ? Quel est le catalyseur présent et indispensable qui va lui donner sa puissance ? L'un des buts de la méthode n'est-il pas de nous rapprocher de la Nature ? De notre Nature ? La méthode ne se propose-t-elle pas de redonner force à cette vie qui reste en nous, quelque soit le stade de notre maladie ?

Sauvons notre corps, c'est-à-dire croyons que des ressources de santé restent en nous, et renforçons-les en nous rapprochant des lois de la Nature.

Sauvons notre corps, c'est optimisons notre capital-santé, même s'il est faible aujourd'hui, en faisant confiance aux lois de la Nature, il se renforcera demain.

Pour comprendre ces mots, une pratique de la méthode est nécessaire. Il existe d'autres méthodes, mais la meilleure méthode n'est-elle pas celle que l'on sait appliquer, dans la mesure où elle possède les caractères suivants : **elle reste simple, accessible et compréhensible par tous, elle est évolutive**. Cette méthode-là peut être enseignée, divulguée et participera modestement mais sûrement à l'évolution de l'Humanité.

Le Dr C. Kousmine nous a offert sa méthode. En voici les critères :

– les cinq piliers de la santé,
– un minimum d'intelligence et une bonne volonté,
– de la discipline pour se laisser guider par le médecin que l'on aura choisi.

Pourquoi une méthode

Comment peut-on s'y retrouver, nous médecins et vous patients, dans cette forêt vierge de la médecine ? Les différents types de médecines parlent de médecine de terrain, de médecine étiologique, de médecine globale, de médecine holistique, de traitement de la cause, de traitement naturel, de traitement irremplaçable… Toutes ces différentes médecines emploient le même langage. Qu'il s'agisse de l'allopathie, de l'homéopathie, de la phytothérapie, de la médecine chinoise, de la médecine naturelle, etc.

Peut-être que cette phrase va pouvoir permettre de mieux nous situer : **« Le tempérament est la résultante de la constitution qui pousse sur un terrain. »** Le terrain, c'est le milieu et l'environnement à l'intérieur desquels nous allons grandir, grâce auquel notre santé va fleurir ou bien alors, dans le pire des cas, à partir duquel nos maladies puiseront leurs racines. Nous en sommes les jardiniers.

Nous choisissons notre façon de nous nourrir

(n'est-ce pas ?)

Nous choisissons notre façon de penser

(n'est-ce pas ?)

Nous choisissons nos rythmes de vie

(n'est-ce pas ?)

Nous choisissons de régler notre rapport activité/sédentarité

(n'est-ce pas ?)

Nous choisissons notre façon de gérer notre temps de plein air

(n'est-ce pas ?)

C'est en agissant sur chacun de ces éléments, dans le bon sens (et chacun de nous possède ce Bon Sens !) que le terrain va se modifier dans le Bon Sens... C'est de cette intelligence dont on a besoin pour accepter: l'intelligence intuitive. La volonté qu'il nous faut est alors revivifiée et soutenue par cette Intelligence intuitive. Le soutien d'un médecin est à ce stade bien souvent indispensable.

Pour pouvoir guider et se faire guider, une méthode est nécessaire. Comme il s'agit d'une méthode sensée s'occuper de l'individu dans sa totalité, elle se doit de tenir compte des trois aspects essentiels des fonctions métaboliques:

- **La fonction d'assimilation** (nutrition et respiration).
- **La fonction de régulation** (apport de vitamines et oligo-éléments, modification des rythmes).
- **La fonction d'élimination** (hygiène intestinale, diètes).

Ces trois fonctions vont être expliquées de toutes les manières possibles par le médecin à son patient. L'exemple et la conviction du médecin feront que le message sera accepté et poursuivi.

Au début, le médecin essaiera la méthode sur lui et ses patients. Puis, au fil des années, en respectant la méthode sans la diluer ni la dégrader, il observera des résultats qui feront de lui un convaincu. Témérité et patience sont nécessaires. À partir de ce moment-là, on pourra dire de ce médecin qu'il exerce une *Médecine de terrain*: il aura modifié son terrain, il saura par expérience sur lui-même et ses patients le temps qu'il faut pour cela, la *patience* qu'il faut, les *sacrifices* qu'il faut, et les *résultats que l'on peut espérer obtenir*.

Le patient est le seul véritable acteur, le seul véritable jardinier. Le médecin va lui fournir les outils, un savoir de base et un soutien véridique basé sur sa propre expérience. Il lui permettra d'affronter les intempéries.

Bien entendu, la compréhension de ce concept met du temps à se développer. Elle pousse lentement, de mois en mois et d'année en année… Comme un arbre au pied duquel on enrichit et ennoblit le terrain à chaque saison… Tout ceci, saupoudré de *persévérance*, nous conduit naturellement – nous-même et notre patient – *du désespoir vers la confiance*.

Mais pourquoi n'adoptons-nous pas une telle méthode d'emblée, cela paraît si merveilleux ? La réponse est à trouver, je ne la connais pas. Et pourtant, elle ne peut pas nuire, et bien guidée et bien dosée, elle peut aider dans les cas les plus inattendus et les plus dramatiques.

Le patient est l'acteur.
La méthode est le lien, l'outil.
Le médecin est le catalyseur.

Voilà le contrat posé. Ce contrat a fait ses preuves et touche un domaine qu'aucune autre thérapie ne touche de manière aussi globale et aussi simple. Le patient, le médecin, leur relation, les résultats obtenus, tout concourt à optimiser le comportement du patient face à sa maladie… Et celui du médecin face aux malades.

Mais ce contrat n'est pas toujours accepté

Parfois, c'est la simplicité même de la méthode qui est mise en doute. Souvent, ce sont les efforts qu'elle demande. Le patient peut manquer de motivation pour plusieurs raisons :

- Dans certains cas, ce n'est pas lui qui consulte réellement. Il vient parce qu'on lui a dit que ce médecin obtenait de bons résultats ou parce que sa famille veut qu'il en soit ainsi. Il attend un miracle, mais surtout qu'on ne lui demande pas d'efforts !
- Se pose le cas des maladies dégénératives où le patient trouve refuge dans sa « maladie ». Le médecin alerte diagnostiquera très rapidement cette attitude et agira en conséquence si le barrage est franchissable : il l'est très souvent. Le médecin doit entendre le « cri » de son patient qui se cache inconsciemment derrière sa « maladie ». Mais le malade aussi doit **donner sa chance** au médecin. L'erreur peut résider dans le fait de manquer de patience, de confiance et de discipline.

À quoi cela sert-il d'être au fond d'un puits, de crier à l'aide pour faire venir tout le monde, si l'on refuse de s'agripper au bâton qui nous est tendu, sous prétexte que l'on veut une échelle ? Pourquoi préférons-nous très souvent nous installer au fond du puits et y rester ? Nos désirs alors deviennent des ordres : envoyez-moi de la lumière, de quoi manger, de quoi jouer, et même de quoi boire !... Alors on s'habitue, on commence à s'y plaire et on finit par oublier que la vie est en dehors du puits. Voilà ce qu'est « ma maladie », Docteur...

D'une manière générale, nous préférons les interventions spectaculaires de la médecine, tel médicament, tel acte chirurgical, telle manipulation. Cela existe et cela marche bien, heureusement pour les accidentés, pour ceux qui sont tombés au fond du puits par erreur, par accident. Mais pour les autres, ceux qui s'enfoncent dans le puits par à-coups chaque jour ou chaque année sans s'en douter, qu'offre la médecine ? On peut simplement dire que cela ne l'intéresse pas pour le moment... Alors que faire ?

– Soit **abandonner la partie** (c'est-à-dire avoir payé un tour pour rien et perdre une chance de comprendre).
– Soit **croire que l'on a des réserves naturelles insoupçonnées** et chercher une méthode et un médecin pour les renforcer.

C'est ce que nous propose le Dr Kousmine. Elle affirme même: «Comprenez qu'il est bon d'avoir cet état d'esprit avant de tomber malade...»

Le patient doit être rassuré

La méthode étant mise en place, le médecin doit utiliser tous les renseignements diagnostiques et toutes les thérapeutiques qu'il jugera utiles, en complément de cette médecine de terrain.

Pour cela, il n'hésitera pas à demander leur avis à d'autres confrères spécialistes ou non.

Le patient se sent ainsi soutenu. Ce n'est pas parce qu'il adhère à une méthode, si globale soit-elle, qu'il n'a pas droit aux autres thérapeutiques ou à d'autres médecins, qui bien souvent sont complémentaires ou momentanément très utiles.

Ce n'est pas se couper de tout le corps médical que de s'occuper de son terrain avec la méthode Kousmine. Bien au contraire, **c'est l'aider**. Nous aidons le corps médical en modifiant dans le bon sens notre terrain, afin que certaines maladies dites de civilisation puissent être stabilisées et/ou même guéries. Ceci est réciproque car le corps médical nous aide à traverser certains caps difficiles grâce à certaines techniques modernes.

Mais bien souvent, cette attitude est mal supportée et mal acceptée par le corps médical, qui inconsciemment semble avoir peur et dit: «Mais que faites-vous là ? cela ne sert à rien...» (sic !) «De toutes façons, il ne vous reste que trois années à vivre...» (sic !) ou bien «Cela ne peut pas vous faire de mal...» (sic !). Est-ce là des réponses de médecins consciencieux, la marque d'une ouverture d'esprit, le désir de s'ouvrir à d'autres méthodes, le désir d'aider un patient ?

Pourquoi cette peur ? Peur de devoir remettre en cause les lois existantes, alors même que la remise en cause de notre savoir ne peut que nous élever ! Faut-il se servir uniquement de ce qui nous est enseigné comme certain ? Peut-on apprendre autre chose en dehors des universités ? C. Kousmine a répondu oui : **« Prendre confiance dans son propre potentiel vital. »**

La vérité, toujours la vérité !

Quel est l'être humain qui au fond de lui-même aime se mentir ? Une relation médecin-malade authentique ne peut être basée sur le mensonge. Elle n'a aucun avenir. Elle peut tout au plus procurer un certain confort, mais pas d'espoir.

Le malade peut ne pas connaître le détail de ce qu'il a, mais il faut lui donner la capacité de mobiliser l'énergie nécessaire pour la guérison. Pour cela, s'il connaît la nature de son mal, ses forces inconscientes se mobiliseront, elles serviront à sa participation active et à son changement de comportement.

Il va être obligé de se servir de ses nouvelles forces métaboliques et mentales. Pourquoi l'en priver ? Surtout lorsqu'il souscrit à un contrat d'espoir, à une méthode qui veut lui apprendre à mobiliser toutes ses forces ! On ne peut pas souscrire à une méthode d'espoir sans connaître la nature du mal à guérir. Bien sûr, il existe un moment plus opportun pour le savoir.

Le corps médical cache fréquemment la vérité, car il a peur de donner un diagnostic qui est souvent transmis et reçu comme une sentence. Ici, c'est le contraire, on apprend à jouer franc-jeu, à dire la vérité, car en même temps, on délivre un message d'espoir soutenu par une méthode qui exige toutes les forces profondes du patient.

Quelle est la base de la motivation des patients ?

1) *Trouver une méthode d'alimentation meilleure, un mode de vie naturel pour la santé de sa famille est la motivation la plus naturelle et la plus belle. Il est bon de le faire dans un esprit de simple logique, sans que cela devienne obsessionnel.*

2) *Souvent, c'est une maladie type «maladie chronique de civilisation» dans laquelle seul ce type de méthode est encore actif et salutaire. On peut l'aborder de deux manières:* ***soit par la peur, soit par la confiance****.*

C'est imprévisible et, le plus souvent, c'est la peur qui domine sous une forme ou une autre, apparente ou cachée.

La peur de la maladie est entretenue par l'éducation, une société intolérante à la maladie, la spécialisation trop poussée (qui fait que pour le moindre mal, il nous faut consulter un spécialiste), le concept idéaliste fixé dans nos esprits: «la santé pour tous», les médias (qui cultivent cette peur). *La peur est autoentretenue par notre système de vie et de pensée. La maladie sera très souvent le tremplin qui nous fera réaliser que c'est peut-être à cause de nos peurs que nous sommes si malades.*

Notre conformisme enfantin et irréfléchi fait que nous nous sentons coupables dès que nous essayons une autre méthode que celle enseignée par «mon papa», «mon professeur», «mon université», même si celle-là nous semble bonne.

Comment vaincre cette peur, dépasser cette culpabilité ? Par l'intelligence (elle nous permet de choisir ce qui nous semble logique et naturel) et par la volonté (elle nous permet de mettre en pratique). Malheureusement, nous faisons l'inverse toute notre vie: au début, on dit ceci est bon, mais je le ferai demain. Plus tard, on n'a même plus l'esprit assez clairvoyant pour pouvoir dire qu'il existe encore quelque chose de bon, alors on dit «à quoi bon» !

Bien heureusement ou malheureusement, il devient difficile de se prononcer, car c'est souvent la maladie qui nous donne l'opportunité de commencer.

«Faites confiance au capital-santé qui reste en vous, il est suffisant si vous vous en occupez ici et maintenant, il ne demande qu'une chose, c'est de grandir. Faites confiance à la nature, elle est bienveillante et toute-puissante, suivez ses principes et évaluez ce qui se passe…» (Dr Kousmine)

3) *Une troisième attitude est d'essayer de se conformer aux lois de la nature. Nous étudions et respectons ces lois de notre mieux, en fonction de ce que nous savons. C'est une façon de se mettre dans les conditions optimales de santé: ces conditions évolueront par la pratique, au fur et à mesure que nous nous rapprochons de la réalité de ces lois. Et advienne que pourra…*

Pas de culpabilité, pas de peur; acceptation de la maladie, mise sous conditions naturelles optimales de guérison sont les meilleurs moyens de permettre notre adaptation et notre rééquilibre à la vie que nous menons.

Est-ce possible? Oui, et pourquoi ne pas commencer à faire les choses dans cet esprit, plutôt que de faire les mêmes choses avec l'esprit tourné en sens inverse!

On participe de cette manière au vrai rôle de la maladie: l'adaptation. En ce sens, la maladie nous permet et nous oblige à nous transformer. La guérison ne peut pas être le retour à un état antérieur. **La guérison ne peut être qu'une réelle transformation.**

Il est intéressant ici de faire remarquer la théorie du cancer du Dr Kousmine, où le cancer est fabriqué par un corps qui en a besoin pour se détoxiner lui-même.

Conclusion

J'étais ému en 1984 lorsque un soir, Catherine Kousmine m'expliquait en s'aidant d'un schéma: «La Nature ou Dieu-Nature met à notre disposition la solution à tous les problèmes de santé. Il suffit d'être attentif au fait que notre patient soit et/ou se mette dans les conditions naturelles optimales de guérison. À tout problème de santé, la nature va offrir une solution. La confiance du médecin en cela doit être totale;

mettre le patient dans les meilleures conditions naturelles, et attendre. Cela n'exclut aucune méthode thérapeutique. N'est-ce pas réaliser d'une manière plus positive et active le **primum non nocere**. » On peut définir cette attitude comme une réelle écoute naturelle et active.

On peut dire que chaque fois qu'une maladie apparaît, elle est le signe d'un déséquilibre de fonctionnement de l'être. Ce n'est pas un mal en soi. Cela signifie que l'être doit être aidé et remis sur le chemin respectant les lois de la nature. Au lieu de ne s'occuper que de la maladie (en prenant peur), on fait mieux en s'occupant de notre corps, en changeant de cap (en prenant confiance).

Si pour chaque maladie, la nature a été toujours magnanime et nous a permis de trouver des traitements efficaces (maladies infectieuses – antibiotiques ; maladies cancéreuses – antimitotiques ; chirurgie reconstructrice), les maladies deviennent de plus en plus graves et plus profondes, atteignant actuellement notre système immunitaire ! Notre capital-santé devient de plus en plus faible ! Notre portefeuille se vide !

Pour ce qui est d'améliorer notre état de santé de base, les lois sont parfaitement connues. En les respectant pendant deux ou trois générations, notre système immunitaire se renforcera à nouveau.

Toute la psychologie de cette méthode réside dans l'exemple à suivre. Le rôle du patient est de choisir de suivre, de faire les sacrifices nécessaires pour y arriver, afin d'imiter l'exemple montré par tant de malades guéris. La méthode Kousmine est une méthode qui nous aide à trouver le chemin de la Voie Naturelle. En la suivant, on se découvre, ou plutôt on se redécouvre, on veut continuer d'avancer. On finit par vouloir en connaître plus sur soi, sur son fonctionnement, grâce au temps que dure la maladie, grâce au temps qui nous est laissé pour sauver notre corps, en commençant par sauver notre être.

Au-delà de la Méthode, oui, mais grâce à la Méthode…

□

Bibliographie

Association médicale Kousmine, *La méthode Kousmine*, Éd. Jouvence, Genève, 1989.

Besson, Philippe-Gaston (Dr). *Acide-Base: une dynamique vitale*
— *La crème Budwig, le petit-déjeuner santé*, Éd. Jouvence, Genève,1991.

Bondil, Alain (Dr) et Marion Kaplan. *L'alimentation de la femme enceinte et de l'enfant selon l'enseignement du Dr Kousmine*
—,— *Votre alimentation selon l'enseignement du Dr Kousmine*, Éd. Robert Laffont, Paris, 1990.

Desbrosses, Philippe. *Le Krach alimentaire*, Éd. du Rocher, Paris.

Guierre, G. (Dr). *Alimentation et diététique dans la vie moderne.*

Monnier, Georges (Dr). *La santé par l'hygiène intestinale*, Éd. Jouvence, Genève, 1992.

Soleil (Dr). *Graines germées, jeunes pousses*, Éd. Vivez Soleil, Genève, 1985.

Vasey, Christopher. *L'équilibre acido-basique*
— *Manuel de détoxication*, Éd. Jouvence, Genève, 1990/1991.

□

Contact

Pour tout renseignement sur l'Association Kousmine française, envoyer une enveloppe adressée-timbrée à

Association Kousmine Française
Le Saint-James II
3, rue Pierre-Palliot
21000 - Dijon
France

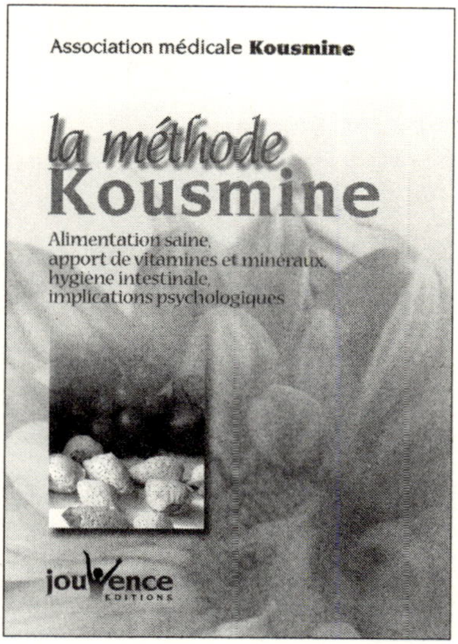

■ La Méthode Kousmine

Association Médicale Kousmine Internationale

Alimentation saine, apport de vitamines et minéraux, hygiène intestinale, implications psychologiques

Ce classique présente tous les aspects de la Méthode Kousmine : retour à une alimentation saine, complémentarité avec les vitamines et les minéraux, lutte contre l'excès d'acidification de l'organisme, "cure de vaccins", implications psychologiques.

216 pages • 14,90 € / 27 CHF

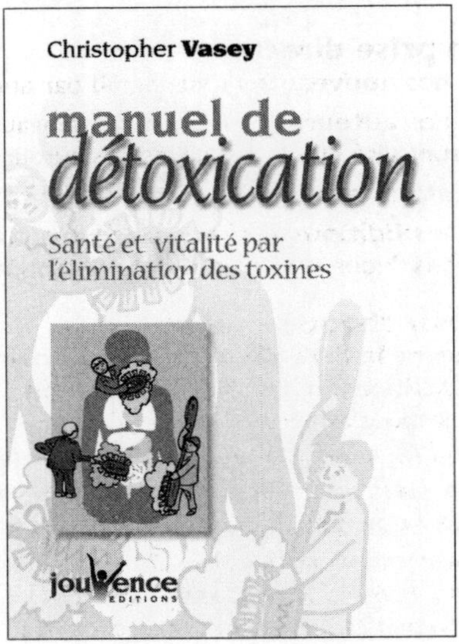

■ Manuel de détoxication

Christopher Vasey

Santé et vitalité par l'élimination des toxines

Lorsque la production de déchets excède les capacités d'élimination du corps, les toxines s'accumulent dans les tissus. Ce livre propose des moyens simples, naturels et efficaces de régénération et de détoxication. Ils font appel aux plantes médicinales, aux jus et aliments détoxicants, aux massages, aux bains, à la relaxation et à l'hygiène intestinale.

ISBN 2-88353-298-2

192 pages • 14,90 € / 25 CHF

Achevé d'imprimer sur rotative
par l'imprimerie Darantiere à Dijon-Quetigny
en mars 2008

Dépôt légal : janvier 2004
N° d'impression : 28-0485
Imprimé en France

Dans le cadre de sa politique de développement durable, l'imprimerie Darantiere a été référencée IMPRIM'VERT® par son organisme consulaire de tutelle. Cette marque garantit que l'imprimeur respecte un cycle complet de récupération et de traçabilité de l'ensemble de ses déchets.